麻醉学问系列丛书

总主审 曾因明 邓小明
总主编 王英伟 王天龙 杨建军 王 锷

# 老年麻醉

主 审 吴新民 熊利泽
主 编 王天龙

# Geriatric Anesthesia

中国出版集团有限公司

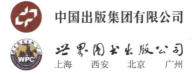
世界图书出版公司
上海 西安 北京 广州

图书在版编目(CIP)数据

老年麻醉 / 王天龙主编. —上海：上海世界图书出版公司，2024.1(2024.5重印)
(麻醉学问系列丛书 / 王英伟总主编)
ISBN 978-7-5232-0552-5

Ⅰ.①老… Ⅱ.①王… Ⅲ.①老年医学—麻醉学—问题解答 Ⅳ.①R614-44

中国国家版本馆 CIP 数据核字(2023)第 129089 号

| | | |
|---|---|---|
| 书　　名 | 老年麻醉 Laonian Mazui | |
| 主　　编 | 王天龙 | |
| 责任编辑 | 芮晴舟 | |
| 出版发行 | 上海世界图书出版公司 | |
| 地　　址 | 上海市广中路88号9-10楼 | |
| 邮　　编 | 200083 | |
| 网　　址 | http://www.wpcsh.com | |
| 经　　销 | 新华书店 | |
| 印　　刷 | 杭州锦鸿数码印刷有限公司 | |
| 开　　本 | 787mm×1092mm　1/16 | |
| 印　　张 | 15 | |
| 字　　数 | 250千字 | |
| 版　　次 | 2024年1月第1版　2024年5月第2次印刷 | |
| 书　　号 | ISBN 978-7-5232-0552-5/ R·713 | |
| 定　　价 | 120.00元 | |

版权所有　翻印必究

如发现印装质量问题，请与印刷厂联系
(质检科电话：0571-88855633)

# 总主编简介

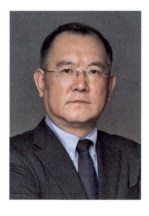

**王英伟**

复旦大学附属华山医院麻醉科主任,教授,博士研究生导师。

中华医学会麻醉学分会常委兼秘书长,中国医学装备协会麻醉学分会主任委员,中国神经科学学会理事兼麻醉与脑功能分会副主任委员,中国研究型医院学会麻醉学分会副主任委员,中国药理学会麻醉药理分会常务委员。

以通讯作者发表SCI论文60余篇。作为项目负责人获得国家863重点攻关课题、科技部重点专项课题,以及国家自然科学基金7项其中包括重点项目。主编《小儿麻醉学进展》《小儿麻醉学》《临床麻醉学病例解析》《神奇的麻醉世界》《麻醉学》精编速览(全国高等教育五年制临床医学专业教材)、《麻醉学》习题集(全国高等教育五年制临床医学专业教材)等专著。

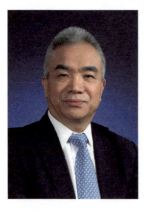

**王天龙**

首都医科大学宣武医院麻醉手术科主任医师,教授,博士研究生导师。

中华医学会麻醉学分会候任主任委员,中华医学会麻醉学分会老年人麻醉学组组长,国家老年麻醉联盟主席,中国医师协会毕业后教育麻醉专委会副主任委员,北京医学会麻醉学分会主任委员,中国研究型医院麻醉专业委员会副主任委员,欧洲麻醉与重症学会考试委员会委员。

擅长老年麻醉、心血管麻醉和神经外科麻醉,发表SCI论文90余篇,核心期刊论文300余篇。领衔执笔中国老年人麻醉与围术期管理专家共识/指导意见9部。主译《姚氏麻醉学》第8版,《摩根临床麻醉学》第6版中文版;主编国家卫健委专培教材《儿科麻醉学》等。

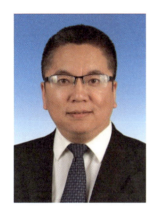

**杨建军**

郑州大学第一附属医院麻醉与围手术期及疼痛医学部主任，郑州大学神经科学研究院副院长，教授，博士研究生导师。

中华医学会麻醉学分会常务委员，中国精准医学学会常务理事，中国老年医学学会麻醉学分会副会长，中国神经科学学会麻醉与脑功能分会常务委员，中国神经科学学会感觉与运动分会常务委员，教育部高等学校临床医学类专业教学指导委员会麻醉学专业教学指导分委员会委员，河南省医学会麻醉学分会主任委员。

主持国家自然科学基金6项。发表SCI论文283篇，其中32篇IF＞10分。主编《麻醉相关知识导读》《疼痛药物治疗学》，主审《产科输血学》，参编、参译30余部。

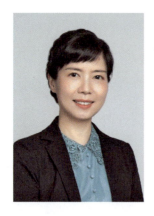

## 王 锷

一级主任医师,二级教授,博士生导师。

中南大学湘雅医院麻醉手术部主任,湖南省麻醉与围术期医学临床研究中心主任,国家重点研发计划项目首席科学家,中华医学会麻醉学分会常委,中国女医师协会麻醉学专委会副主委,中国睡眠研究会麻醉与镇痛分会副主委,中国心胸血管麻醉学会心血管麻醉分会副主委,中国超声工程协会麻醉专委会副主委,中国医师协会麻醉科医师分会委员,中国医疗器械协会麻醉与围术期医学分会常委,湖南省健康服务业协会麻醉与睡眠健康分会理事长,湖南省麻醉质控中心副主任。《中华麻醉学杂志》《临床麻醉学杂志》常务编委。

# 分册主编简介

**王天龙**

  首都医科大学宣武医院麻醉手术科主任医师,教授,博士研究生导师。

  中华医学会麻醉学分会候任主任委员,中华医学会麻醉学分会老年人麻醉学组组长,国家老年麻醉联盟主席,中国医师协会毕业后教育麻醉专委会副主任委员,北京医学会麻醉学分会主任委员,中国研究型医院麻醉专业委员会副主任委员,欧洲麻醉与重症学会考试委员会委员。

  擅长老年麻醉、心血管麻醉和神经外科麻醉,发表SCI论文90余篇,核心期刊论文300余篇。领衔执笔中国老年人麻醉与围术期管理专家共识/指导意见9部。主译《姚氏麻醉学》第8版,《摩根临床麻醉学》第6版中文版;主编国家卫健委专培教材《儿科麻醉学》等。

# 麻醉学问系列丛书

## 总主审

曾因明　邓小明

## 总主编

王英伟　王天龙　杨建军　王　锷

## 总主编秘书

黄燕若

## 分册主编

| 分册 | 主编 | |
|---|---|---|
| 麻醉解剖学 | 张励才 | 张　野 |
| 麻醉生理学 | 陈向东 | 张咏梅 |
| 麻醉药理学 | 王　强 | 郑吉建 |
| 麻醉设备学 | 朱　涛 | 李金宝 |
| 麻醉评估与技术 | 李　军 | 张加强 |
| 麻醉监测与判断 | 于泳浩 | 刘存明 |
| 神经外科麻醉 | 王英伟 | |
| 心胸外科麻醉 | 王　锷 | |
| 骨科麻醉 | 袁红斌 | 张良成 |
| 小儿麻醉 | 杜　溢 | |
| 老年麻醉 | 王天龙 | |
| 妇产科麻醉 | 张宗泽 | |
| 五官科麻醉 | 李文献 | |
| 普外泌尿麻醉 | 李　洪 | |
| 合并症患者麻醉 | 王东信 | 赵　璇 |
| 围术期并发症诊疗 | 戚思华 | 刘学胜 |
| 疼痛诊疗学 | 冯　艺 | 嵇富海 |
| 危重病医学 | 刘克玄 | 余剑波 |
| 麻醉治疗学 | 欧阳文 | 宋兴荣 |
| 麻醉学中外发展史 | 杨建军 | 杨立群 |
| 麻醉学与中医药 | 苏　帆 | 崔苏扬 |

# 编写人员

### 主 审

吴新民（北京大学第一医院）
熊利泽（同济大学附属上海市第四人民医院）

### 主 编

王天龙（首都医科大学宣武医院）

### 副主编

顾小萍（南京大学医学院附属鼓楼医院）
梅伟（华中科技大学同济医学院附属同济医院）

### 编 委

李　民（北京大学第三医院）
龚亚红（中国医学科学院北京协和医院）
李春晶（北京大学第一医院）
李　茜（四川大学华西医院）
赵丽云（首都医科大学附属北京安贞医院）
曹学照（中国医科大学附属第一医院）
路志红（空军军医大学西京医院）
王钟兴（中山大学附属第一医院）
李云丽（中南大学湘雅三医院）
闫素英（首都医科大学宣武医院）
肖　玮（首都医科大学宣武医院）
冯　华（首都医科大学宣武医院）

### 参编人员

杨舒怡　姜　希　牛　望　阮　侠　沈江华
王　煜　车　昊　叶　芳　王　茂　周永健
刘　玥

### 主编秘书

肖　玮（首都医科大学宣武医院）
杨舒怡（首都医科大学宣武医院）

# 总 序

我投身麻醉学专业60余年，作为中国麻醉学科从起步、发展到壮大的见证者与奋斗者，欣喜地看到70余年来，特别是近40年来，我国麻醉学专业持续不断的长足进步。新理论、新观念、新技术、新设备、新药品不断涌现，麻醉学科工作领域不断拓展，人才队伍的学历结构和整体实力不断提升，我国麻醉学事业取得了历史性成就。更令人欣慰的是，我国麻醉学领域内的后辈新秀们正在继承创新，奋斗于二级临床学科的建设，致力于学科的升级与转型，为把我国的麻醉学事业推至新的更高的平台而不懈努力。

麻醉学科的可持续发展，人才是关键，教育是根本。时代需要大量优秀的麻醉学专业人才，优秀人才的培养离不开教育，而系列的专业知识载体是教育之本。"智能之士，不学不成，不问不知"。"学"与"问"是知识增长过程中两个相辅相成、反复升华、不可缺一的重要层面。我从事麻醉学教育事业逾半个世纪，对此深有体会。

欣悉由王英伟、王天龙、杨建军、王锷教授为总主编，荟集国内近百位著名中青年麻醉学专家为主编、副主编及编委的麻醉学问丛书，历经凝心聚力的撰著终于问世。本丛书将麻醉教学中的"学"与"问"整理成册是别具一格的，且集普及与提高为一体，填补了我国麻醉学专著中的空白。此丛书由21部分册组成，涉及麻醉解剖、麻醉生理、麻醉药理和临床麻醉学各专科麻醉，以及麻醉监测、治疗等领域，涵盖了麻醉学相关的基础理论及临床实践技能等丰富内容，以问与答的形式为广大麻醉从业者开阔思路、答疑解惑。这一丛书以临床工作中常见问题为切入点，编撰时讲究文字洗练，简明扼要，便于读者记忆和掌握相关知识点，减少思维冗杂与认知负荷。

值此丛书出版之际，我对总主编、主编和编委，以及所有为本丛书问世而辛勤付出的工作人员表示衷心的感谢！感谢你们为了麻醉学事业的发展、为了麻醉学教育的进步、为了麻醉学人才的培养所做出的不懈努力！"少年辛苦终身事，莫向光阴惰寸功"，希望有更多出类拔萃、志存高远的后辈们选择麻醉学专业作为自己奋斗终生的事业，勤勉笃行、深耕不辍！而此丛书无疑是麻醉学领域传道授业解惑的经典工具书，若通读博览，必开卷有益！

（丛书总主审：曾因明）
徐州医科大学麻醉学院名誉院长、终身教授
中华医学教育终身成就专家获得者
2022 年 11 月 24 日

# 前 言

中国已经进入老龄化社会。2020年进行的第七次人口普查结果显示,年龄60岁以上的老年人口比例已经达到18.7%,而65岁以上的人口比例也已达到13.5%。从2010年至2020年,10年间中国老年人口比例增加了5%左右,由此推算,至2030年中国60岁以上的老年人口比例将突破23%,甚至更高。

老龄化社会将带来一系列的社会问题,包括养老、医疗等诸多方面。其中最突出问题就是老年患者的医疗保健。西方发达国家的数据显示,老年人群中接受外科手术的比例高达50%。随着中国社会经济水平和医疗水平的不断提升,中国老年患者接受外科手术的比例也将不断攀升,总人数将远远超过西方发达国家。

老年患者由于老龄性器官功能衰退以及多病共存、多重用药等复杂状况,接受手术麻醉将不可避免导致高发的严重并发症发生率和死亡率,如何通过术前麻醉及多学科综合评估与干预、围术期精准麻醉监测、精准管理、早期预警、早期康复以降低此类高发严重并发症和死亡率是老年麻醉面临的临床挑战,以应对老年患者,特别是高龄患者可手术率低、可麻醉率低的临床问题。

中华医学会麻醉学分会老年人麻醉学组以及国家老年麻醉联盟(NAGA)一直致力于解决中国老年麻醉所面临的现实问题,通过大量的临床和基础研究形成中国证据,应用于临床实践以降低老年患者麻醉手术所面临的高发并发症和死亡率。从2012年至2022年,10年间先后发布老年患者围术期麻醉管理相关的指南或专家共识7部,在全国已经建立48家老年麻醉培训基地,以及开展远程在线《老年患者麻醉与围术期管理病例云查房》项目，持续推动中国老年麻醉培训向全国，特别是基层医院的辐射，使中国老年麻醉及围术期管理更加规范、更加有效、更加安全。

老年患者围术期麻醉管理具有相当的复杂性，需要老年麻醉医师掌握更多的理论和临床实践方法。如何通过答疑解惑、快速解决临床所遇到的具体问题，麻醉学问系列丛书《老年麻醉》分册聚焦此目标，集聚国内知名的老年麻醉专家共同完成此部力作，并希望其成为国内致力于老年麻醉医师们的工具书。

全书撰写的理论和临床实践基点，主要包括以下几个方面：① 老年患者麻醉相关的临床医学基础理论和知识；② 加速术后康复理念下老年麻醉管理的临床实践问题；③ 围术期老年医学为导向推动麻醉医师向围术期内科医师转化所需要的相关诊疗技术；④ 微创、无痛诊疗以及舒适化医疗在老年麻醉临床实践中的应用。

由于时间紧促，以及老年患者麻醉和围术期管理的复杂性和我们认知的局限性，书中难免出现漏洞和错误，希望各位麻醉同道们不吝赐教并提出改进意见，我们将在未来再版时加以改进。

主审：吴新民　熊利泽

主编：王天龙

# 目 录

## 第一章 中国老龄化基本概况 ... 1

## 第二章 老年患者生理学 ... 4
第一节 老年患者心血管系统生理学特征 ... 4
第二节 老年患者神经系统生理学特征 ... 6
第三节 老年患者呼吸系统生理学特征 ... 8
第四节 老年患者消化系统生理学特征 ... 11
第五节 老年患者泌尿生殖系统生理学特征 ... 13
第六节 老年患者内分泌系统生理学特征 ... 15
第七节 老年患者骨骼肌肉系统生理学特征 ... 19
第八节 老年患者血液系统生理学特征 ... 20
第九节 老年患者免疫系统生理学特征 ... 21

## 第三章 并存疾病老年患者的麻醉与围术期管理 ... 26
第一节 合并心血管系统疾病行非心脏手术老年患者的麻醉管理 ... 26
第二节 合并精神系统疾病行非神经系统手术老年患者的麻醉管理 ... 49
第三节 合并神经系统疾病老年患者手术的麻醉管理 ... 60
第四节 合并呼吸系统疾病行非胸科手术老年患者的麻醉 ... 77

第五节　合并消化系统疾病行非消化系统手术老年患者的麻醉 ············ 93
　　第六节　合并泌尿系统疾病行非泌尿系统手术老年患者的麻醉 ············ 113
　　第七节　合并内分泌系统疾病行非内分泌系统手术老年患者的麻醉 ······ 121
　　第八节　合并血液系统疾病老年患者的麻醉 ············································· 125

## 第四章　老年患者行急诊/创伤手术的麻醉管理 ············ 133
　　第一节　老年患者行急腹症手术的麻醉管理 ············································· 133
　　第二节　老年患者行髋部骨折手术的麻醉管理 ········································· 135
　　第三节　急性脑卒中老年患者行血管内机械取栓术的麻醉管理 ············· 137
　　第四节　急性蛛网膜下隙出血老年患者行开颅术的麻醉管理 ················· 139
　　第五节　急性蛛网膜下隙出血老年患者行介入栓塞术的麻醉管理 ········· 142

## 第五章　老年患者围术期急性疼痛治疗 ············ 144
　　第一节　老年患者术前慢性疼痛预康复 ····················································· 144
　　第二节　老年患者术前急性疼痛的麻醉干预 ············································· 149
　　第三节　老年患者术中预防性疼痛治疗 ····················································· 151
　　第四节　老年患者急性术后疼痛治疗 ························································· 158
　　第五节　老年患者围术期低阿片多模式镇痛管理 ····································· 165

## 第六章　老年患者行无痛诊疗术的麻醉管理 ············ 170
　　第一节　老年患者无痛诊疗的麻醉管理 ····················································· 170
　　第二节　合并阿尔茨海默病老年患者行无痛诊疗术的麻醉管理 ············· 172
　　第三节　合并帕金森病老年患者行无痛诊疗术的麻醉管理 ····················· 173
　　第四节　合并陈旧性脑梗死老年患者行无痛诊疗术的麻醉管理 ············· 174
　　第五节　合并阻塞性睡眠呼吸暂停综合征老年患者行无痛诊疗术的
　　　　　　麻醉管理 ········································································································ 175
　　第六节　合并慢性阻塞性肺疾病老年患者行无痛诊疗术的麻醉管理
　　　　　　········································································································· 177
　　第七节　合并高血压老年患者行无痛诊疗术的麻醉管理 ························· 179
　　第八节　合并冠心病老年患者行无痛诊疗术的麻醉管理 ························· 180

## 第七章　老年患者围术期营养管理 ······ 184
### 第一节　老年患者术前营养评估与干预 ······ 184
### 第二节　老年患者术前贫血筛查与干预 ······ 186
### 第三节　老年患者术后营养评估与干预 ······ 187
### 第四节　老年患者术后贫血筛查与干预 ······ 189
### 第五节　老年患者出院前营养指导 ······ 191

## 第八章　老年患者围术期药学管理 ······ 195
### 第一节　老年患者围术期慢性病用药评估 ······ 195
### 第二节　老年患者潜在不适当用药围术期管理 ······ 200
### 第三节　围术期影响术后并发症的用药管理 ······ 202

## 第九章　老年患者加速术后康复 ······ 207

# 第一章

# 中国老龄化基本概况

**1. 中国老年人口年龄构成情况如何?**

根据第 7 次人口普查结果数据,我国 60 岁及以上人口为 26 402 万人,占 18.70%;65 岁及以上人口为 19 064 万人,占 13.50%。与 2010 年相比,60 岁及以上人口比重上升 5.44 个百分比,65 岁及以上人口比重上升 4.63 个百分比。

**2. 人口老龄化的国际标准是什么?**

根据 1956 年联合国《人口老龄化及其社会经济后果》确定的划分标准,当一个国家或地区 65 岁及以上老年人口数量占总人口比例超过 7%时,则意味着这个国家或地区进入老龄化。1982 年维也纳老龄问题世界大会,确定 60 岁及以上老年人口占总人口比例超过 10%,意味着这个国家或地区进入老龄化。

**3. 中国老龄化水平是否存在城乡差异?**

根据第七次人口普查结果数据,乡村 60 岁、65 岁及以上老人比重分别为 23.81%、17.72%,比城镇分别高出 7.99、6.61 个百分比。老龄化水平的城乡差异,除经济社会原因外,与人口流动也密切相关。

**4. 与 2010 年相比,中国老年人口质量是否在不断提高?**

根据第七次人口普查结果数据,中国老年人口质量不断提高。60 岁及以上人口中,拥有高中及以上文化程度的有 3 669 万人,比 2010 年增加了 2 085 万人;高中及以上文化程度的人口比重为 13.90%,比 2010 年增加 4.89 个百分比。10 年来,我国人口预期寿命也在持续提高,2020 年,80 岁以上人口有 3 580 万人,占总人口比重 2.54%,比 2010 年提高 0.98 个百分比。

### 5. 中国 65 岁以上人口占比超过 7% 的省份有哪些?

根据第七次人口普查结果数据,除西藏外,其他 30 个省份 65 岁及以上老年人口比重均超过 7%。说明这 30 个省份均进入老龄化。

### 6. 中国 60 岁以上人口占比排名靠前的十大区域依次是?

60 岁以上人口占比排名前 10 位的区域依次为:辽宁省(25.72%)、上海市(23.38%)、黑龙江省(23.22%)、吉林省(23.06%)、重庆市(21.87%)、江苏省(21.84%)、四川省(21.71%)、天津市(21.66%)、山东省(20.90%)、湖北省(20.42%)。

### 7. 中国 60 岁以上人口抚养力排行占前 10 位的区域依次是?

60 岁以上人口抚养力采用每多少名劳动力赡养 1 名 60 岁以上老人表示,排行占前 10 位的区域依次是西藏自治区(7.86)、新疆维吾尔自治区(5.87)、广东省(5.52)、青海省(5.52)、宁夏回族自治区(4.89)、海南省(4.46)、云南省(4.39)、福建省(4.05)、贵州省(3.94)、甘肃省(3.73)。

### 8. 中国老年群体中失能、半失能问题是否严重?

根据中国老龄协会发布的报告显示,我国 60 岁及以上老年人中阿尔茨海默病(老年痴呆)患者约有 1 507 万,预计到 2030 年将达 2 220 万,2050 年将达 2 898 万。因此,老年群体面临的一个关键问题就是失能和半失能。

### 9. 人口老龄化对社会产生什么影响?

人口老龄化使老龄抚养比迅速提高,劳动力供给量持续减少,增加家庭养老负担和基本公共服务供给的压力。同时社会养老金支付压力将持续上升。

### 10. 人口老龄化对医疗卫生产生什么影响?

人口老龄化大幅提升了健康保健需求,随着高龄期的延长,因疾病、伤残、衰老而失去生活能力的老年人将显著增加。老龄化显著增加疾病经济负担,增加医疗卫生服务体系的压力。医疗费用支出持续增长而医保基金来源持续减少。

(肖玮 王天龙)

## 参考文献

国家统计局.《第七次全国人口普查公报》. 2021-5-11.

# 第二章

# 老年患者生理学

## 第一节 老年患者心血管系统生理学特征

**1. 老年患者心血管系统会发生哪些解剖学变化？**

老年人随年龄增加，心脏形态会发生变化，表现为心底与心尖距离缩短，左右心室容积在收缩期和舒张期均缩小，左心房扩大，心瓣膜因长期受血流冲击而发生退行性变，表现为僵硬、增厚、活动受限，同时会发生动脉弹性降低、动脉硬化，因此心脏后负荷增加，收缩压增高，继而发生左心室肥厚。

**2. 老年患者常常合并哪些心血管系统疾病？**

老年患者常常合并动脉粥样硬化、冠心病、高血压病、心律失常、心脏瓣膜疾病等。

**3. 老年患者的心率会发生怎样的变化？**

由于迷走神经张力的提高和肾上腺素能受体敏感性降低，会导致静息心率和最高心率均减慢，50岁以上者大约每增加1岁，每分钟的最快心率会降低1次。

**4. 老年患者的心律会发生怎样的变化？**

随着年龄的增加，心脏传导系统的纤维化和窦房结细胞的减少，窦房结自律性降低，削弱了对心脏其他节律点的控制，会增加心律失常，特别是心房颤动和心房扑动的发生率。

### 5. 老年患者的心脏功能会发生怎样的变化？

在需要手术而进行术前评估的老年患者中，用多普勒超声检测出患者心脏舒张功能障碍的发生率很高，显著的心脏舒张期功能障碍可见于心源性高血压、冠心病、心肌病和瓣膜性心脏病特别是主动脉瓣狭窄。此外，由于心肌能量合成减少、心肌钙离子摄取与释放减少，心脏收缩功能下降，静息心输出量、射血分数与心脏做功量均不同程度降低。

### 6. 老年患者的心脏储备功能会发生怎样的变化？

老年患者心脏储备功能降低。70岁老年患者心脏储备功能只相当于40岁的50%。静息心输出量在中青年人和老年人是相同的（5 L/min），而运动时最大心输出量年轻人高达到25～30 L/min，老年人仅为17～20 L/min。因此，在较大强度运动等应激时，老年人的心脏不能像青年人那样泵出足够的血液来满足机体的需求，容易发生心力衰竭和心肌缺血。

### 7. 老年患者的心脏功能为什么会降低？

老年患者心脏功能降低与以下因素有关：

（1）老年人冠状动脉储备功能降低，其最大冠脉流量较青年人降低35%，应激时冠脉供血不能相应增加。

（2）心肌肥大而供应心肌的毛细血管网减少，使氧气和代谢产物的扩散距离增加。

（3）心肌细胞线粒体老化、自由基对线粒体不断损伤，使ATP产生减少，不能满足心肌代谢的需求。

### 8. 存在心脏疾病的老年患者一般会有什么症状？

存在心脏疾病的老年患者可能无症状或主诉不能耐受运动，呼吸困难、咳嗽或易疲劳。

### 9. 老年患者的动脉血压会发生怎样的变化？

由于老化使主动脉弹性储备作用降低，心室射血时，主动脉不能相应扩张，使左室收缩期压力几乎不变地传至主动脉内，造成收缩压升高，而舒张期主动脉又无明显弹性回缩，舒张压不升高，脉压增大，故老年人容易患单纯收缩期高血压，静息血压随增龄而升高。老年人运动时收缩压升高比中青年人明显，且恢复时间延长，而舒张压无差异。

### 10. 老年患者自身血压调节机制会发生怎样的变化？

老年人由于主动脉弓和颈动脉易发生动脉粥样硬化，其压力感受器的敏感性降低，对突然的体位变化失去即时的、精细的调节，使老年人容易发生体位性低血压。老年人肾素—血管紧张素—醛固酮活性降低，可能是血管紧张素转换酶抑制剂对老年高血压疗效差的原因。老年人循环中加压素升高，但其效应被肾小管对加压素反应性降低所抵消。心钠素通过排钠、排水而发挥调节血容量作用，因老年人肾血流量和肾小球滤过率降低，排钠、排水作用有限。

### 11. 老年患者的静脉血压会发生怎样的变化？

老年患者因静脉壁张力下降、弹性减退和静脉血管床扩大，静脉压随年龄增大而降低。

### 12. 老年患者的毛细血管会发生怎样的变化？

老年患者毛细血管基底膜增厚，外膜纤维化，孔径缩小，导致毛细血管代谢率下降，功能性毛细血管数目减少，机体供氧不足，因此会出现肌肉易疲劳、动静脉氧差增大的症状和体征。

## 第二节　老年患者神经系统生理学特征

### 13. 老年患者的大脑会发生哪些解剖学变化？

老年患者的大脑重量随年龄增加而降低，大脑皮质变薄、脑回变窄、脑沟加宽加深，60岁可见明显脑萎缩，神经细胞的减少约25%，并在皮质比较突出，尤其是在额叶、颞叶，基底节和丘脑的体积也有所减少，顶叶和枕叶一般不受累。

### 14. 老年患者的神经细胞会发生哪些变化？

老年患者的脑萎缩主要为神经元减少所致，每年丧失成年初期的0.8%。同时，脊髓的神经元数目也减少，神经元之间的突触减少，某些神经递质的合成如多巴胺及其受体、5-羟色胺、儿茶酚胺和γ羟基丁酸(GABA)减少，递质间出现不平衡，导致老年人动作缓慢、运动震颤、睡眠欠佳等。但星形胶质细胞和小胶质细胞的数量增加。

### 15. 老年患者的脑供血和脑代谢会发生怎样的变化?

老年患者动脉逐渐硬化,脑血液循环阻力增大,脑血流量减少,与神经细胞减少成比例降低10%~20%,血流速度减慢,脑血供减少,葡萄糖利用率降低,能量代谢减少,容易导致脑软化。此外,细胞膜的组成成分磷脂合成降低,影响膜的通透性,进而影响神经的传导和受体的结合能力。因此,老年人对内外环境的适应能力降低,记忆力下降,注意力不易集中,易疲劳。

### 16. 老年患者的运动神经会发生哪些变化?

老年患者的神经肌肉接头突触小泡、神经细管及神经细纤维凝集,基底膜肥厚,突触间隙增大,突触后膜皱裂畸变;神经末梢释放乙酰胆碱明显减少,突触后膜所产生的终极电压减弱,致肌收缩力减弱。另一方面,维持神经肌肉接头生理活动和营养的轴索流,正常时缓慢向末梢流动。而在老年轴索流明显滞缓,神经向神经肌接头输送营养的作用衰退,是老年性肌肉萎缩,即肌纤维减少的原因之一。

### 17. 老年患者的感觉神经会发生哪些变化?

老年患者感觉神经细胞退化变性,神经传导速度减慢,触觉、温度觉、本体感觉、听觉和视觉的阈值提高,使得感受器兴奋性减弱,对外界刺激常表现为反应迟钝。所以老年患者常不能及时躲避伤害性刺激,容易造成外伤、烫伤和冻伤等,并且由于皮肤破损痛感不明显往往不能及时就医而致感染。

### 18. 老年患者的睡眠会发生怎样的改变?

睡眠形态的改变亦是与年龄有关的神经系统变化。睡眠可以分为快动眼睡眠(REM)和非快动眼睡眠(NREM),其周期受脑干控制。NREM期睡眠也称慢波或安静的睡眠,包括四个时相,由第一时相的浅睡至第四时相的熟睡,处于这个时相的人逐渐难以唤醒。随年龄增长,睡眠的总时间减少,其中首先是 NREM 第四时相减少;被唤醒的阈值降低;NREM 第一、二时相增加;睡眠质量下降。

### 19. 老年患者的记忆力会发生怎样的变化?

老年患者精神活动中记忆力减退是最早出现的症状,并随着年龄的增长而明显下降,以近事记忆减退为主,对新事物不容易接受,严重者定向力发生障碍,不知居住何地,不知何年何月;而远记忆减退不明显,越年轻时所学得的知识保留的时间越长。

### 20. 老年患者的认知功能会发生怎样的变化？

一般在 20～40 岁时认知功能维持在最高水平，以后逐渐下降，到 64 岁以后减退最明显，但是认知功能的高峰年龄与认知功能减退年龄因人而异。影响老年患者认知功能下降的因素包括：遗传因素、年龄、性别、身体功能状态等，随着年龄增长，身体功能状态逐渐衰退，如听力、视力、语言、肢体运动方面障碍，导致社会活动减少，进一步加重认知功能减退。持续的身体和智力的锻炼对保护老年患者的认知功能具有正面影响。

### 21. 老年患者的行为会发生怎样的变化？

随着年龄增长，大脑皮质的功能减弱，受大脑皮质控制的皮质下部一些原始本能活动表现出来，如行为表现幼稚，似小孩样的行为；或收集破烂，从中得到乐趣；或行为放荡，不知羞耻违背社会道德的行为。老年患者容易罹患脑部器质性疾病如脑血管疾病、脑变性疾病，引起痴呆症状，易产生行为异常，表现刻板动作，冲动毁物，无目的徘徊，做事迷茫、无头绪等行为障碍。

### 22. 老年患者常常合并哪些神经系统疾病？

老年患者常常合并阿尔茨海默病、脑出血、脑梗死、帕金森病、继发性颅内肿瘤和抑郁症等心理疾患和精神疾病。其中阿尔茨海默病在导致 75 岁以上老年患者死因中约占 1/4，是最常见的痴呆类型。

### 23. 老年患者的肌力和肌张力会发生怎样的变化？

老年患者的肌力一般都是降低的，60 岁时肱二头肌的肌力为 25～30 岁青年人的 1/2，但存在明显的个体差异。老年患者精巧细微的肌肉运动，随增龄而显得笨拙，全身主要关节大多取屈曲位，四肢肌、躯干肌对被动运动大多显示出有阻力，意识性主动动作也变得徐缓、迟钝，并可出现与肌肉活动有关的震颤，通常始于头、下颌，其次是手部。

## 第三节  老年患者呼吸系统生理学特征

### 24. 老年患者的胸壁会发生怎样的变化？

老年患者胸壁硬化，导致顺应性随年龄下降，这与肋骨及椎间关节的钙化、骨化以及椎间隙狭窄等变化有关。此外,老年患者骨质疏松易导致椎体的楔形或压缩性骨折,引起脊柱的弯曲和前后径的增加,从而改变胸廓的形态,不仅降低了胸壁的顺应性,也改变了膈肌的曲率,从而影响了膈肌的收缩功能。

**25. 老年患者的上呼吸道会发生怎样的变化?**

老年患者鼻黏膜变薄,腺体萎缩,分泌减少;咽黏膜和咽淋巴组织萎缩,腭扁桃体的萎缩尤为明显,导致咽腔变宽大;喉黏膜变薄,上皮角化,固有膜浅层水肿,甲状软骨骨化,防御性反射迟钝。咽喉黏膜感觉、会厌反射功能降低,咽缩肌活动减弱,易产生吞咽困难,也易使食物及咽喉部寄生菌进入下呼吸道,引起吸入性肺炎。此外,上呼吸道肌肉张力减弱,舌后缩,软腭脱垂造成咽后壁解剖狭窄,因此老年患者睡眠时易出现打鼾和睡眠呼吸暂停。

**26. 老年患者的下呼吸道会发生怎样的变化?**

老年患者气管和支气管黏膜易受损伤,导致气道反应性增高。气管、支气管黏膜上皮萎缩、增生、鳞状上皮化生、纤毛倒伏、杯状细胞增多;黏膜弹性组织减少,纤维组织增生,可伴透明变性;黏膜下腺体和平滑肌萎缩;外膜中软骨退变,出现钙盐沉着和骨化。小气道由于无软骨支撑,易受周围弹性组织影响和管腔内外压力变化的影响,易发生呼气性呼吸困难,及早期小气道萎陷和闭合。由于管腔内分泌物排泄不畅,易发生阻塞、引流不畅而导致感染。

**27. 老年患者的肺组织会发生怎样的变化?**

老年患者肺组织发生退行性变,弹性蛋白之间的交互联结发生改变导致肺弹性回缩力下降,下降速度为每年 $0.1 \sim 0.2$ cm $H_2O$,尤其在高肺容量时更加明显。50岁以上时,呼吸性细支气管、肺泡管和肺泡周围的弹性纤维发生扭曲和断裂,导致老年患者肺泡管、肺泡囊、肺泡发生扩张,肺泡相互融合,数量减少。肺泡面积随年龄增长而减少,30岁时肺泡总面积为 70 $m^2$,而70岁时为 60 $m^2$,下降速度为每年 0.27 $m^2$。同时,小气道由于支撑结构减少,易于塌陷,导致老年性肺气肿。

**28. 老年患者的呼吸肌会发生怎样的变化?**

由于胸廓形态和容量的改变可导致老年患者呼吸肌功能障碍,脊柱弯曲和胸廓前后径的增加会降低膈肌收缩力。随着年龄的增长,呼吸肌逐渐萎缩,加之可能存在的营养不良,呼吸肌的收缩力及耐力逐渐减退,膈肌张力、跨膈压、吸气阻力、最大吸气压及呼气压随着年龄增加而显著下降。由于呼吸肌功能的衰退和中枢调节异常，老年患者在疾病的打击下容易发生低氧血症和高碳酸血症。

### 29. 老年患者常常合并哪些呼吸系统疾病？

老年患者常常合并上呼吸道感染、肺部感染、慢性支气管炎、慢性阻塞性肺疾病、阻塞性睡眠呼吸暂停低通气综合征、Ⅰ型或Ⅱ型呼吸衰竭、肺间质纤维化、肺癌等，临床表现多不典型，但病情重、病程长、死亡率高。

### 30. 老年患者的肺容量会发生怎样的变化？

老年患者胸廓僵硬，顺应性下降，肺总量无明显变化，但由于肺弹性回缩力下降，更易膨胀，导致残气量增加，而肺活量下降。肺的弹性回缩力下降也导致功能残气量(FRC)增加，因此，老年患者在高肺容积的基础上进行呼吸。FRC 的增加引起胸壁弹性阻力增加，呼吸肌增加额外的负荷。这些改变使 60 岁的老年患者平静呼吸时的呼吸功耗比 20 岁的年轻人增加 20%。由于周围小气道的支撑组织减少，小气道更易发生过早闭合，导致肺闭合容量随年龄而增加。

### 31. 老年患者的肺通气功能会发生怎样的变化？

老年患者的潮气量(TV)与肺总量(TLV)随增龄变化不大或略有减少。肺活量(VC)和补呼气量(ERV)、补吸气量(IRV)随增龄显著下降，特别是与胸廓-肺弹性回缩力、小气道功能关系密切的 ERV。70～80 岁老年患者的 VC 只有年轻人的 40%～50%，残气量(RV)与功能残气量(FRC)随增龄明显增加，最大通气量(MVV)、用力肺活量(FEC)、第一秒用力呼气量(FEV1)、峰流量(PEF)、FEV1/FVC 等流量指标都随增龄明显下降。老年患者进行肺功能测定时需以年龄来修正。

### 32. 老年患者的肺换气功能会发生怎样的变化？

老年患者由于肺泡总表面积减少、气体分布不均、肺血流减少、通气/血流比例失调、生理分流量增加等原因，换气功能随年龄增加而减退，弥散量年降低率约 0.5%。主要表现为：动脉血氧分压($PaO_2$)、混合静脉血氧分压($PvO_2$)、血氧饱和度($SaO_2$)降低，肺泡气-动脉血氧分压差($DA-aO_2$)增大。

### 33. 老年患者的呼吸调节功能会发生怎样的变化？

正常老年人静息状态下每分钟通气量与年轻人相似,但潮气量减少,呼吸频率增快。随着年龄增加,老年患者从周围化学感受器或中枢化学感受器整合信息的能力下降,产生适当神经冲动的能力下降,使胸壁和肺的机械收缩效能下降,引起心血管和呼吸对低氧和高碳酸血症的通气反应下降。与健康年轻人相比,老年人对低氧的通气反应降低50%,对高碳酸血症的通气反应降低40%。

### 34. 老年患者呼吸系统的防御功能会发生怎样的变化？

老年患者上呼吸道对吸入气体的过滤、加湿、湿化作用减弱,支气管黏膜上皮纤毛中的动力蛋白减少,纤毛的节律运动频率与幅度降低,支气管黏膜上皮的黏液—纤毛排送廓清功能下降,喉反射迟钝,咳嗽反射减弱,导致呼吸道的防御屏障功能减退。

### 35. 老年患者呼吸系统的免疫功能会发生怎样的变化？

老年患者呼吸系统的体液免疫与细胞免疫功能均下降。随着年龄增加,气管-支气管的浆细胞与上皮细胞共同合成释放的分泌性免疫球蛋白A趋于减少,并且IgA与IgG对外源性抗原的反应性显著降低,使病原微生物易于在气管-支气管上皮粘附、定植、侵入而发生感染。老年患者气管-支气管黏膜淋巴细胞对促有丝分裂诱导的母细胞化反应明显减弱。

### 36. 老年患者的肺泡表面活性物质会发生怎样的变化？

肺泡表面活性物质由肺泡Ⅱ型上皮细胞分泌,主要功能试降低肺泡表面张力,维持肺正常顺应性,有助于吸入性异物的清除,并能促进肺泡巨噬细胞、单核细胞、中性粒细胞对细菌的吞噬作用。随着年龄增加,肺泡Ⅱ型上皮细胞逐渐萎缩,合成释放肺泡表面活性物质减少,故老年患者易发生肺部感染、肺萎缩、肺水肿和肺气肿等。

## 第四节　老年患者消化系统生理学特征

### 37. 老年患者的口腔会发生怎样的变化？

老年患者的唾液腺受到刺激时,唾液分泌量和年轻人相比无差别,但约40%的健康老年人自觉口干,基础唾液分泌量减少。接受药物治疗、糖尿病、关节炎的老年患者大多伴有口干,因而出现进食和语言交流困难。随着年龄增长,味觉、嗅觉灵敏度下降,导致进食无味。与年轻人相比,老年人的张口幅度和咀嚼力均降低,咬肌容积和年龄呈反比的关系在牙齿缺失的老年患者更为突出。

### 38. 老年患者的牙齿会发生怎样的变化?

老年患者的牙齿、牙釉质和牙本质长期磨损,使牙本质内的神经末梢外露,引起对冷、热、酸等食物的敏感而酸痛,牙本质随增龄不断向髓腔内增厚,髓腔缩小,牙髓常钙化成髓石,加之牙龈退化萎缩,牙齿逐渐脱落,同时牙周膜变薄,牙龈退缩,牙根暴露,导致老年患者易患牙周病。

### 39. 老年患者的食管会发生怎样的变化?

无症状的 65 岁以上老年人咽部肌张力减低伴有环咽肌张开不全者占 22%,部分老年人食管上段括约肌静息压下降,在吞咽中伴有咽部收缩力增高、放松延迟。对 56 例 80 岁的无症状患者行放射性成像检查发现,食管功能异常者接近 40%。通过 24 小时食管 pH 监测发现,静息状态下胃酸反流和年龄无明显相关性。

### 40. 老年患者的胃会发生怎样的变化?

大多数健康老年人胃酸分泌量和血清胃泌素浓度仍保持正常,而幽门螺杆菌感染的患者血清胃泌素升高。相当比例的 60 岁以上无症状老年患者存在慢性萎缩性胃炎,但胃的萎缩性改变并非老龄化引起,而是幽门螺杆菌感染引起的胃萎缩和低胃酸分泌,且随着年龄增长,此机制所起的作用更为明显。在胃动力学方面,同位素示踪胃排空试验表明,与年轻人相比,健康老年人的胃液相排空时间明显延迟。

### 41. 老年患者的小肠会发生怎样的变化?

老年患者小肠解剖学结构在衰老过程中无明显改变,但其胃酸分泌减少,常常合并糖尿病等影响小肠动力学的疾病,肠蠕动功能减退、肠液分泌减少、小肠绒毛萎缩等,导致小肠细菌过度生长,临床表现为腹痛、腹胀、腹泻、营养不良。由于细菌分解胆盐影响摄入脂肪乳化,可导致脂肪泻并伴有脂溶性维生素吸收障碍。60 岁以上老年患者小肠对锌和钙的吸收减少,并且维生素 D 受体密度降低,从而导致对维生素 D 反应活性下降。

### 42. 老年患者的胰腺会发生怎样的变化?

老年患者胰管管径增宽,其分支局部扩张或狭窄,这些改变常与疾病无关。此外,老年患者胰液量、碳酸氢盐和酶的分泌量减少,有时还伴有钙分泌增加。因此,在排除其他疾病的前提下,老龄化可以导致胰腺外分泌功能不全。

### 43. 老年患者的胃肠道血流会发生怎样的变化?

胃肠道血流量作为心输出量的一部分,在老年患者中是降低的。常见的心肺功能不全可导致胃肠循环血量减少,引起无痛性消化吸收障碍。此外,老年患者常常发生小肠、结肠血管功能不全导致的腹痛。

### 44. 老年患者的直肠会发生怎样的变化?

老年患者直肠壁弹性下降,外括约肌张力降低或消失,肛内括约肌变薄,产生便意的压力阈值升高,肛内最大静息压与最大排挤压均降低,最大肛内门静脉压与直肠压之间差值下降。上述改变在老年女性中尤为明显,可能是导致老年患者排便困难或大便失禁的主要原因。

### 45. 老年患者的肝脏会发生怎样的变化?

老年患者肝脏重量减轻,肝细胞数量减少,纤维组织增多,肝血流量减少,肝细胞再生能力减退,对内外毒素的解毒功能减弱,易发生肝损害、肝脂肪沉积及肝纤维化和肝硬化。

### 46. 老年患者的胆囊会发生怎样的变化?

老年患者胆囊壁及胆管壁变厚,弹性降低,易发生胆囊穿孔和胆囊下垂,同时胆汁减少、黏稠并有大量胆固醇沉积,易发生胆囊结石、胆囊炎。

### 47. 老年患者常常合并哪些消化系统疾病?

老年患者常常合并老年性营养不良、反流性食管炎、萎缩性胃炎、胃溃疡、十二指肠溃疡、消化系统肿瘤(胃癌、结直肠癌、肝癌等)、肠梗阻、便秘。

## 第五节 老年患者泌尿生殖系统生理学特征

### 48. 老年患者的肾脏结构会发生怎样的变化?

老年患者的肾脏体积逐渐缩小,重量逐渐减轻,肾小球硬化、减少,肾小球基底膜增厚，肾小管逐渐萎缩，肾间质纤维化与年龄俱增。同时，肾血管硬化，血流量减少。

### 49. 老年患者的肾脏功能会发生怎样的变化？

老年患者肾小球滤过功能下降，肾毒药物和主要由肾脏排出的药物排泄减慢。肾小管功能减退，维持水、电解质、酸碱平衡的功能下降。同时，肾脏的内分泌功能减退，易致血管收缩、水钠失衡，并影响肾血流量，导致红细胞生成与成熟障碍，引起肾性贫血。

### 50. 老年患者的输尿管会发生怎样的变化？

老年患者的输尿管肌层变薄，张力减退，将尿液输送入膀胱的流速减慢，易产生尿液反流而引起肾盂肾炎。

### 51. 老年患者的膀胱会发生怎样的变化？

老年患者的膀胱肌肉萎缩，肌层变薄，纤维组织增生，膀胱容量逐渐减少，因此老年患者容易出现尿失禁、尿频，也易发生尿路感染。膀胱的皮下组织易于接触尿液中的致癌物质，是老年患者膀胱癌发病率高的原因之一。

### 52. 老年患者的尿道会发生怎样的变化？

老年患者尿道肌肉萎缩、纤维化，弹性减退，导致残余尿和尿失禁。老年女性由于雌激素减少，尿道黏膜萎缩，松弛的尿道黏膜常发生脱垂甚至形成憩室。

### 53. 老年男性患者的前列腺会发生怎样的变化？

老年男性患者由于性激素水平紊乱，前列腺的非功能细胞发生异常增生，呈结节样生长，使前列腺体积变大，压迫尿道，引起尿频、夜间排尿次数增多、排尿困难等，甚至导致尿路梗阻、尿潴留、肾积水、肾功能衰竭。此外，老年患者的前列腺一些细胞会发生突变形成癌细胞，血液中前列腺特异性抗原（PSA）显著升高，提示前列腺癌的可能。

### 54. 老年女性的阴道会发生怎样的变化？

老年女性由于性激素水平降低，阴道萎缩、阴道壁变薄，皱褶减少或消失，阴道弹性减弱，其上段及中段 1/3 交界处变窄，渗出液减少，阴道干燥。同时，阴道上皮细胞内糖原减少,阴道的正常酸性环境难以维持,pH 由酸性变为中性或碱性,对病原微生物的抑制能力减弱,自洁能力也下降,易发生阴道炎。

### 55. 老年女性的子宫会发生怎样的变化?

老年女性的子宫体积缩小,内膜萎缩,月经终止,内膜腺体分泌减少,宫颈黏液分泌减少,宫颈上皮菲薄,极易受伤出血。同时,由于子宫韧带松弛,易发生子宫脱垂。

### 56. 老年患者的泌尿系统疾病常见哪些症状?

老年患者的泌尿系统疾病常见症状有夜尿、尿频、尿急,排尿困难常见于前列腺增生、尿道狭窄的患者,尿潴留指膀胱内潴留大量尿液而不能自主排出,尿失禁指个体不能控制膀胱的排空功能,使尿液不自主外流的现象,包括压力性尿失禁、急迫性尿失禁、充盈性尿失禁,少尿、无尿常见于肾功能衰竭的患者,血尿、蛋白尿常见于慢性肾炎,细菌尿、脓尿常见于泌尿系统感染的患者。

### 57. 老年患者常常合并哪些泌尿系统疾病?

老年患者常常合并泌尿系统感染(输尿管炎、膀胱炎、尿道炎等)、前列腺疾病(前列腺增生、前列腺癌)、泌尿系统结石(肾结石、输尿管结石、膀胱结石、尿道结石)、泌尿系统肿瘤(肾肿瘤、输尿管肿瘤、膀胱肿瘤、尿道肿瘤)。

## 第六节　老年患者内分泌系统生理学特征

### 58. 老年患者常常合并哪些内分泌系统疾病?

老年患者常常合并胰岛素抵抗综合征、糖尿病、甲状腺功能减退、痛风、血脂代谢异常、电解质紊乱、骨质疏松等疾病。

### 59. 老年患者的甲状腺会发生怎样的变化?

老年患者的甲状腺体积轻度增大,可能与发生甲状腺结节有关。甲状腺素、三碘甲状腺原氨酸(T3)及四碘甲状腺原氨酸(T4)的合成和分泌减少,前两者与基础代谢率较低有关,而 T4 的减少,则是促进动脉硬化的因素之一。由于甲状腺激素的降解速率下降,老年患者甲状腺素替代治疗的剂量应略低于常用量,起始剂量宜偏小。长期替代者应至少每年评估甲状腺功能,因甲状腺素可使心脏耗氧量增加而引起心绞痛的发作。

### 60. 老年患者的甲状旁腺会发生怎样的变化?

老年患者甲状旁腺素(PTH)水平升高,其原因可能为低钙/高磷与维生素 D 缺乏。低钙的原因为老年人钙的摄入和肠道吸收均减少,维生素 D 缺乏的原因为维生素 D 的摄入、皮肤的合成、肾脏的羟化减少。PTH 升高可以增加骨钙的释放,加重骨质疏松。维生素 D 缺乏也是骨质疏松、跌倒、骨折的原因之一,还与心血管事件、乳腺癌、结肠癌、抑郁等有关。美国内分泌学会建议 25-羟维生素 D 水平应为 40~60 ng/mL,70 岁以上老年患者的补充剂量为 800 U/d。

### 61. 老年患者的胰腺会发生怎样的变化?

老年患者胰岛 β 细胞数目减少,胰岛渐趋萎缩,并有脂褐素沉积,胰岛功能减退,胰岛素分泌减少,表现为老年患者在空腹以及人为的高血糖状态下,胰岛素快速脉冲分泌幅度减小,慢速脉冲分泌的频率下降。在校正了肥胖程度和体力活动后,老年患者的胰岛素的敏感性随增龄而降低,对葡萄糖刺激的应答能力减弱,肝与肌细胞膜表面的胰岛素受体减少是原因之一,因此,65 岁以上的老年患者常见糖耐量降低,并且糖尿病的患病率随着年龄增加而增加。

### 62. 老年女性患者的性腺会发生怎样的变化?

女性 45~55 岁时卵巢萎缩,卵泡分泌雌激素和孕激素(分别为雌二醇和黄体酮)减少,月经周期由紊乱发展到绝经,并由此引发一系列病症,即更年期综合征。绝经后女性卵巢分泌功能迅速下降,而垂体分泌的促卵泡生成素(FSH)和黄体生成素(LH)升高,至 75 岁后 FSH 和 LH 方开始下降。激素替代治疗仅被推荐用于缓解女性更年期症状和防止骨质疏松,但存在潜在的心血管疾病和肿瘤(子宫内膜癌、乳腺癌)不良反应。

### 63. 老年男性患者的性腺会发生怎样的变化?

下丘脑-垂体-性腺轴随增龄的改变在男性中比较缓慢,老年患者总睾酮水平逐渐下降,性激素结合球蛋白升高,游离睾酮降低。睾酮下降可能与脂肪增加、肌肉减少、乏力、抑郁、贫血、勃起障碍等症状有关。睾酮替代治疗的益处为骨密度、肌肉量和力量增加,以及可能的向心性肥胖、胰岛素抵抗、勃起功能障碍和认知功能的改善,不良反应为红细胞增多症、呼吸睡眠暂停加重、前列腺癌。

#### 64. 老年患者的松果体会发生怎样的变化?

松果体是位于间脑顶部的一个血管丰富和分泌功能旺盛的内分泌腺,主要合成和分泌褪黑素、5-羟色胺及其衍生物和多肽类激素,除对昼夜节律起主要调控作用外,在维持机体内环境稳定和生殖活动中也起着重要作用。老年患者的松果体可见血管狭窄、硬化、细胞减少、重量减轻等变化,90岁以上老年患者的松果体几乎完全钙化,酶活性降低,产生和分泌的褪黑素减少,可能与老年患者的睡眠障碍有关,睡前给予小剂量褪黑素(0.3 mg)可以改善睡眠。

#### 65. 老年患者的肾上腺会发生怎样的变化?

随着年龄增长,老年患者的肾上腺发生不同程度的纤维化,腺体重量减轻,调节蛋白质、糖类(碳水化合物)及脂肪代谢的皮质醇、雌激素和调节水盐代谢的醛固酮的分泌量均发生改变,血液和尿中皮质激素及其代谢物的含量也相应改变,因此,在增龄过程中容易出现骨质疏松、睡眠障碍、记忆力减退、高血压、糖尿病等一系列表现。

#### 66. 老年患者的皮质醇节律会发生怎样的变化?

皮质醇由肾上腺皮质束状带合成,老年患者由于皮质醇的产生及清除均下降,基础皮质醇及促肾上腺皮质激素(ACTH)水平可以不变,但皮质醇脉冲分泌的幅度下降,夜间皮质醇浓度最低点提前,皮质醇水平较年轻人高,且波动范围较年轻人更大。皮质醇的调控还存在着性别差异,老年女性受外源性 ACTH 刺激后皮质醇水平升高较男性更明显,受外源性地塞米松抑制后皮质醇下降水平也更明显。

#### 67. 老年患者的醛固酮会发生怎样的变化?

醛固酮由肾上腺皮质球状带合成,由于老年患者的肾素活性下降,其醛固酮水平在基础和激发状态(低钠、直立体位)均下降。在合并肾功能不全的老年患者中容易发生尿钠增多、低钠血症、高钾血症。由于醛固酮水平生理性下降,因此原发性醛固酮增多症的老年患者血、尿醛固酮水平可在正常范围。

#### 68. 老年患者的去甲肾上腺素和肾上腺素会发生怎样的变化?

去甲肾上腺素和肾上腺素由肾上腺髓质合成,老年患者的去甲肾上腺素水平升高,而肾上腺素基本不变或轻度降低。去甲肾上腺素来源于交感神经兴奋性增强,而非肾上腺髓质分泌增加,可能是一种组织对去甲肾上腺素作用减弱的代偿反应。

### 69. 老年患者的脱氢表雄酮会发生怎样的变化?

脱氢表雄酮(DHEA)由肾上腺皮质网状带合成,是雄激素和雌激素的前体物质。DHEA 的水平随年龄增加而下降,可能与老年患者心血管疾病、胰岛素抵抗、认知功能减退有关。高 DHEA 水平则与长寿、健康状况佳相关,但目前尚无足够证据表明外源性给予 DHEA 具有抗衰老作用。

### 70. 老年患者的生长激素会发生怎样的变化?

生长激素(GH)由垂体前叶分泌,作用于肝脏产生胰岛素样生长因子 I(IGF-I),促进肌肉和骨骼的生长。老年患者由于下丘脑分泌生长激素释放激素(GHRH)减少、垂体对 GHRH 的反应降低、体力活动减少、脂肪组织(尤其是内脏脂肪)增多等原因,基础或激发后的 GH、IGF-I 水平以每 10 年 14% 的速度逐渐下降。GH 分泌减少可能导致老年患者睡眠障碍、瘦组织减少、肌肉力量下降等。

### 71. 老年患者的催乳素会发生怎样的变化?

催乳素由垂体前叶分泌,老年患者的催乳素分泌频率没有变化,但脉冲分泌的幅度减少,夜间分泌高峰下降。进入老年期后,由于多巴胺合成减少,其受体功能显著减弱,可以增加催乳素的分泌,导致高催乳素血症,引起继发性性腺功能减退和骨质疏松。老年患者发生催乳素水平升高应注意寻找其病理因素,如应激、剧烈运动、下丘脑和垂体肿瘤、原发性甲状腺功能减退症、慢性肾衰竭、药物(雌激素、阿片类、西咪替丁)等。

### 72. 老年患者的抗利尿激素会发生怎样的变化?

抗利尿激素(ADH)由下丘脑室上核分泌,储存于垂体后叶。老年患者 ADH 的调节作用下降,表现为在低血压或低血容量的情况下,ADH 不能足够释放。此外,ADH 对肾脏的作用减弱、醛固酮水平降低、心房利钠肽增加、渴感减弱,都使得老年患者容易发生脱水。老年患者也可出现 ADH 相对过多,表现为基础或渗透压刺激(盐水输注)后 ADH 分泌增加,加之老年肾脏对水的清除减少使之易发生低钠血症。

## 第七节　老年患者骨骼肌肉系统生理学特征

### 73. 老年患者的骨骼会发生怎样的变化？

骨骼是身体的支架、运动的器官，同时保护着机体重要的脏器。老年人骨质疏松较为常见，与性激素水平降低、钙的摄入不足或吸收不良或钙丢失过多、缺少户外活动、长期卧床等有关。由于骨质疏松及骨骼的退行性变，可导致老年人脊柱弯曲，身高变矮，牙齿松动、脱落，骨骼变脆、易骨折等。

### 74. 老年患者的肌肉会发生怎样的变化？

随着年龄的增长，肌纤维数量减少，肌纤维萎缩，肌肉体积变小，收缩强度、持久性、敏捷度下降，肌腱反射减弱，导致老年患者动作迟缓、笨拙，易疲劳，容易出现腰酸腿痛。长期卧床或活动受限则可进一步导致肌肉萎缩。

### 75. 老年患者的软骨会发生怎样的变化？

老年患者的肌腱和韧带可发生萎缩、僵硬和纤维退行性变，出现钙化、骨化，甚至形成骨刺，导致肌腱和韧带活动的灵敏度降低，伸缩范围减少。

### 76. 老年患者的关节会发生怎样的变化？

随着年龄的增长，关节发生退行性改变，发生软骨变性和骨质增生，关节内的液体可减少，使关节弹性、韧性、灵活性、活动度降低，同时由于骨质增生形成骨刺，造成关节疼痛、僵硬，活动范围受限。

### 77. 老年患者常常合并哪些骨骼肌肉系统疾病？

老年患者常常合并慢性肌肉骨骼疼痛、骨质疏松、骨质增生、骨肿瘤、老年肌肉衰减综合征（肌少症）、骨性关节炎、炎性肌病（多发性肌炎、皮肌炎）。

### 78. 老年患者运动系统的老龄化改变会带来哪些不利影响？

骨关节及肌肉的老化，使老年患者外形及运动能力发生改变，影响老年患者的整体工作能力和对外界环境的适应能力，使老年患者出现驼背、腰背酸痛、关节疼痛、活动受限、容易跌倒，容易发生骨折等。

#### 79. 如何预防或减缓运动系统的衰老呢？

运动是减缓或预防肌肉、关节和骨骼衰老的最佳方法之一。运动对保持骨密度很重要，有助于骨骼保持强壮。适度的锻炼可以帮助保持肌肉力量、平衡和柔韧性。但必须注意避免高强度运动和存在跌倒风险的运动。老年患者可以选择散步、慢跑、网球、爬楼梯和力量训练等。此外，健康的饮食，摄取足够剂量的维生素 D 和钙，对促进骨骼、关节和肌肉健康很重要，也有助于保持骨量。限制咖啡、酒精和烟草，避免滥用药物、吸烟也很重要。

## 第八节　老年患者血液系统生理学特征

#### 80. 老年患者骨髓造血功能会发生怎样的变化？

骨髓包括红骨髓和黄骨髓，红骨髓以造血干细胞为主，参与造血，黄骨髓则是以脂肪组织为主。老年患者骨髓中的造血组织随年龄增长而下降，表现为造血干细胞的数量和质量均下降，脂肪组织替代造血组织，黄骨髓增加而红骨髓减少，并且网状骨质减少，导致老年患者的造血功能下降。

#### 81. 老年患者造血生长因子会发生怎样的变化？

老年患者的造血干细胞、造血祖细胞增殖能力减弱，红细胞生成素减少，其他造血生长因子，如粒细胞集落刺激因子、粒细胞-巨噬细胞集落刺激因子、血小板生成素等均减少。

#### 82. 老年患者的血液细胞成分会发生怎样的变化？

老年患者的红细胞计数比青壮年减少 10%～20%，血细胞比容和血红蛋白量均降低。同时，红细胞脆性增加，容易破裂造成溶血，易发生老年性贫血。白细胞的计数和分类无明显变化，但 65 岁后可有减少趋势，其中以淋巴细胞降低最为明显，因此其抵御致病细菌和病毒的能力与免疫监视能力均降低，易发生感染和恶性肿瘤。血小板计数可无明显变化，但其黏附性和聚集性增加，可在血管硬化的基础上，黏附于血管壁导致血栓形成，是心肌梗死、脑梗死的重要病因之一。

#### 83. 老年患者的血浆会发生怎样的变化？

老年患者血浆容积减少，主要是水分的比例减少，故血黏度高于青年人。血浆中白蛋白减少,球蛋白增多,白蛋白与球蛋白的比例缩小,70～80岁时,其比例接近于1。老年患者血脂总量显著增加,肝内胆固醇的脂化作用增强,胆固醇与β脂蛋白的结合量增多,易促进胆固醇在血管壁的沉积;三酰甘油和游离脂肪酸的含量升高,脂蛋白和脂肪酶的活性降低,易造成高脂血症。此外,老年患者凝血因子Ⅴ、Ⅷ、Ⅸ的活性增加。

**84. 老年患者的血液流变学会发生怎样的变化?**

随着年龄增长,老年患者的血液出现浓、黏、聚、凝的状态,临床上称之为高黏滞血症(HvS),可使微循环的血管形态、血液流变学发生异常,循环阻力增加,心脏负担加重,直接影响组织、器官的生理功能,成为诱发心脑血管疾病的主要因素。

**85. 老年患者的血黏度为什么会增加?**

血黏度主要取决于血细胞压积、血浆黏度与红细胞的变形能力。随年龄增长,老年患者的纤维蛋白原增加,而纤溶能力下降,使血浆黏度增加。同时,机体造血功能下降使血液中的年轻红细胞数量减少,而衰老红细胞数量相对增加,红细胞膜弹性下降,血沉加快,红细胞变形能力下降,加之血管硬化等因素,使血黏度和血流阻力均增加。

**86. 老年患者常常合并哪些血液系统疾病?**

老年患者常常合并老年性贫血、血液系统恶性肿瘤,如慢性淋巴细胞性白血病、多发性骨髓瘤、淋巴瘤,出血性与血栓性疾病,如下肢深静脉血栓等。

## 第九节　老年患者免疫系统生理学特征

**87. 老年患者的胸腺会发生怎样的变化?**

随着年龄增长,老年患者逐渐发生胸腺老龄化退化,表现为胸腺萎缩和功能衰退,是老年免疫衰退中最重要的特征之一。胸腺萎缩造成胸腺素分泌减少,导致T细胞分化成熟、淋巴因子的产生、吞噬细胞的活力、NK细胞分泌干扰素等作用相应减弱。因此,老年患者外周血中不成熟的淋巴细胞计数明显增多。

#### 88. 老年患者的脾脏会发生怎样的变化？

50岁以上老年患者随年龄增长，脾脏厚径逐渐减少，因此脾脏产生 NK 细胞数量下降，总体免疫能力呈下降趋势。多数老年患者的免疫性 IgG、IgA 有过剩倾向，并可检出自身抗体，血清 γ 球蛋白明显升高。合并自身免疫病和慢性伴发病的老年患者，脾多肿大。

#### 89. 老年患者的淋巴结会发生怎样的变化？

淋巴结是清除病原微生物和抗原异物的全身网状结构组织屏障，随着年龄增长，在反复清除过程中逐渐出现淋巴结肿大和淋巴细胞增生，因此老年患者罹患淋巴瘤和淋巴恶性病变的比例相应增多。

#### 90. 老年患者的黏膜相关组织会发生怎样的变化？

随着年龄增长，60岁以上老年患者胃肠道黏膜组织开始萎缩，胃酸、胃蛋白酶分泌减少，从而导致老年患者消化道免疫防御功能明显下降，为病原菌感染提供了有利条件。老年患者呼吸肌萎缩、肺泡腔扩大、弹性降低、黏膜上纤毛运动减弱，使呼吸系统免疫屏障功能受损和下降，容易造成呼吸道感染。老年患者泌尿生殖道黏膜上的分泌型 SIgA 下降，不能有效抑制病原微生物，容易造成泌尿生殖系统感染。

#### 91. 老年患者的 T 细胞会发生怎样的变化？

老年患者胸腺萎缩，胸腺微环境改变造成胸腺组织产生 T 细胞的能力和淋巴细胞成熟因子合成明显下降，T 细胞亚群的比例失调，表现为外周血中 $CD4^+$ T 细胞减低，$CD8^+$ T 细胞升高，CD4/CD8 比值降低，单个细胞上 CD4 或 CD8 分子密度减少，产生 IL-2 及表达 IL-2 受体的能力均明显降低，导致临床上老年患者易发生感染，有时病程反复，迁延不愈。此外，老年患者抑制性 T 细胞（Ts 细胞）明显减少并且功能减弱，不能有效抑制自身抗体的产生，导致易患自身免疫性疾病。

#### 92. 老年患者的 B 细胞会发生怎样的变化？

随着年龄增长，老年患者出现 B 细胞功能紊乱，表现为成熟过程明显减慢，成熟周期延长，初次抗体反应降低，活化信号传导障碍，自身抗体增高，抗体亲和力降低和外周 B 细胞活化异常，对外来抗原的反应下降，而对自身抗原的反应增加，产生抗体活力下降，表现为 B 细胞表面免疫球蛋白(Ig)浓度降低。

### 93. 老年患者的单核吞噬细胞会发生怎样的变化？

老年患者外周血单核吞噬细胞的处理抗原能力、吞噬活性、溶酶体酶活性均降低,导致其免疫防御、免疫稳定和免疫监视功能下降,使老年患者患感染、自身免疫性疾病和肿瘤的概率增大。其中,巨噬细胞表现为募集能力、抗原提呈、吞噬、活性氧生成和细胞因子生成能力下降,并且表型上从促炎、抗肿瘤 M1 型到抗炎、促肿瘤 M2 型转变,越来越倾向于免疫抑制。中性粒细胞表现为吞噬能力、趋化性降低、凋亡减少、不准确迁移、胞外陷阱形成。

### 94. 老年患者的自然杀伤细胞会发生怎样的变化？

老年患者自然杀伤细胞(NK 细胞)亚群的频率、表型分布以及功能均发生改变,表现为 NK 细胞总数增多,成熟的 $CD56^-$、$CD57^+$ NK 细胞亚群增加、不成熟的 $CD56^+$ 细胞减少。CD57 通常被认为是细胞衰老和增殖缺陷的标志,具有高度的细胞毒性,在终末分化效应 T 细胞和成熟细胞毒性 NK 细胞中的表达最为明显。NK 细胞介导的细胞毒性在单个细胞水平上降低,但由于 NK 细胞数量增加,总的来说 NK 细胞的杀伤作用得以保留。

### 95. 老年患者血清中抗体会发生怎样的变化？

老年患者血清中抗体总量随着年龄增长而增加,主要是血清中 IgA、IgG1 和 IgG3 明显增加,而 IgM 和 IgE 有下降倾向,自身抗体(如针对线粒体、甲状腺球蛋白等的抗体)升高。

### 96. 老年患者的补体会发生怎样的变化？

补体系统包括 30 余种可溶性蛋白与膜蛋白,通过各成分的顺序活化,参与对特异性免疫应答的调节和非特异性免疫应答的防护作用。补体在人体内含量相对稳定,其中 C3 含量最高。老年患者补体总量可无明显改变,说明补体系统的免疫作用在正常老人中仍然保持。年龄≥80 岁的老年患者血清 C3 含量显著升高,但在慢性肝脏疾病(乙肝、丙肝、肝硬化)的老年患者中补体系统功能减退,特别是在清除免疫复合物方面显著受到影响。

### 97. 老年患者的细胞因子会发生怎样的变化？

老年患者细胞因子(CK)网络发生复杂的改变,IL-2、IL-10 减少,而 IL-1、IL-6、TNF-α 增多。老年患者 T 细胞分泌 IL-2 显著减少,$CD4^+$ T 细胞和

CD8$^+$T 细胞的 IL-2R 表达均下降,同时血浆抑制 IL-2 活性的 sIL-2R 水平升高,导致老年患者细胞免疫功能减退。老年患者血浆中 IL-6 和 sIL-6R 水平升高,两者结合后可与 IL-6 的第二受体(gp130)结合而发挥 IL-6 的活性,在恶性肿瘤及自身免疫性疾病(如类风湿关节炎、红斑狼疮)患者中两者显著升高,表明老年患者对肿瘤和自身免疫病易感。

### 98. 老年患者的细胞黏附分子会发生怎样的变化?

细胞黏附分子(CAM)在介导细胞与细胞、细胞与细胞外基质的相互作用中起重要作用,老年患者 CD4$^+$T 细胞与 CD8$^+$T 细胞表面抗原决定簇的密度增加,部分导致黏附能力增强的 CAM 表达水平也显著增高。

### 99. 老年患者的干扰素会发生怎样的变化?

干扰素(IFN)具有抑制病毒复制、激活 NK 细胞和细胞毒性 T 细胞、增强单核巨噬细胞的杀伤功能、调节主要组织相容性抗原复合物分化表达等多种生物学活性。老年患者在病毒感染后产生 IFN-α、IFN-β、IFN-γ 的量较年轻人显著减少,因此老年患者抗病毒、抗肿瘤和免疫调节功能均显著降低。

### 100. 老年患者的免疫功能改变会使其易于罹患哪些疾病?

随着年龄增长,老年患者的免疫系统发生不同程度以免疫缺陷为主的改变,如免疫屏障受损、胸腺萎缩、T 细胞减少、B 细胞产生抗体减弱、一些细胞因子产生减少等,同时出现自身免疫异常增强的现象,如自身抗体的出现、淋巴结肿大和 IL-6 升高等。这些改变将导致老年患者先天性免疫和适应性免疫功能紊乱,免疫监视与调控作用减弱,从而使老年人易于罹患感染性疾病、恶性肿瘤和自身免疫性疾病。

(顾小萍)

## 参考文献

[1] Singam NSV, Fine C, Fleg JL. Cardiac changes associated with vascular aging [J]. Clin Cardiol, 2020, 43: 92-98.

[2] Rawji KS, Mishra MK, Michaels NJ, et al. Immunosenescence of microglia and macrophages: impact on the ageing central nervous system [J]. Brain, 2016, 139: 653–661.

[3] Elliott JE, Mantilla CB, Pabelick CM, et al. Aging-related changes in respiratory system mechanics and morphometry in mice [J]. Am J Physiol Lung Cell Mol Physiol, 2016, 311: L167–176.

[4] Sun T, Li D, Hu S, et al. Aging-dependent decrease in the numbers of enteric neurons, interstitial cells of Cajal and expression of connexin43 in various regions of gastrointestinal tract [J]. Aging (Albany NY), 2018, 10: 3851–3865.

[5] van den Beld AW, Kaufman JM, Zillikens MC, et al. The physiology of endocrine systems with ageing [J]. Lancet Diabetes Endocrinol, 2018, 6: 647–658.

[6] Fernando R, Drescher C, Nowotny K, et al. Impaired proteostasis during skeletal muscle aging [J]. Free Radic Biol Med, 2019, 132: 58–66.

[7] Cakala-Jakimowicz M, Kolodziej-Wojnar P, Puzianowska-Kuznicka M. Aging-Related Cellular, Structural and Functional Changes in the Lymph Nodes: A Significant Component of Immunosenescence? An Overview [J]. Cells, 2021, 10: 3148.

[8] Mietsch M, Paqué K, Drummer C, et al. The aging common marmoset's immune system: From junior to senior [J]. Am J Primatol, 2020, 82: e23128.

[9] Weyand CM, Goronzy JJ. Aging of the Immune System. Mechanisms and Therapeutic Targets [J]. Ann Am Thorac Soc, 2016, 13: S422–S428.

# 第三章

# 并存疾病老年患者的麻醉与围术期管理

## 第一节 合并心血管系统疾病行非心脏手术老年患者的麻醉管理

### 一、合并冠心病行非心脏手术老年患者的麻醉管理

**1. 冠心病患者非心脏手术前进行心肌负荷试验的意义是什么?**

心肌负荷试验是指通过增加心肌的氧耗量来判断冠状动脉血供的受限程度,包括运动试验和药物试验两种方式。对于冠心病且体能差的患者(<4METs)接受非心脏手术前进行心肌负荷试验可评价和预计围术期患者心脏储备功能及心肌损伤、心肌梗死发生的可能性,结合静息心肌显像可评价冠脉再血管化的意义。

**2. 针对冠心病患者心肌生化标志物有哪些及其临床意义?**

反应心肌损伤常用的生物标志物为心肌肌钙蛋白(Cardiac Troponin,cTn)。还包括与心肌损伤相关的心肌酶,以乳酸脱氢酶(LDH)、肌酸激酶同工酶(CK-MB)特异性最高。

cTn 由肌钙蛋白 T(cTnT)、肌钙蛋白 I(cTnI)和肌钙蛋白 C(TnC)组成,其中 cTnI 和 cTnT 具有心肌组织特异性。目前临床上常测定高敏心肌肌钙蛋白(hs-cTn),可在心肌损伤后 1~3 小时检测到有临床意义的增高。若术前出现 hs-cTn 进行性增高,建议暂缓非心脏择期手术。

### 3. 主动脉球囊反搏(IABP)的作用机制是什么？

IABP 是心脏机械辅助循环方法之一，通过提高主动脉内舒张压，增加冠状动脉供血和改善心肌功能。IABP 由固定在导管的圆柱形气囊构成，一般通过股动脉将其安放在胸主动脉部位，导管近端位于左锁骨下动脉末梢，远端位于肾动脉。当心脏舒张时气囊充气，提高舒张压和冠脉的灌注，心脏收缩之前气囊放气，降低心脏后负荷，可减低左室收缩末及舒张末压力，提高每搏输出量。

### 4. 冠心病患者接受非心脏手术术前冠脉造影指征？

指征包括：① 急性 ST 段抬高型心肌梗死患者；② 非 ST 段抬高型急性冠脉综合征；③ 确诊的心肌缺血和不稳定性心绞痛患者。不推荐拟行低风险手术的冠心病稳定患者。

对术前合并高血压、糖尿病及心电图提示 ST 段改变并且接受中高危手术的患者，尤其有症状者，建议术前行冠脉 CTA 检查，若提示左主干及主要分支严重狭窄，推荐术前行冠脉造影，尤其对于可能术中出现意外进行冠脉搭桥手术抢救的年轻患者，术前冠脉造影可提供冠脉靶血管相关资料。

### 5. 口服阿司匹林的患者是否需要术前停用？

欧洲心脏病学会(ESC)指南建议，对于术前正在接受双联抗血小板治疗的患者接受手术，推荐整个围术期继续服用阿司匹林。心血管事件中—高危患者，不需停用阿司匹林，但需注意平衡血栓和出血风险。对接受特定的闭腔手术（例如脊髓、神经外科和眼科手术）手术，酌情停用阿司匹林 5 天。

### 6. 冠心病患者常见心律失常类型有哪些？

冠心病患者常常合并心律失常，如房颤、室早、室上性心动过速及传导阻滞等，尤其前壁及下壁心肌梗死的患者，容易出现室早及 Ⅱ～Ⅲ 度房室传导阻滞。慢性心肌缺血会导致窦房结纤维化而导致病态窦综合征，合并室壁瘤的患者容易合并频发室早。

### 7. 冠心病患者接受非心脏手术术中管理目标原则是什么？

术中目标管理原则一致，即最大化的提高心肌氧供及降低心肌氧耗。维持合适的灌注压，血压维持在基础值±20%范围内；维持较慢的心率，保持心率在较低及正常范围内(50～80 次/分)；维持合适的血容量，防止液体负荷过重。保证血红蛋白含量≥100 g/L；避免低体温；持轻微过度通气状态。

### 8. 冠心病患者接受非心脏手术血管活性药物选择特点是什么？

冠心病患者常用的缩血管药物包括去甲肾上腺素、去氧肾上腺素、甲氧明、血管加压素。当患者出现低血压(如平均动脉压＜75 mmHg或舒张压＜65 mmHg)时，若心率偏快，静脉给予纯 α₁ 受体兴奋剂去氧肾上腺素、甲氧明；若出现血压低并且心率无增快甚至偏低的情况，则选择去甲肾上腺素。当去甲肾上腺素效果不佳时，可加用血管加压素。若存在低心排可能选择的正性肌力药物。血管扩张药物主要为硝酸酯类及钙通道阻滞剂。

### 9. 冠心病患者接受非心脏手术容量管理要点是什么？

冠心病患者容量过负荷及容量不足均会诱发心血管事件。围术期容量尽可能维持"零平衡"，防止液体潴留导致术后心脏及肺部并发症增加，尤其老年及心功能不全的患者，在心排出量及容量达到最优化的前提下，预知低血压，合理匹配血管收缩药如去甲肾上腺素等。

### 10. 冠心病患者接受非心脏手术术中是否需要预防性应用硝酸甘油？

硝酸甘油可有效地治疗心肌缺血，但对心肌缺血无预防作用，也无预防冠脉痉挛的作用。因此冠心病患者行非心脏手术，指南不推荐预防性应用硝酸甘油，因其能否降低心肌缺血和心血管事件的发生率仍不明确(Class Ⅱ，Level C)。特别注意应用硝酸甘油后导致麻醉和手术过程中发生的血管扩张、低血容量及低血压。

### 11. β受体阻滞剂在冠心病患者接受非心脏手术中如何应用？

长期服用β受体阻滞剂的手术患者应该继续使用至术晨(ⅠB)，心肌缺血高危患者，围术期可以开始服用β受体阻滞剂(Ⅱb，C)，以尽量减少围术期心动过速或局部缺血，尤其接受血管类手术。不推荐术前临时开始服用β受体阻滞剂，除非心脏病专家会诊后认为有非常明显的指征。需要注意β受体阻滞剂的负性肌力作用。

### 12. 术中心肌缺血的征象有哪些？

术中心肌缺血的征象包括：心前区 $V_5$ 导联联合肢体Ⅱ导联可以发现约80%的心肌缺血，ST段的特异性改变如压低或抬高超过1 mm、T波倒置和R波变化均提示心肌缺血。经食管超声心动图(TEE)发现新发的局部室壁运动异常是术中心肌梗死的诊断标准。

### 13. TEE 在冠心病患者术中监测的意义是什么？

TEE 监测心肌缺血比 ECG 及肺动脉导管(PAC)更早期更敏感，同时可以精准化判断容量，但目前尚无证据显示 TEE 监测能够降低围术期心肌梗死等心血管不良事件的发生率，但对于不明原因的或威胁生命的循环紊乱，TEE 能够起到鉴别诊断的作用。

### 14. 术前接受双抗治疗的老年患者均需要停药吗？

2018 年欧洲心脏病学会及欧洲心胸外科协会指南建议，植入药物洗脱支架(DES)者，择期手术最好延迟 1 年；近期心梗(8～30 天内发生心肌梗死)尽可能 6 周后进行限期手术。PCI 者无论支架类型，尽可能双抗治疗(DAPT)1 个月后考虑手术，若接受中高危出血风险手术，考虑术前桥接治疗，若接受低危出血风险手术，可继续 DAPT。裸金属支架植入 30 天内、冠脉球囊扩张 2 周内、药物洗脱支架 3 个月内，不推荐进行需要中断 DAPT 治疗的择期非心脏手术。

### 15. 如何术前识别冠心病重症患者？

非心脏手术术前识别重症冠心病患者至关重要。如患者有心绞痛症状，肌钙蛋白、高敏肌钙蛋白(hs-cTn)呈现增高趋势，并且冠脉狭窄部位位于左主干、右主干、分叉部位或左前降支近端，心脏超声心电图提示存在 LVEF 降低（<50%）、室壁瘤者。PCI 双抗期间也是冠心病高危时期。

## 二、合并严重心脏瓣膜疾病老年患者的麻醉管理

### 16. 主动脉瓣狭窄的主要病理生理学特点是什么？

主动脉瓣膜狭窄患者可以长时间无临床症状。狭窄的瓣膜使左心室排血受阻，压力负荷增加，需增加收缩力维持心排血量，逐渐出现心肌向心性肥厚，心室壁僵硬、顺应性降低，出现心脏舒张功能障碍。心腔变小，左心室压力明显增高，左心室与主动脉的跨瓣压差增大，逐渐出现心排血量和每搏心输出量下降、平均左心房压和肺动脉楔压升高、肺淤血，最终引起右心衰竭。心肌向心性肥厚易于发生心内膜下心肌缺血及心肌梗死。

**17. 合并主动脉瓣狭窄老年患者的麻醉管理原则是什么？**

维持心脏正常的窦性节律，维持正常心室率，避免心动过速过缓。建议心率维持术前状态或在 60~80 次/分。维持一定体循环阻力，建议至少维持舒张压在 60 mmHg 及以上，以保证足够的冠状动脉灌注，尤其老年患者，血管弹性差，对药物治疗不敏感，需要预防性应用血管收缩药。慎用正性肌力药及扩血管药，维持充足的前负荷。

**18. 合并主动脉瓣狭窄老年患者术中血管活性药物的选择有哪些？**

遵循主动脉瓣狭窄常规管理原则，若无心功能不全，多选择缩血管药物如去甲肾上腺素、去氧肾上腺素、甲氧明等维持灌注压。由于老年患者可能合并窦房结功能不全，注意纯 α 受体激动剂导致的心率减慢问题，尽可能维持患者术前的心率，若合并低心排血量，可应用小剂量正性肌力药，慎用扩血管药。

**19. 主动脉瓣关闭不全的主要病理生理学特点是什么？**

主动脉瓣关闭不全（AI）射出的血液又回流至左心室，血液反流造成有效搏血量减少，左心室处于压力和容量双负荷状态。急性 AI 没有时间代偿扩张，左心室舒张末压急剧升高，发生急性充血性心力衰竭。慢性 AI 的左心室舒张末容积增大，发生离心性肥厚，心室内舒张末压力无明显变化，与主动脉舒张压存在差异，出现较大的脉压。主动脉瓣反流使冠状动脉舒张期灌注压下降，患者可出现胸痛症状。

**20. 合并主动脉瓣关闭不全老年患者的麻醉管理原则是什么？**

老年患者瓣膜存在退行性变，要维持心肌收缩力，维持窦性心律及较快的心率，降低舒张期充盈时间，降低反流，增加前向血流，增加舒张压。理想的心率为 90 次/分左右，注意麻醉及术中刺激导致的迷走反射。注意防止低血压，老年患者尤其防止舒张压降低，影响冠脉灌注。及时补足血容量。

**21. 合并主动脉瓣关闭不全老年患者术中血管活性药物的选择有哪些？**

AI 老年患者往往病程长，左心室明显扩张及离心性肥厚，再加麻醉药物对心肌的抑制作用，会出现心肌收缩力降低，围术期往往需要正性肌力药支持。可选择的药包括多巴胺、多巴酚丁胺、肾上腺素等，以患者术前心率和血压值作为参考，处理低血压要缓和，避免血压骤升骤降。常选择去甲肾上腺素、麻黄碱，注意一般不选择去氧肾上腺素及甲氧明。

## 22. 二尖瓣狭窄的主要病理生理学特点是什么？

二尖瓣瓣口面积小于 2.5 cm² 或更小时才会出现相关症状。有效瓣口面积减小限制了舒张期血流入左心室，左心前负荷储备下降，左心房压力升高，影响肺静脉回流导致肺动脉压力增加，将使右心室肥厚和右心衰竭，并继发三尖瓣关闭不全。左心房增大导致心房颤动，心房颤动进一步影响左心室前负荷以及心排血量，部分可表现出左心室功能不全。

## 23. 合并二尖瓣狭窄老年患者的麻醉管理原则是什么？

维持外周血管阻力，保证冠脉灌注，平均动脉压至少维持 70 mmHg 或更高（根据术前基础血压）。控制心室率及保持窦性节律，对于伴有快速心室率的心房纤颤患者心率应保持在 70～90 次/分较为合适。注意老年患者由于血管弹性差导致的难以纠正的低血压，要提前做好预防。适量补充液体维持足够的左房压对于左心室充盈具有重要作用。

## 24. 合并二尖瓣狭窄老年患者术中血管活性药物的选择有哪些？

维持外周血管阻力可采用缩血管药物及时纠正由于麻醉药物导致的外周血管阻力降低，保证冠脉灌注，缩血管药物可采用去氧肾上腺素、去甲肾上腺素、甲氧明。控制心室率及保持窦性节律，对于伴有快速心室率的心房颤动患者可选用短效β受体拮抗剂、洋地黄或胺碘酮，必要时可持续泵注。对于房性快速型心律失常引起血流动力学紊乱时应进行紧急电复律术。

## 25. 二尖瓣关闭不全（MI）的主要病理生理学特点是什么？

MI 的基本病理生理改变为收缩期二尖瓣闭合不全，致使血液由左心室向左心房反流，左心房收缩期负荷和左心室舒张期负荷加重。慢性 MI 时左心室发生代偿性肥大，后期失代偿时，持续严重的过度容量负荷终致左心室衰竭，临床上出现肺淤血和体循环灌注低下，晚期可致肺动脉高压和右心衰发生。急性 MI 左心室来不及代偿，导致肺淤血、肺水肿、肺动脉高压、右心衰竭。

## 26. 合并二尖瓣关闭不全老年患者的麻醉管理原则是什么？

老年患者二尖瓣关闭不全多由于瓣膜退行性变、腱索断裂等导致。维持适宜的前负荷是基本条件,但防止补液过多加重二尖瓣反流。适当降低有利于减小反流血量,但合并冠心病、高血压的老年患者,需要合适的冠脉及脑灌注压。避免心动过缓,适度强心,尤其对于术前心功能有损害的患者。

### 27. 合并二尖瓣关闭不全老年患者术中血管活性药物的选择有哪些?

合并 MI 的老年患者术中管理原则为避免心率减慢,避免降低心肌收缩力,避免血压过高或过低,尤其避免血压增高的情况下心率减慢,因此,尽可能不采用去氧肾上腺素及甲氧明提升血压。对于术前心功能有损害的患者,常采用正性肌力药多巴胺维持,也可以选择多巴酚丁胺。短暂升压可选用麻黄素。

### 28. 合并瓣膜置换手术后患者的抗凝治疗怎么做?

根据所置换瓣膜材料不同,患者需要接受 3 个月至终身的抗凝治疗。迄今为止,维生素 K 拮抗剂(VKA)华法林一直是瓣膜置换术后抗凝治疗的标准。临床抗凝中,需要以国际化标准比值(INR)作为监控,控制在 2.0～3.0。华法林 36～48 小时达到抗凝高峰,5～7 d 后疗效才肯定。由于半衰期长,因此需要术前 5 d 停药。

### 29. 接受抗凝治疗的患者中断华法林均需要进行肝素桥接吗?

接受非心脏手术术前是否需要采用低分子肝素桥接华法林,取决于患者血栓风险分级。分级为中高危者(二尖瓣置换、笼球瓣或斜碟形主动脉瓣置换术、6 个月内卒中或 TIA 发作、双叶状主动脉瓣置换合并房颤、卒中病史及充血性心力衰竭)者,建议进行桥接。分级为低危者(双叶状主动脉瓣置换,且无心房纤颤和其他卒中危险因素),无须桥接。此外,还要考虑接受手术的出血风险。

## 三、合并高血压老年患者的麻醉管理

### 30. 对于高血压老年患者需要进行哪些相关脏器功能的术前评估?

围术期高血压主要与心、脑、肾脏等并发症相关并增加手术风险。对于靶器官高血压损伤急性期(如心力衰竭、心肌缺血、急性肾功能不全、视盘水肿/脑病)的患者应暂停择期手术。关注患者是否有脑血管意外、心肌缺血及心肌梗死、主动脉夹层、肾功能及眼底病变。

## 31. 通过哪些因素来评价高血压患者的麻醉耐受性？

对于高血压患者的麻醉耐受性一般通过以下 4 个方面进行评价：① 高血压病程与进展情况，高血压病程越长、进展迅速者，麻醉危险性大；② 高血压的程度为 3 级（血压≥180/110 mmHg）时，围术期发生心肌缺血、心力衰竭及脑血管意外的危险性明显增加；③ 靶器官受累情况也与麻醉耐受性相关；④ 拟行手术的危险程度也是判断因素。

## 32. 高血压患者在什么样的情况需要延迟手术？

美国心脏病学会/美国心脏协会（ACC/AHA）高血压指南指出，轻-中度高血压（<180/110 mmHg）可进行手术，但建议重度高血压（≥180/110 mmHg）应延迟择期手术。如需接受急诊手术，血压高低不应成为立即麻醉手术的障碍。中青年患者择期手术建议血压<130/85 mmHg，老年患者血压<140/90 mmHg 为宜。降压宜个体化，避免降压过低过快引起脑缺血或心肌缺血，尤其术前合并冠心病和（或）颈动脉中重度狭窄的患者。对于严重高血压患者，尤其老年患者，建议有创动脉压监测下完成手术。

## 33. 哪些类型的抗高血压药物需要停药？

利尿剂应在手术当日早晨停用；β 受体阻滞剂术前不必停药；钙通道阻滞剂（CCB）术前不必停药；肾素-血管紧张素-醛固酮系统（RASS）抑制剂包括 ACEI 和 ARB 类，全麻及椎管内麻醉患者，应在手术当日早晨停用，监护性麻醉患者，不必停药，应继续使用直至手术当日晨。可乐定不必停药；利舍平（利血平）术前停药 1 周，建议改用其他抗高血压药物。

## 34. 高血压患者麻醉前用药的选择和注意事项有哪些？

高血压患者术前应充分镇静。术前当晚保障睡眠。入手术室后在有效监测下，根据血压、心率状况静脉给予咪达唑仑 1~2 mg，注意观察血压和呼吸情况，辅助仰头抬颌可避免上呼吸道梗阻，同时注意咪达唑仑导致的血压下降，尤其对于高龄患者。

## 35. 老年高血压患者术中目标血压应该控制在多少？

指南推荐，术中血压波动幅度不超过基础血压的 20%~30%。一般认为，患者年龄<60 岁，血压控制目标<140/90 mmHg；患者年龄≥60 岁，血压控制目

标<150/90 mmHg。注意术中控制血压要考虑患者其他系统并发症情况，若有心血管系统并发症如冠心病或心脏瓣膜病变等需要考虑各自并发症对血压管理的要求。老年患者及合并颈动脉狭窄患者，对血压要求相对较高。

### 36. 气管插管时预防高血压的措施有哪些？

实施全身麻醉时，置入喉镜、气管插管极易引起高血压反应。插管应在麻醉深度足够的情况下进行，尽可能缩短喉镜置入持续时间。麻醉诱导时静脉加用利多卡因、气管内局部喷雾利多卡因或丁卡因、静脉诱导药的同时复合吸入性麻醉药及应用相对足量的阿片类药物，或静脉注射尼卡地平、乌拉地尔、艾司洛尔或泵注右美托咪啶等，均有助于减轻插管反应。

### 37. 拔除气管导管时高血压的预防措施有哪些？

建议在一定麻醉深度下先行吸痰清理呼吸道。异氟醚在距手术结束前 30 min 停药，七氟醚在距手术结束前 10 min 停药，同时静脉注射阿片类药物衔接镇痛，并将麻醉机气流量开大，加速吸入麻醉药的洗出。或在泵注小剂量瑞芬太尼下拔除气管导管。尽可能避免应用新斯的明时加用阿托品导致的心率加快。

### 38. 高血压患者术中高血压急症的处理有哪些？

高血压急症降压时需充分考虑到患者的年龄、病程、血压升高程度、靶器官损害和合并的临床状况。在保证麻醉深度足够时复合应用药物降压措施，防止低血压的发生。术中常用的降压药物有乌拉地尔、β受体阻滞剂、钙离子通道阻滞剂、硝酸酯类。同时兼顾心率，要避免老年患者血压降低心率增快同时发生。

### 39. 高血压患者术中低血压的治疗措施有哪些？

高血压患者特别容易发生围术期低血压。老年患者血压下降时需及时干预，给予容量治疗或合理的升压药物，至血压恢复至基础血压±20%内。处理方法包括容量补充、合理选择血管活性药物如去甲肾上腺素、去氧肾上腺素、甲氧明、血管加压素、麻黄素等。多巴胺、多巴酚丁胺、肾上腺素等用以处理心肌收缩力减低引起的低血压。

### 40. 高血压患者术后抗高血压药如何衔接？

术中控制高血压通常使用静脉降压药，术后短期可延续术中药物，之后尽快恢复术前口服降压药。常用口服降压药物包括β受体阻滞剂、钙通道阻滞剂和ACEI及ARB类。患者恢复胃肠功能后尽可能早期恢复β受体阻滞剂治疗，排除低血容量后即可加服ACEI和ARB类药物。

### 41. 老年患者高血压的特点有哪些？

老年患者高血压特点是收缩压增高，脉压增大，与严重的靶器官损害显著相关；舒张压过低可影响冠状动脉灌注，可引起心脏缺血事件。所以降压治疗要兼顾收缩压和舒张压的协调。一般建议当舒张压＜60 mmHg，收缩压＜150 mmHg时，宜观察，可不用药物治疗。老年高血压患者多伴有靶器官的损害。

## 四、合并房颤老年患者的麻醉管理

### 42. 心房颤动患者的抗凝治疗怎么做？

房颤由于心房收缩缺乏协调促使血液在左心房淤积及血栓形成，心房血栓和可能导致的血栓栓塞性卒中是其最严重的并发症。房颤患者抗凝指征包括：准备进行药物或电复律；瓣膜病伴心房颤动；非瓣膜房颤患者，即使是阵发性房颤，若CHA2DS2-VASc评分，男性≥1分，女性≥2分者；有其他抗凝指征如体循环栓塞、肺栓塞、机械瓣置换术后的房颤患者；孕期房颤。房颤患者抗凝药物种类有：华法林、达比加群酯、利伐沙班。

### 43. 心房颤动患者围手术期抗凝药物的调整原则是什么？

房颤患者围术期抗凝药物的调整原则为：CHA2DS2-VASc评分5分以上、既往3个月内有卒中史、合并风湿性瓣膜病的房颤患者，若接受中高危出血风险手术，需要停用华法林接受桥接治疗。新型口服抗凝药达比加群酯和利伐沙班效果等同华法林，用于非瓣膜性房颤患者卒中的预防，高出血风险且无肾功能损害的患者，术前72小时停用，低出血风险手术后24小时即可恢复给药，而高出血风险手术后需48~72小时恢复给药。

### 44. 房颤患者的术前治疗怎么做？

包括病因治疗、心室率控制及抗凝治疗。如果是术前新发房颤，手术应尽可能推迟到心室率被控制或转复为窦性心律。若是持续性房颤，术前尽可能控制心室率在100次/分以下。根据患者的基础病及是否合并心功能不全，选择不同的药物控制心室率。包括钙离子拮抗剂、β受体阻滞剂、毛花苷 C、胺碘酮等。对非瓣膜病房颤患者，CHA2DS2 - VASc≥2 分的患者，建议接受抗凝治疗。

### 45. 什么类型的房颤患者术前需要安置起搏器？

房颤患者表现为慢且规则的心室率，通常表示可能存在完全性房室阻滞，如果持续不恢复，则需要进一步检查，可能需要起搏；房颤患者存在一次或多次＞5 s 的停搏，无论有无症状，均考虑心脏起搏器治疗；永久性房颤合并症状性心动过缓者，术前需要置入永久性起搏器。

### 46. 术中新发生房颤的处理措施有哪些？

手术期间对新发生房颤的处理取决于血流动力学的稳定性。如果房颤对血压影响显著，应首先提升血压，同时予以心脏电复律治疗（100～200 J 单相同步）。如果生命体征平稳，不合并左心室收缩功能不全（射血分数＜40%），首要应用 β 受体阻滞剂或钙通道阻滞剂，若射血分数＜40%，可选择小剂量 β 受体阻滞剂加胺碘酮，必要时加用毛花苷 C。

### 47. 房颤患者术中容量管理原则和容量监测指标是什么？

心房颤动患者需要维持合适的血容量，血容量不足会增加心房颤动心室率或诱发心房颤动。术中根据监测手段提供的数据如 TEE 监测及 CVP 数据等，综合体位变化、出血量、心率、血压、尿量的动态变化来调节液体的入量。同时兼顾心房颤动患者的心功能，防止液体过负荷，必要时注射呋塞米助于体内液体排出。

### 48. 房颤患者术中管理核心问题是什么？

心房颤动患者术中管理的重点是维持血压，控制心室率，积极补液并纠正内环境紊乱。心房颤动老年患者往往合并其他心血管疾患，如冠心病、高血压及瓣膜病等，若同时合并有陈旧性脑梗死、肾功能不全，必须维持较高的血压，从而维持一定的脑灌注压及器官灌注压，避免各器官缺血缺氧。酌情应用洋地黄或 β 受体拮抗剂控制心率。心功能不全者可考虑毛花苷 C 控制心室率，也可采用胺碘酮。维持合适的血容量。

### 49. 房颤的分类有哪些？

2014 年美国 AHA/ACC/HRS 共同推出了新的心房颤动指南，将心房颤动分为了 5 种类型：阵发性心房颤动(心房颤动自然持续时间少于 7 天)、持续性心房颤动(心房颤动持续时间超过 7 天)、长期持续性心房颤动(心房颤动持续时间超过 12 个月)、永久性心房颤动(心房颤动已为患者及其经治医师接受，不再考虑节律控制策略的类型)、非瓣膜疾病相关的心房颤动(排外风湿性二尖瓣狭窄，生物瓣、机械瓣置换或瓣膜修补术后的心房颤动患者)。

## 50. 非瓣膜病心房颤动血栓危险度 CHA2DS2 - VASc 评分是什么？

非瓣膜病房颤血栓危险度 CHA2DS2 - VASc 评分如表 3 - 1：

表 3 - 1　CHA2DS2 - VASc

| 危 险 因 素 | 评　分 |
| --- | --- |
| 心力衰竭/LVEF＜40％(C) | 1 |
| 高血压(H) | 1 |
| 年龄＞75 岁(A) | 2 |
| 糖尿病(D) | 1 |
| 卒中/血栓形成(S) | 2 |
| 血管性疾病(V) | 1 |
| 年龄 65～74 岁(A) | 1 |
| 女性(Sc) | 1 |
| 总分 | 9 |

评分≥2 分，推荐口服抗凝药治疗(如华法林)；评分 1 分，可选择华法林抗凝或阿司匹林抗血小板，推荐口服治疗；评分 0 分，可选择阿司匹林或不用抗栓治疗。

## 51. 老年患者房颤的主要原因是什么？

年龄和高血压是导致房颤发生的独立危险因素，所有心脏疾病(特别是缺血性、瓣膜性或者高血压性心脏改变)都可能伴发房颤。心脏以外的因素如支气管肺炎、慢性阻塞性肺疾病、肺栓塞、低钾血症、甲状腺功能亢进症、肥胖和睡眠呼吸暂停综合征等也是房颤发生的危险因素。老年人群常同时罹患以上疾病。

#### 52. 预激综合征合并房颤的特殊考虑有哪些？

术中预激综合征急性发作需要紧急处理，注意预激合并心房颤动和心房扑动往往是致命的，首选心脏电复律处理，禁忌应用钙通道阻滞剂、地高辛，可用普罗帕酮或伊布利特等药物，不建议使用胺碘酮。

## 五、合并肥厚性梗阻型心肌病老年患者的麻醉管理

#### 53. 肥厚型梗阻性心肌病的定义是什么？

肥厚型心肌病（HCM）是一种以左心室肥厚为突出特征的原发性心肌病。心肌肥厚可见于室间隔和游离壁，心室壁各处肥厚程度不等，部位以左心室为常见，右心室少见。室间隔高度肥厚向左心室腔内突出，收缩时引起左心室流出道梗阻者，称为"肥厚型梗阻性心肌病"（HOCM）。

#### 54. 什么是肥厚型梗阻性心肌病 SAM 征？

SAM 征是 M 型超声中的一个征象，指二尖瓣前叶收缩期前向运动（systolic anterior motion，SAM）。HOCM 患者在收缩期 CD 段不是缓慢上升，而出现向室间隔方向突起的异常波形，称为 SAM 征。SAM 现象产生的机制是左心室流出道狭窄，血流速度加快，流出道相对负压，吸引二尖瓣前叶及腱索前向运动，同时左心室后壁的有力收缩迫使二尖瓣前叶进入左心室流出道。SAM 现象不是肥厚型心肌病特有，还可见于 AI、AS、D 型大动脉转位、二尖瓣脱垂、高血压等。

#### 55. 肥厚型心肌病导致心力衰竭的药物治疗方案是什么？

无梗阻症状的 HCM 同一般心力衰竭治疗，有梗阻症状者主要是缓解症状、预防猝死。采用的药物有 β 受体阻滞剂、维拉帕米、地尔硫䓬、ACEI/ARB、螺内酯。不缓解者需要积极心外科干预。注意 HOCM 患者存在舒张功能障碍，要求相对较高的心室充盈压来保证心排出量，应用利尿剂时须谨慎。

#### 56. 心脏再同步化治疗（CRT）概念是什么？

心脏再同步治疗（cardiac resynchronization therapy，CRT）是通过植入带有左心室电极的起搏器，同步起搏左、右心室而使心室收缩同步化，是心力衰竭重要的预防和治疗措施。对合并心肌病的患者接受非心脏手术，术前需要明确 CRT 植入指征。2016 年 ESC 心衰指南 CRT 适应证为窦性心律、QRS 间期≥150 ms、QRS

波呈左束支传导阻滞（LBBB）形态，LVEF≤35%（ClassⅠA）。或窦性心律、QRS 间期 130～149 ms、QRS 波呈 LBBB 形态、LVEF≤35%（ClassⅠB）。射血分数下降的心力衰竭，若存在心室起搏适应证和高度房室传导阻滞，建议 CRT 治疗。

### 57. 肥厚型梗阻性心肌病术前评估有哪些？

确定流出道梗阻的严重程度，是否具有心脏外科指征，是否有置入 ICD 及 CRT 指征，以及通过术前准备将术中及术后梗阻恶化的可能性降到最低。具体关注心电图、超声心动图、临床表现，并且要排除是否合并冠心病。若近期出现一次或多次晕厥，并且最大左心室厚度≥30 mm，考虑 ICD 置入。药物治疗难以控制的症状性心力衰竭伴有左束支传导阻滞，且 QRS 间期＞130 ms 患者，可考虑应用 CRT。

### 58. 肥厚型梗阻性心肌病治疗用药有哪些？

肥厚型心肌病尤其合并梗阻者，术前需进行严格的药物治疗。β受体阻滞剂使心肌收缩力减弱，减轻流出道梗阻，同时减慢心率，改善心室舒张期充盈，改善症状（Ⅰ类，B级）。推荐使用非二氢吡啶类钙通道阻滞剂维拉帕米或地尔硫䓬，二氢吡啶类（如硝苯地平）具有血管扩张作用，可加重流出道梗阻，不推荐使用。若合并症状性心力衰竭，加用 ACEI 或 ARB、醛固酮受体拮抗剂和袢利尿剂。

### 59. 肥厚性心肌病合并冠心病时患者的术前评估是什么？

HCM 患者常常会出现出现心绞痛的症状，原因为肥厚心肌的氧供需失衡。同时，肥厚心肌的冠状动脉结构可发生变化，管壁增厚，管腔减小，扩张能力下降，因此出现心肌缺血表现。此外，肥厚性心肌病合并肌桥的发生率高（15%～30%）。因此术前需要明确其缺血程度及干预方式。冠脉增强 CT 及造影检查均可明确诊断。

### 60. 肥厚型梗阻性心肌病术中麻醉目标管理要点有哪些？

维持足够的麻醉深度，尤其避免浅麻醉下刺激。避免外周血管阻力降低：这是肥厚性梗阻性心肌病围术期管理的核心。适度抑制心肌收缩力，麻醉过程中可酌情使用β受体阻滞剂（艾司洛尔）或非二氢吡啶类钙通道阻滞剂（维拉帕米或地尔硫䓬）等负性肌力药物。控制心率，避免心动过速，保障充足的循环血量。

### 61. 肥厚型梗阻性心肌病术中血管活性药物选择特点是什么？

术中血压降低，在排除血容量不足和麻醉过深后，首先考虑应用α受体激动剂如去氧肾上腺素滴定治疗，提高外周阻力。禁忌应用具有β受体激动效应的药物如麻黄碱、多巴胺、多巴酚丁胺、肾上腺素等，去甲肾上腺素的应用需要慎重，因其也具有β受体作用。

### 62. 肥厚性梗阻性心肌病与高血压心肌肥厚（LVH）有什么区别？

LVH患者有多年高血压病史，多有家族史，部分合并冠心病者可有心绞痛、心肌梗死的表现。肥厚型心肌病是常染色体显性遗传病，临床表现决定于左心室流出道有无压力阶差及阶差的程度。LVH表现为向心性肥厚、离心性肥厚、不对称性肥厚，HOCM为非对称性室间隔增厚，亦有心肌均匀肥厚（或）心尖部肥厚的类型。超声心动图可明确诊断，两者治疗策略不同。

## 六、安装起搏器老年患者的麻醉管理

### 63. 术前放置临时起搏器指征是什么？

围术期是否需要置入临时起搏器没有权威指南推荐。可疑病态窦房结综合征、Ⅱ度房室传导阻滞伴血流动力学障碍、Ⅲ度房室传导阻滞者，在排除心肌缺血及器质性心脏病后可考虑异丙肾上腺素或阿托品试验，若为阳性，考虑临时心脏起搏治疗度过围术期。术前存在完全性左束支阻滞合并Ⅰ度房室传导阻滞、心动过缓或QT间期延长伴有尖端扭转性室速（TdP）或多形性室速者，需要考虑临时起搏器。

### 64. 永久性起搏器置入指征是什么？

2018年ACC/AHA/HRS联合发布指南，重新定义心率低于50次/分为心动过缓。窦房结功能障碍患者有症状即应考虑起搏器置入。明确因Ⅰ度或Ⅱ度Ⅰ型AVB导致临床症状的患者，考虑植入永久心脏起搏器。获得性Ⅱ度Ⅱ型、高度或Ⅲ度房室传导阻滞（AVB）患者，无论有无症状均推荐植入永久心脏起搏器。对于高度房室传导阻滞尤其心率<40次/分或存在3 s停搏者，需要安置永久起搏器（Class I）。永久性房颤合并症状性心动过缓者，推荐植入永久心脏起搏器。

### 65. 永久起搏类型及代码有哪些？

北美起搏和电生理协会（NASPE）联合英国起搏和电生理组织（BPEG）于

1983年制定了起搏器的通用代码,即 NBG 代码,并于 2002 修订。代码由 5 个字母组成,第一个字母表示起搏心腔,第二个字母表示感知心腔,第三个字母表示对感知事件的应答方式,这 3 个字母组成了常见的设备型号如 AAI、VOO、VVI、DDD 等(其中 A:心房,V:心室,D:双心腔,O:无感知功,I 表示抑制型)。第四个字母表示有无频率调整,第五个字母表示有否多点起搏及起搏位点。

### 66. 阿托品试验是什么?

对于疑似冠脉缺血的患者需要慎重。具体方法为:首先描计心电图作为对照,然后静脉注射阿托品 1.5～2 mg,注射后即刻、1、2、3、5、10、15、20 分钟分别描计一次 II 导联心电图。阳性结果为:用药后窦性心律仍≤90 次/分;出现交界性心律;窦性心动过缓、窦房阻滞;诱发房颤。心率>90 次/分则为阴性,多为迷走神经功能亢进所致。

### 67. 异丙肾上腺素试验是什么?

对于病窦、II 度或 III 度房室传导阻滞患者,排除心肌缺血可能,可采用异丙肾上腺素试验。具体方法为:重复或静脉异丙肾上腺素 0.05～0.5 μg/(kg·min),若出现心率明显增快且不伴有其他心律失常出现即为阴性。

### 68. 什么是病态窦房结综合征?

病态窦房结综合征以窦房结功能不良为特征,多由窦房结及其邻近组织发生退行性病变所致,也可见于冠心病、心肌炎、心肌病、高血压、风湿性心脏病、心外科手术损伤后。药物如 β 受体阻滞剂、非二氢吡啶类钙通道阻滞剂(维拉帕米,地尔硫䓬)、地高辛、交感神经阻滞药、乙酰胆碱酯酶抑制剂、麻醉性镇痛药等可诱发。病态窦房结综合征的诊断必须有心电图的改变加临床重要脏器低灌注的表现方可诊断,缺一不可。

### 69. 放置起搏器患者术中电刀使用需要注意哪些问题?

手术中使用电凝器,可使安放永久性起搏器的患者面临巨大危险。首先禁止在起搏器及心脏周围 15 cm 的范围内使用电凝器,禁止电凝电流接触起搏器及其电极,电凝电流的方向(从电凝头到电极板)与起搏器之间应处于直角的关系。主张用双极电灼,以减少干扰信号。若发生起搏器功能失效,可用异丙肾上腺素 50～100 μg 静脉注射或 1～20 μg/分静脉滴注,注意术前及术后请电生理医师对起搏器进行全面检查。

## 七、合并心功能不全老年患者的麻醉管理

### 70. 什么是舒张性心力衰竭？

2016年欧洲心力衰竭指南根据左室射血分数（LVEF）将心力衰竭分成3种类型：射血分数降低的心力衰竭（HFrEF），射血分数中间范围的心力衰竭（HFmrEF）、射血分数保留的心力衰竭（HFpEF）。2009年美国ACC/AHA指南及2008年欧洲ESC指南将HFpEF称为舒张性心衰。患者一般没有左心室扩大，舒张期心室充盈受损，心室舒张末期容积减少，射血分数无降低。多见于高血压性心脏病、冠心病、糖尿病、主动脉瓣狭窄、肥厚性心肌病等。可单独存在，也可与收缩功能障碍同时出现。

### 71. 什么是收缩性心力衰竭？

收缩性心力衰竭是以心腔扩大、收缩末期容积增大、射血分数降低（LVEF≤40%）、心室壁收缩期运动下降为表现的收缩性功能障碍，此时多并存有舒张性心力衰竭，即为混合性心力衰竭。多有利钠肽水平增高。

### 72. 检测BNP、NT-proBNP的意义？和年龄的关系？

检测BNP、NT-proBNP，以判断心衰程度及手术时机。若BNP和（或）NT-proBNP水平显著升高或居高不降，或降幅<30%，均预示围术期死亡风险增加，酌情暂缓择期手术。不同年龄段BNP和NT-proBNP正常值如表3-2。

表3-2 不同年龄段BNP和NT-proBNP正常值

| 年　　龄 | BNP [ng/L(pg/mL)] | NT-proBNP [ng/L(pg/mL)] |
| --- | --- | --- |
| <50 | 50 | 450 |
| 50～75岁 | 75 | 900 |
| >75岁 | 250 | 1 800 |

### 73. 心功能不全患者术中需要监测哪些指标？

心功能不全患者术中目标管理需要建立在合适的麻醉监测手段上。根据手术

的复杂程度和患者病情选择,包括一般监测、有创动脉血压、中心静脉压,必要时加用微创血流动力学监测如 MostCare、Vigileo、心脏超声 TEE/TTE 等监测手段。注意合并心律失常如左束支传导阻滞慎用肺动脉导管,防止诱发恶性心律失常。

### 74. 心功能不全患者术中需要应用哪些血管活性药?

对于心功能不全患者,术中椎管内麻醉平面过高或全麻药物均可导致不同程度的心肌抑制及血管扩张而出现低血压,首先应用增强心肌收缩力药物,如多巴胺或多巴酚丁胺 2~5 μg/(kg·min)泵注等。对于由于椎管内麻醉或全身麻醉导致血管扩张出现的血压下降,加用适量的血管收缩药物如去甲肾上腺素(泵注或小剂量单次)维持血压平稳。去氧肾上腺素由于反射性减慢心率及负性肌力作用,禁用于此类患者。

### 75. 老年患者常见心功能不全原因是什么?

老年患者常见心功能不全的原因为长期慢性高血压、瓣膜退行性变导致的关闭不全、冠心病心肌缺血导致的收缩功能障碍等。此外,心律失常也是常见原因,如房颤、频发室早及窦性心动过缓。老年肺源性原因也是导致心功能不全的原因,如 COPD、肺栓塞等会导致肺动脉高压及右心功能不全。

### 76. 如何选择合并心功能不全老年患者的麻醉方式?

对于合并心功能不全老年患者,术前应改善心脏功能,控制充血性心力衰竭后方可考虑手术。麻醉方法选择需考虑心衰的严重程度及将要接受的术式,在满足手术的前提下,椎管内麻醉或神经阻滞更为适宜。椎管内麻醉导致的外周血管阻力下降可增加心排出量,对该类患者有益。必须接受全身麻醉时,尽量选择对循环抑制轻、代谢快、对肝肾功能影响小的药物。

### 77. 老年患者右心功能不全的临床特征是什么?

老年患者右心功能不全多由肺源性疾病如慢性气管炎、阻塞性通气功能障碍等导致,部分长期卧床的老年患者会存在慢性肺栓塞,导致肺血管阻力增高,进而出现右心功能不全。部分老年患者会因冠心病右侧冠脉病变导致。老年患者右心功能不全围术期需要特别关注,防止低血压,尽可能避免全身麻醉。

## 78. 什么是左心辅助？

心脏泵功能衰竭不能维持机体血液循环需求时，需要采用人工机械循环辅助装置来部分或全部承担心脏泵功能，称为机械辅助循环。左心室辅助装置主要有 Impella 装置，为放置于左心室腔内跨主动脉瓣的持续性轴流泵，通过高速旋转的轴流泵，将左心室血液泵至升主动脉内，减轻左心室负荷。TandemHeart 装置是一种持续体外离心辅助泵，能够提高平均动脉压，降低肺动脉压，降低左心室压力和容积，减轻左心室做功。

## 79. 什么是体外膜肺氧合？

体外膜肺氧合（Extracorporeal Membrane Oxygenation，ECMO）通过将静脉血由合适插管引出体外，氧合和排出二氧化碳后泵回体内而替代心肺功能，是缓解严重心肺功能不全的有效方法。其作用是通过体外循环，对一些因心脏和肺病变导致的呼吸或循环衰竭患者进行有效支持，使心肺得以充分休息，为心肺功能的恢复赢得宝贵时间。当心肺功能逐渐恢复能承担全身的呼吸与循环功能时，再逐渐撤离 ECMO。但 ECMO 不能治愈严重的心肺不可逆病变。

## 八、合并 QT 延长老年患者的麻醉管理

## 80. QT 间期延长综合征诊断标准是什么？

QT 间期代表心室的除极和复极全过程。QT 间期的测量是从 QRS 波群起点至 T 波终点，取 QT 间期最长的导联中 3~5 个测量值的平均值，通常选 II 或 V5 导联。由于 QT 间期受心率影响较大，故 QT 间期延长定义取心率校正后的指标，称为校正 QT 间期（QTc）。心电图表现为 QTc 延长（女性 QTc＞480 ms，男性 QTc＞470 ms），T 波双向，双峰，切迹及宽大等表现，QTc＞500 ms 者为高危象，QTc＞600 ms 者为极高危。

## 81. 抗心律失常药物分类有哪些？

临床上抗心律失常药物按照各自电生理作用不同主要分为以下四大类：I 类为钠通道阻滞剂；II 类为 β 受体阻滞剂；III 类为钾通道阻滞剂；IV 类为钙通道阻滞剂。此外，临床上常用的抗心律失常药物还包括未纳入以上四大类的腺苷、地高辛、毛花苷 C 等。围术期常用的药物有普鲁卡因胺、利多卡因、普罗帕酮、β 受体阻滞剂、胺碘酮、伊布利特、地尔硫䓬、地高辛、毛花苷 C 等。

## 82. QT 间期延长综合征术前准备有哪些？

QT 间期延长综合征分为获得性和先天性，心肌缺血缺氧、电解质紊乱（低钾、低镁、低钙）及应用某些药物（包括Ⅰa 类和Ⅲ类抗心律失常药物、大环内酯类抗生素、胃肠动力药、三环类抗抑郁药等）都是获得性 QT 间期延长的危险因素。上述因素往往并存于围术期。对于手术前存在 QT 间期延长的患者，应纠正上述原因。对可疑先天性长 QT 综合征的患者，应请心内科电生理医师会诊，评价有无置入起搏器及带有起搏功能的植入式心脏转复除颤器（ICDs）指征。

## 83. 如何选择 QT 间期延长综合征麻醉用药？

麻醉药物可导致 QT 间期延长，尤其吸入麻醉药，尽可能不采用，但对于围术期接受 β 受体阻滞剂者，可以考虑使用。哌替啶、羟考酮、丁丙诺啡可能引起 QT 间期延长甚至 TdP。氯胺酮禁忌应用。抗胆碱酯酶和抗胆碱能药物，尤其阿托品，禁用于 QT 间期延长患者。氟哌利多和其他止吐药物如甲氧氯普胺可延长 QT 间期。异丙酚、咪达唑仑对 QT 间期无影响。

## 84. 如何选择 QT 间期延长综合征急救药物？

术中一旦发生 TdP，如患者血流动力学不稳定，应立即电复律（1~2 J/kg）。静脉补钾补镁（硫酸镁），对血流动力学稳定的患者立刻静脉推注硫酸镁 2 g（即使血镁正常），如 TdP 不终止，可再重复应用硫酸镁 2 g。对紧急除颤无效者，也可给予硫酸镁。若无效可静脉滴注异丙肾上腺素或临时心脏起搏提高心率。顽固性室颤者禁忌应用胺碘酮。如血流动力学稳定，静脉用 β 受体阻滞剂也可作为首选药物，利多卡因可作为辅助用药。

## 85. 如何选择围术期导致 QT 间期延长的药物？

围术期相关用药会导致 QT 间期延长，尽可能避免使用，防止诱发恶性心血管事件。抗心律失常药如普鲁卡因胺、胺碘酮等；抗菌药如红霉素、克拉霉素、莫西沙星、氟康唑、酮康唑等；止吐药如甲氧氯普胺、昂丹司琼、格雷司琼等；抗组胺药；麻醉药物如哌替啶、羟考酮、丁丙诺啡、氯胺酮禁忌使用；尽可能不采用吸入麻醉药；抗胆碱酯酶和抗胆碱能药物，尤其阿托品，应避免在手术结束后应用新斯的明和阿托品进行肌松拮抗。

### 86. QT 间期延长综合征如何分型？

分为原发性长 QT 间期综合征和继发性（获得性）长 QT 间期综合征。原发性长 QT 间期综合征发病年龄多为 21±15 岁，女性多见，常有晕厥或猝死家族史，多为肾上腺素能型。继发性可由代谢异常（如急性低钾血症、甲状腺功能减退）、疾病（如心肌炎、蛛网膜下隙出血）和药物所引起。

### 87. 如果使用体外除颤电极，电极该贴放在什么位置？

对于合并快速型心律失常的患者如室上性心动过速、快速房颤、频发室早等，术前必须备好体外除颤电极。推荐的三种电极放置方法：前-后位最常用，即右臂电极（RA）贴在左肩胛骨下方，左腿电极（LL）放置在心尖部；尖-前位，即 RA 电极贴在右侧锁骨下方，LL 电极放置在心尖部；尖-后位，RA 电极放在右侧肩胛骨后方，LL 电极放在心尖部。

### 88. 哪些类型的心律失常术后需要重症监护室继续观察治疗？

术前存在的心律失常，围术期可能恶化而导致恶性心律失常者，如危重 QT 间期延长综合征、高度房室传导阻滞、非持续性室速等。术中新发生的心律失常，如心肌梗死后恶性心律失常、新发房颤、房扑、室上性心动过速、术中室颤发生抢救者。

## 九、合并肺动脉高压老年患者的麻醉管理

### 89. 老年患者合并危重肺动脉高压的临床提示有哪些？

老年患者若术前合并肺动脉高压，若出现 BNP＞300 ng/L、NT－proBNP＞1 400 ng/L；超声提示右房面积＞26 cm$^2$、三尖瓣环收缩期位移（tapse）＜1.5 cm，并有心包积液；出现心衰症状或 6 分钟步行试验＜165 m 等，提示病情严重，已经合并右心功能不全，术前需要进行相应治疗。

### 90. 合并肺动脉高压老年患者的术中麻醉管理原则是什么？

防止低血压、避免肺血管阻力进一步增高为该类患者管理的核心。首先尽可能避免全身麻醉，预防麻醉后外周血管阻力明显降低和心脏功能抑制。尽可能选择区域阻滞或椎管内麻醉，必须全麻时，选用小潮气量快频率通气模式，避免缺氧和二氧化碳蓄积。

### 91. 合并肺动脉高压老年患者术中管理选用哪些血管活性药物？

低血压处理多使用去甲肾上腺素和（或）血管加压素，但需要注意两者对肺血管阻力的影响。出现低心排时应用正性肌力药，多选择多巴酚丁胺，心衰严重时加用肾上腺素。对于合并重度肺动脉高压者，可酌情泵注曲前列尼尔注射液，降低肺血管阻力，降低右心后负荷。

### 92. 哪些措施可以缓解术中肺动脉压力的升高？

术中持续吸氧，避免缺氧和二氧化碳蓄积；全麻患者避免加大潮气量，禁忌使用 PEEP；术中避免低血压，采用去甲肾上腺素预防低血压的发生；容量精细化管理，尤其避免容量过负荷；不合并心力衰竭的患者，尽可能避免应用正性肌力药。

### 93. 肺动脉高压危象的表现和处理方法是什么？

肺动脉高压危象是指肺动脉压力急剧增高，达到或超过主动脉压力水平，导致严重的低血压及低氧血症的严重综合征，即肺高压、缺氧、心衰。急性发作时表现为血压急剧下降、血氧饱和度降低、肺动脉压和右室压上升，甚至猝死。一旦发生，首先吸纯氧提高血氧分压，降低肺血管阻力，或快速进行抢救性插管，预防和处理体循环阻力降低。采用缩血管药加正性肌力药，容量治疗量出为入。经上述积极治疗仍未奏效，可考虑体外膜肺治疗暂缓病情。

### 94. 肺动脉高压患者接受全身麻醉呼吸管理原则是什么？

肺动脉高压患者若采用全身麻醉或抢救性插管，要采用肺保护性通气策略，即采用小潮气量快频率的通气方式。因肺容量对肺血管阻力的影响呈 U 字形改变，在功能余气量时肺血管总阻力（PVR）最小，因此，尽可能使患者肺内容量接近功能余气量，过低或过高的潮气量均通过影响肺容量而致 PVR 增加。同时避免吸痰刺激呛咳。

## 十、术前服用 ACEI/ARB 以及利血平老年患者的麻醉管理

### 95. ACEI/ARB 的作用机制是什么？

ACEI 通过抑制组织及循环血管紧张素转换酶，减少血管紧张素Ⅱ生成，同时抑制激肽酶降低激肽降解，从而降压。ARB 通过阻滞组织血管紧张素Ⅱ受体亚型 AT1，阻断血管紧张素Ⅱ的血管收缩、水钠潴留、重构效应从而降压。

## 96. ACEI/ARB 对麻醉有哪些影响？

RASS 抑制剂（ACEI 和 ARB）对于麻醉的影响主要表现为增加围术期低血压和血管性麻痹性休克的风险。麻醉状态下交感神经系统受抑制，如同时合并低血容量，术中极易发生顽固性低血压，尤其老年患者血管弹性差，容易发生顽固性低血压。

## 97. 利血平的作用机制是什么？

利血平是复方降压药的主要成分，特别是在我国，仍然是高血压治疗的常用药物。利血平是通过耗竭交感神经末梢儿茶酚胺，特别是去甲肾上腺素来实现降低血压的目的。利血平作用产生缓慢、温和、持久，口服后 3~7 天见效，3~4 周达高峰，停药后，其作用仍可以维持 1~6 周。

## 98. 利血平对麻醉有哪些影响？

对于麻醉的影响主要表现术中容易发生血压下降和心率减慢，使用间接作用的拟交感神经药物如麻黄素和多巴胺升压效应不明显，使用直接作用的拟交感神经药物如肾上腺素和去甲肾上腺素可发生增敏效应和引起血压骤升。

## 99. 利血平需要术前停药吗？

若为择期手术，多数医院建议术前停用 1 周或术前应将利血平更换为其他类型的降压药物更为安全。但根据利血平的作用特点，术前如果需要停利血平，1 周时间未必足够，值得商榷。

## 100. 术前应用利血平的老年患者术中发生低血压如何处理？

因老年患者更容易发生低血压，对于术前服用利血平的老年患者，如为择期手术，建议停用 1 周，并改用其他降压药物，可能会降低术中发生低血压的风险。若发生低血压，建议使用直接作用的拟交感神经药物如去甲肾上腺素，但注意可发生增敏效应和引起血压骤升。对于伴发心率减慢者，考虑使用阿托品或山莨菪碱。

（车昊　赵丽云）

## 第二节　合并精神系统疾病行非神经系统手术老年患者的麻醉管理

### 一、合并抑郁症老年患者手术的麻醉管理

**101. 什么是抑郁症？**

抑郁症是一种常见的心境障碍，可由各种原因引起，以显著而持久的心境低落为主要临床特征，且心境低落与其处境不相称，严重者可出现自杀念头和行为。多数病例有反复发作的倾向，每次发作大多数可以缓解，部分可有残留症状或转为慢性。老年抑郁症是指符合严重抑郁症的临床诊断，发生于60岁以上患者的一种精神障碍，包括首发于老年期和复发于老年期。

**102. 抑郁症的分类有哪些？**

抑郁症可分3类：① 隐匿性抑郁症表现为睡眠障碍、食欲减退、体重减轻、便秘、全身不适或疼痛，但抑郁情绪尚不太明显；② 轻度抑郁症表现为情绪较以前低沉；③ 重症抑郁症会出现妄想或幻觉、幻听、消极悲观、自责、厌世轻生等。

**103. 老年人抑郁症的临床特点是什么？**

老年抑郁症除具有抑郁症的"三低"（即情绪低落、思维活动缓慢、行为动作减少）症状外，还表现为症状不典型，即情绪异常和躯体主诉呈混合状态。患者有阳性家族史的并不多见，但认知功能损害、脑萎缩、深层的白质改变程度均较年轻人严重，复发率、躯体伴发疾病率和死亡率也较高。

**104. 常用的抑郁症评估量表有哪些？**

抑郁症评定量表一般包括自评量表和他评量表。常用的自评量表有抑郁症自评量表(SDS)、贝克抑郁症自评量表、抑郁症筛查量表(PHQ9)和scl90症状自评量表。常用的他评量表有汉密尔顿抑郁量表（HAMD）、蒙哥马利抑郁量表（MADRS）、医院用焦虑抑郁量表（HADS）和老年抑郁调查量表（GDS）等。

**105. 抑郁症的治疗措施有哪些？**

抑郁症的治疗措施有：药物治疗，认知疗法，电休克疗法，运动疗法等。

## 106. 治疗抑郁症的药物的作用机制是什么？

抑郁症的许多症状可能与中枢神经系统中2种递质去甲肾上腺素（NE）和5-羟色胺（5-HT）的功能异常有关，因此使用药物增加中枢神经系统神经元内的此两种递质浓度可促进情绪恢复。

## 107. 治疗抑郁症常用的药物有哪些？

（1）三环类抗抑郁症药（TCA）。为治疗抑郁症的首选药（抑制NE,5-HT再摄取的药物），包括咪嗪类（丙咪嗪、氯丙咪嗪等）、替林类（阿米替林，氯普替林等）、苯二氮䓬类（多塞平、异戊塞平等）、四环类（马普替林、米安色林）及其他（辛胺吲哚、三唑酮等）。

（2）单胺氧化酶抑制剂（MAOI）。其作用在阻止外源性和内源性单胺的氧化脱氢，使多巴胺胺类神经递质在神经元内浓度增高。目前常用的有苯乙肼、反苯环丙胺等。

（3）NE再摄取抑制药，包括地昔帕明、马普替林等。

（4）5-HT再摄取抑制药，包括氟西汀、帕罗西汀等，药物镇静作用小，也不损伤精神运动功能，对心血管和自主神经系统功能影响小，有抗焦虑及抗抑郁双重作用。

## 108. 应用三环类抗抑郁症药（TCA）有哪些注意事项？

（1）TCA可抑制去甲肾上腺素回吸收，导致血浆中去甲肾上腺素浓度增高。在此基础上，如果同时再给以外源性肾上腺素、麻黄碱或去甲肾上腺素，可使血压剧升，甚至出现高血压危象，故应禁用。

（2）TCA还有较强的镇静作用，与镇静药、麻醉药可产生协同增强。

（3）TCA的不良反应主要与其抗胆碱作用有关，常见口干、便秘、视力模糊、排尿困难、双手细小震颤和较明显的心血管改变，如房室传导阻滞、P-R间期延长、QRS波增宽、T波低平或倒置，以及直立性低血压。

## 109. 单胺氧化酶抑制剂（MAOI）的不良反应有哪些？

（1）对肝细胞有损害，可致中毒性肝炎。

（2）与肾上腺素、去甲肾上腺素和苯丙胺类药与MAOI联用，因前者的灭活受抑制，可导致严重高血压。

（3）同时吃含酪胺类食物（如奶酪、鸡肝、蚕豆、葡萄酒、啤酒等）时，因酪胺不能灭活,刺激交感神经节后纤维末梢释放去甲肾上腺素,由此可致高血压危象。

（4）与许多镇静药和麻醉性镇痛药(如吗啡、哌替啶、巴比妥类等)产生相互作用,出现高血压、低血压、心率快、出汗、高热、惊厥和昏迷等危象。

（5）MAOI 也与 TCA 产生相互作用而导致高血压危象。

## 110. 药物治疗抑郁症的疗程和剂量有什么特点？

抑郁症治疗可分为 3 个阶段(三期治疗)：

（1）急性治疗期：用足够剂量至症状消失。

（2）继续治疗期：症状消失后至完全康复,需 4~9 个月,如未完全恢复,病情易反复。

（3）预防性治疗期。后两期不易截然分开,常统称为维持治疗。一般认为下列情况需维持治疗：3 次或 3 次以上抑郁发作者；既往 2 次发作,如首次发作年龄小于 20 岁；3 年内出现 2 次严重发作或 1 年内频繁发作两次和有阳性家族史者。维持时间长短、剂量需视发作次数、严重程度而定。

## 111. 抑郁症老年患者麻醉前访视与评估内容是什么？

（1）对抑郁症病情的评估。建议请精神科医师会诊指导围术期抑郁症的评估和治疗。了解患者的一般情况、发病规律,服用药物的种类、用量及效果,对精神状况进行准确评估。

（2）评估患者应用抑郁症药物的效果及其不良反应,知晓对麻醉方法和麻醉药物的影响。

（3）对全身重要脏器及血液系统进行详细的检查与评估。部分精神病患者营养状况差,术前应注意改善营养状况,纠正水、电解质和酸碱平衡紊乱。

## 112. 抑郁症患者应选择什么麻醉方式？

（1）择期手术：应该在抑郁症缓解稳定期行择期手术。麻醉方式不受限制,若选择椎管内麻醉等区域麻醉时应注意术中和患者的沟通和镇静治疗。

（2）急诊手术：首选全身麻醉。

## 113. 抑郁症老年患者术中管理要点是什么？

（1）选择区域神经阻滞麻醉时,应注意麻醉、手术或疾病本身给患者带来的心理压力,术中注意观察患者的情绪反应,注意与患者的交流方式；

(2) 术中严密观察抗抑郁药物的不良反应,有预防措施和相关的应急预案。

(3) 入手术室后应给予抑郁症患者严密看护,防止其在术前等候区或麻醉苏醒后发生跳楼等自杀行为。

(4) 抗抑郁药物长期应用可抑制患者的保护性反射,拔出气管导管时应注意反流误吸。

### 114. 抑郁症老年患者术后管理要点是什么?

(1) 抑郁症患者术后应及时恢复术前的抗抑郁治疗。

(2) 抑郁症老年患者术后易出现谵妄等脑功能紊乱,应注意防治。

## 二、合并焦虑症老年患者手术的麻醉管理

### 115. 什么是焦虑症?

焦虑症又称焦虑性神经症,是以广泛性焦虑症(慢性焦虑症)和发作性惊恐状态(急性焦虑症)为主要临床表现,是一种具有持久性焦虑、恐惧、紧张情绪和自主神经活动障碍的脑功能失调,常伴有运动性不安和躯体不适感。发病机制尚不明确。它的发病与遗传因素、神经生物学因素、心理因素以及应对应激事件能力有关。

### 116. 焦虑症的分类有哪些?

CCMD-3分类:广泛性焦虑障碍(general anxity disorder,GAD)和惊恐障碍(panic disorder,PD)。

### 117. 什么是广泛性焦虑障碍(GAD)?

GAD又称慢性焦虑症,是焦虑症中最常见的表现形式。以持续的、全面的、过度的焦虑感为特征,这种焦虑与周围任何特定的情境没有关系。临床表现分为精神焦虑、躯体焦虑、觉醒度提高及其他症状。

(1) 心理症状:过分担心、紧张、害怕、心烦意乱。

(2) 躯体症状:自主神经功能亢进(以交感神经系统活动过度为主),常见有心慌、胸闷、头晕、多汗、腹痛、腹泻、尿频、尿急、性功能障碍。

(3) 运动症状:紧张不安、坐卧不宁、肌肉震颤、警觉性增高。

## 118. 什么是惊恐障碍？

惊恐障碍又称急性焦虑症，指反复的、有时是不可预料的惊恐体验。发作突如其来，让人极端痛苦，伴濒死感或失控感以及严重的自主神经功能紊乱症状。起止均迅速，持续几分钟以上，可在任何情境中发作。常伴有回避行为，惊恐发作后会持续担心再次发作（预期焦虑）。

## 119. 常用的焦虑症评估量表有哪些？

（1）焦虑视觉模拟量表（visual analog scale for anxiety，VAS-A）：使用最为简单，耗时最短，但缺乏焦虑的细节信息。

（2）阿姆斯特丹术前焦虑和信息量表（amsterdam preoperative anxiety and information scale，APAIS评分）：具有较好的心理学测量特性，是目前临床应用最为广泛的针对手术前患者进行评估的量表，但缺乏针对特定疾病和治疗的评价。

（3）状态-特质焦虑问卷（state-trait anxiety inventory，STAI）：包括状态焦虑和特质焦虑的评估，是手术前焦虑评估的金标准，常用于术前焦虑相关的科学研究。

（4）改良耶鲁术前焦虑量表（modified Yale preoperative anxiety scale，m-YPAS）：特定针对儿童术前焦虑进行评估，可在1分钟内判断患儿的焦虑状态。

（5）术前焦虑量表（perioperative anxiety scale，PAS-7）：基于中国人群编制，针对围术期患者焦虑的自评量表。

（6）焦虑自评量表：有20个项目，主要评价焦虑相关症状出现的频率，得分越高表明越焦虑。

## 120. 焦虑症的治疗措施有哪些？

焦虑症的治疗措施包括：心理治疗、药物治疗及健康教育等。

## 121. 焦虑症的心理治疗措施有哪些？

（1）认知疗法：帮助患者改变不良认知或进行认知重建，认识到焦虑症不是器质性疾病，对生命没有直接威胁。因此，患者不应有任何精神压力和心理负担。

（2）行为治疗：患者往往有焦虑引起的肌肉紧张，以及自主神经功能紊乱引起的心血管系统与消化系统症状。运用呼吸训练、放松训练、分散注意技术等行为治疗方法常常有效。

### 122. 治疗焦虑症的药物有哪些?

(1) 苯二氮䓬类多选用中、长半衰期的药物,如阿普唑仑和氯硝西泮等。临床应用从小剂量开始逐渐加量,缓慢停药。

(2) SSRI 类(帕罗西汀、舍曲林、西酞普兰、氟伏沙明等)和 SNRI(文拉法辛)对广泛性焦虑有效,且不良反应少,目前在临床广泛应用。

(3) β受体阻滞剂这类药物对焦虑引起的自主神经功能亢进所致的躯体症状如心悸、心动过速、震颤、多汗等有较好疗效。

(4) 其他药物如丁螺环酮,坦度螺酮等。

### 123. 什么是术前焦虑?

术前焦虑为患者因疾病、住院、麻醉与手术或不明原因的担心而导致的不安或紧张状态,可以表现为急性焦虑发作和慢性、广泛性的焦虑情绪,发生率达 25%~80%。术前焦虑可增加术中麻醉药用量、加重术后疼痛、增加术后并发症和死亡率。

### 124. 如何预防术前焦虑?

(1) 手术医师应当主动向患者进行术前宣教,并建立良好的信任关系。耐心听取患者的自我倾诉和要求,向患者及家属阐明手术的必要性以及对患者健康的影响,正确认识手术的风险性与安全性。

(2) 麻醉科医师应当向患者告知手术拟实施的麻醉方案,术后镇痛策略并为患者解释麻醉相关疑问,消除患者对麻醉的担忧。

(3) 术前宣教可以在术前 1~2 周于门诊对患者进行术前评估时开展,同时评估患者的焦虑水平,对术前严重焦虑的患者需制定相应干预策略。

### 125. 焦虑症老年患者麻醉前访视与评估内容是什么?

(1) 评估焦虑症病情。建议请精神科医师会诊指导围术期焦虑症的评估和治疗。了解患者的一般情况、发病规律,服用药物的种类、用量及效果,对精神状况进行准确评估。

(2) 评估患者应用焦虑症药物的效果及其不良反应,知晓其对麻醉方法和麻醉药物的影响。

(3) 对全身重要脏器及血液系统进行详细的检查与评估。部分精神病患者营养状况差,术前应注意改善营养状况,纠正水、电解质和酸碱平衡紊乱。

## 126. 焦虑症老年患者术中管理要点是什么？

（1）患者入手术室后，应避免不良的环境和语言刺激，耐心和患者沟通，及时回应患者的诉求。

（2）手术室中可以播放放松心情的音乐。

（3）注意抗焦虑用药的不良反应，及对术中麻醉用药的影响。

（4）监测麻醉深度，避免麻醉深度过深或过浅。

## 127. 焦虑症老年患者术后管理要点是什么？

（1）术后继续观察患者的焦虑状态，及时发现变化并相应的调整治疗方案。

（2）焦虑症老年患者术后易出现谵妄等脑功能紊乱，应注意防治。

# 三、合并睡眠障碍老年患者手术的麻醉管理

## 128. 什么是睡眠障碍？

睡眠障碍是以睡眠量的异常以及睡眠中出现异常行为为主要临床表现。睡眠障碍症状可分为睡眠时间减少、睡眠时间增多、睡眠期出现异常行为以及睡眠觉醒节律改变。

## 129. 睡眠障碍的分类有哪些？

睡眠障碍的分类有：失眠（insomnias）；睡眠相关的呼吸障碍（sleep related breathing disorders）；中枢性睡眠过度（hypersomnias of central origin）；昼夜节律失调性睡眠障碍（circadian rhythm sleep disorders）；异态睡眠（parasomnias）；睡眠相关的运动障碍（sleep related movement disorders）；其他睡眠障碍（other sleep disorders）等。

## 130. 导致老年人睡眠障碍的原因有哪些？

（1）老年人由于中枢神经系统结构和功能的退行性变，导致睡眠周期节律功能受到影响。

（2）老年人是各种躯体疾病的易感人群。多数躯体疾病都能不同程度地导致失眠障碍，如冠心病、躯体疼痛、夜间尿频等。

（3）由于老年人服用各种药物的机会增多，而很多药物对睡眠都有明显影响。

（4）老年人易受精神因素的影响。一方面，各种生活事件较中青年时期明显

增多,如退休、丧偶、患病、无人照料等事件;另一方面,由于体力、精力下降,有些身体与精神因素的作用容易被强化,由此造成老年人多发孤独感、焦虑及抑郁表现。

(5) 老年期激素分泌水平发生较大的变化,褪黑素和生长激素分泌下降导致体内激素水平失衡,引发相应的睡眠障碍。

(6) 老年人对环境变化较为敏感,如光线、噪声及时差变化等,比中青年人更容易失眠。

### 131. 老年人睡眠障碍的特点有哪些?

随着年龄不断增长,老年人生理机能逐渐下降,会导致昼夜节律改变明显、睡眠时相前移及睡眠潜伏期延长等,主要临床表现为睡眠时间缩短、深睡眠持续时间减少、睡眠片段化、夜间觉醒次数增多、醒后难以入睡及早醒等,导致老年人睡眠质量显著下降。

### 132. 术前改善老年人睡眠障碍的措施有哪些?

(1) 创造舒适的睡眠环境。

(2) 养成良好的睡眠习惯。

(3) 积极治疗原发病,减轻病痛影响。

(4) 调整心态,释放压力。

(5) 合理用药,避免成瘾。

### 133. 睡眠障碍老年患者麻醉前访视与评估内容是什么?

(1) 对老年患者的睡眠障碍进行评估。建议请精神科医师会诊指导围术期评估和治疗。了解患者的一般情况、发病规律、服用药物的种类、用量及效果,对睡眠状况进行准确评估。

(2) 评估患者应用催眠药物的效果及其不良反应,知晓对麻醉方法和麻醉药物的影响。

(3) 对全身重要脏器及血液系统进行详细的检查与评估。部分精神病患者营养状况差,术前应注意改善营养状况,纠正水、电解质和酸碱平衡紊乱。

### 134. 导致术后睡眠障碍的原因有哪些?

(1) 术后疼痛。

(2) 术后体位不适。

(3) 尿潴留、腹胀等不适。
(4) 术后孤独、担忧及焦虑等心理因素。
(5) 病房噪声照明等环境因素。

### 135. 改善围术期睡眠状况的相关措施有哪些？

(1) 做好围术期疼痛管理。
(2) 创造良好的睡眠环境。
(3) 重视心理干预作用，加强与患者的沟通。
(4) 加强睡眠卫生教育。
(5) 其他促进睡眠的方法：中医疗法、音乐疗法和运动疗法也可改善患者睡眠质量。

## 四、合并精神分裂症老年患者手术的麻醉管理

### 136. 什么是精神分裂症？

精神分裂症是一种常见的病因未完全阐明的精神疾病，是精神卫生专业最严重的疾病之一。多起病于青壮年，常有知觉、认知、思维、情感和行为等方面的障碍。随病程发展，疾病逐渐趋于慢性化，复发率高、致残率高，如不积极治疗可出现精神衰退和人格改变。约75%的患者在慢性期出现不同程度的社会功能缺损，不能完成对家庭和社会应担负的责任。

### 137. 精神分裂症的机制是什么？

该病的病因、病机仍然不很清楚，目前认为，遗传因素占80%，环境占20%。产前感染、低体重出生、不良生活环境、童年创伤等均可能参与发病。神经发育假说认为，分裂症是一种脑病，致病因素干扰了大脑早期正常发育过程，神经发育异常导致个体在青春期晚期或成年早期发病。还有假说认为是大脑退行性疾病（一种大脑和脊髓神经元丧失的疾病状态），大量影像学研究证实患者存在大脑结构的损害，全脑灰质、额叶灰质、颞叶和顶叶灰质、额叶白质有改变，大脑皮层厚度下降，侧脑室扩大。

### 138. 精神分裂症有哪些症状？

该病的症状多种多样（患者可以仅有部分症状），如下：

（1）多疑，认为别人议论或骂自己，无端突然不信任亲人，认为有人对自己或家人不利；怀疑有人跟踪、监视或控制自己。

（2）凭空闻语；觉着自己所想别人知道、身不由己。

（3）学习下降，注意记忆减退，发呆。

（4）性格明显改变，脱离朋友，无故自笑或发脾气。

（5）奇怪的想法及行为；退缩、懒散、孤僻、幼稚等。

（6）常有较明显的注意、记忆、信息处理速度、执行功能等认知功能损害，其中信息处理速度损害是关键的特征，引起学习、工作、人际及生活功能受损，并且这些损害随病程延长会逐渐加重。

### 139. 精神分裂症的诊断标准有哪些？

国外常用的诊断标准包括美国的疾病分类和诊断统计手册 DSM-Ⅳ-TR、WHO 的国际疾病分类手册 ICD-10，国内常用的诊断标准为中国精神障碍分类与诊断标准 CCMD-3。

### 140. 精神分裂症有哪些治疗措施？

（1）抗精神病药物治疗是精神分裂症首选的治疗措施，药物治疗应系统而规范，强调早期、足量、足疗程，注意单一用药原则和个体化用药原则。一般推荐第二代（非典型）抗精神病药物如利培酮、奥氮平、奎硫平等作为一线药物选用。第一代及非典型抗精神病药物的氯氮平作为二线药物使用。

（2）部分急性期患者或疗效欠佳患者可以合用电休克治疗。

（3）心理治疗等。

### 141. 抗精神病药物的不良反应有哪些？

（1）对循环系统的影响：直立性低血压，血压升高，血栓形成与静脉炎，心电图改变，传导阻滞，猝死等。约 70% 的患者有心电图改变，表现为 ST-T 改变与传导阻滞。心血管功能抑制是猝死的主要原因，它与心血管中枢受抑制，末梢交感神经 α 受体受抑制，药物对心肌的直接抑制及对血管的直接作用等有关。

（2）其他：如麻痹性肠梗阻，恶性综合征，肝功能受损，血液与造血系统不良反应，以及内分泌、自主神经系统功能障碍。患者对麻醉手术的耐受力及围术期应激反应的调节能力降低。

### 142. 什么是抗精神病药恶性综合征(NMS)?

多发生于治疗开始的 1 周内。临床表现,持续高热,全身肌张力增高或肌强直,血中肌酸磷酸激酶升高,心动过速,血压异常,呼吸增快,意识障碍及血中细胞增多。严重者迅速发生心力衰竭而死亡,死亡率高达 25%。几乎所有的抗精神病药物均可引起 NMS,但以丁酰苯类的氟哌啶醇最为少见。原因不明,近年来认为可能与抗精神病药物使神经中枢丘脑下部及中脑边缘系统的多巴胺耗竭,多巴胺与 5-羟色胺平衡失调,γ酪氨酸受抑有关。

### 143. 抗躁狂药碳酸锂有什么不良反应?

碳酸锂可引起肌无力,房室传导阻滞,低血压等,又可使肌松剂作用时间延长。

### 144. 精神分裂症患者的术前评估内容什么?

(1) 邀请精神科医生会诊,对患者神经精神状况进行评估,同时详细了解所服用的抗精神失常药物种类、用量等,制定围术期精神治疗方案。

(2) 对全身重要脏器进行详细的检查与评估。评估并发症,精神治疗药物对机体的影响。

(3) 对患者的营养状态进行评估。精神分裂症患者常常有营养不良。

(4) 抗精神病药物控制不好,不合作的患者,尤其是严重躁狂、行为冲动的患者术前应采用药物控制后再行择期手术,必要时可请求精神科医生协助。

### 145. 精神分裂症患者的麻醉管理面临的主要问题什么?

(1) 患者不合作。

(2) 抗精神病药物的不良反应。

(3) 抗精神病药恶性综合征。

### 146. 服用抗精神病药物的患者术中管理应注意什么?

抗精神病药物均有镇静、安定作用及不同程度的 α 受体与胆碱能 M 受体阻断作用。

(1) 与麻醉药物合用时不仅可增加麻醉剂的麻醉效能使 MAC 下降,而且还增加其呼吸循环的抑制作用。

(2) 此类药物均有不同程度的 α 受体阻滞作用,椎管内麻醉可引起显著的血压下降。临床上使用同时具有 α 和 β 受体兴奋作用的升压药时,由于 α 受体被阻滞,因β受体作用增强引起血管扩张与低血压,因此麻醉中升压最好使用单纯α受体兴奋剂去氧肾上腺素或去甲肾上腺素。

(3) 丁酰苯类(如氟哌啶醇)等可引起锥体外系症状,出现强直,非自主运动。

(4) 氯丙嗪与甲硫哒嗪均有较强的抗胆碱能作用,单独或与抗帕金森药物合用时,术前用阿托品或东莨菪碱可引起中枢神经或周围性抗胆碱能作用,对此类患者术前可不用抗胆碱药物。

(李云丽)

## 第三节 合并神经系统疾病老年患者手术的麻醉管理

### 一、合并陈旧性脑梗死老年患者手术的麻醉管理

#### 147. 老年患者脑梗死的常见原因有哪些?

脑梗死又叫缺血性脑卒中。老年患者脑梗死的常见原因包括:

(1) 头颈部大动脉的粥样硬化、狭窄或闭塞。

(2) 心脏来源的栓子脱落,比如房颤合并左心房附壁血栓者的血栓脱落等。

(3) 脑部小动脉的闭塞,比如糖尿病微血管病变等。

#### 148. 什么是陈旧性脑梗死?

陈旧性脑梗死即脑组织缺血中心完全坏死,治疗目的以使梗死区周边组织功能继续得到改善为主。一般脑梗死在发生1个月,度过亚急性期之后,即可谓为陈旧性脑梗死。

#### 149. 合并陈旧性脑梗死的老年患者麻醉有什么风险?

陈旧性脑梗死存在较高的复发风险,围术期急性脑梗死的发病率增加,这是影响围术期发病率及死亡率的重要因素。心脏原发病导致脑梗死的患者,围术期心力衰竭、心肌梗死、心律失常的风险增加,这些均进一步增加围术期发生急性脑梗死的风险,从而影响围术期的发病率及死亡率。

## 150. 合并陈旧性脑梗死的老年患者术前评估应注意什么？

术前评估应注意识别患者围术期再发或复发脑梗死的高风险因素的控制情况，如高血压、糖尿病、肾功能不全、吸烟、慢性阻塞性肺疾病、心脏疾病及高脂血症等。同时，还应评估患者的并存疾病情况，如动脉粥样硬化、房颤，以及血液学疾病等。对患者神经功能缺损及药物治疗情况亦应评估，尤其应注意是否合并吞咽困难、饮水呛咳等可能引起严重麻醉并发症的情况。

## 151. 患者术前服用的抗血小板药物是否需要调整？

术前长期服用抗血小板药物的患者，应根据手术部位、创伤大小、围术期出血/血栓风险决定术前是否停用、停用种类、停用时间及替代方案，确保患者围术期出血/血栓风险最小化。

## 152. 合并陈旧性脑梗死老年患者手术前应做哪些特殊检查？

除常规术前检查外，应检查头颈部大动脉是否有粥样硬化、狭窄或闭塞，如头颈部血管超声、血管CT/磁共振或者脑血管造影等检查；还应行心脏超声检查以排除心脏原发疾病，另外，应行血糖、糖化血红蛋白、血脂等可导致脑小动脉闭塞疾病的相关检查。

## 153. 合并陈旧性脑梗死老年患者手术的麻醉方式应如何选择？

麻醉方式的选择主要取决于手术方式和手术部位。在能够满足外科需求的条件下，推荐优先选用区域麻醉，包括椎管内麻醉、外周神经阻滞等方式。研究表明，全身麻醉是膝关节和髋关节置换术患者术后脑卒中的独立危险因素，不论是否合并椎管内麻醉，术后30天的病死率均较单独的椎管内麻醉明显升高。

## 154. 麻醉监测怎么选择？

应加强循环监测，除标准心电监护外，还应行连续动脉血压监测（有创或无创）。应连续监测体温及动脉血二氧化碳分压。全身麻醉如有条件则应行近红外光谱无创局部脑氧饱和度监测、经颅超声多普勒监测、脑电双频指数监测，及脑电监测等无创脑监测技术；非全身麻醉术中应注意评估患者意识、语言、面部活动等情况。

### 155. 合并陈旧性脑梗死老年患者手术的麻醉目标是什么？

麻醉目标是改善脑氧供需平衡、防止再发或新发脑梗死。麻醉策略包括脑保护及防止脑缺血损伤加剧等，如血压维持在基础值的 120% 水平，血糖控制于 7.8～10.0 mmol/L，避免低碳酸血症等。

### 156. 术后镇痛适宜的方式及药物是什么？

无禁忌证者，优先考虑应用局部麻醉药物行局部浸润、筋膜平面阻滞、外周神经阻滞等镇痛方法，建议合理联合应用不同作用机制的镇痛药物（如对乙酰氨基酚、NSAIDs 药物及局部麻醉药等）以减少阿片类药物用量和镇痛药物相关不良反应。

## 二、合并急性脑梗死老年患者限期/急诊手术的麻醉管理

### 157. 急性脑梗死的临床特点是什么？

多数患者神志清楚，头痛不严重。大面积脑梗死、脑水肿明显者头痛严重；可伴恶心呕吐，有嗜睡到昏迷等不同程度的意识障碍。颈内动脉系统脑梗死多伴有偏瘫、偏身感觉障碍、偏盲，优势半球梗死者可有失语；椎-基底动脉系统脑梗死多伴有眼球震颤、构音不清、共济失调、吞咽困难及交叉性瘫痪等。

### 158. 急性脑梗死患者做全麻手术的主要风险是什么？

急性脑梗死患者围术期脑梗死加重或再发的风险明显增加，严重者可危及生命。近期脑梗死尤其是 3 个月内脑梗死的患者，非心脏手术后心血管事件发生率升高约 14 倍，术后 30 天内的死亡率增加 3 倍。

### 159. 急性脑梗死患者的手术时机应该怎么选择？

急性脑梗死患者的手术应尽可能推迟至脑梗死发生 3 个月以后。对于急诊手术，应充分权衡风险与获益，同时向家属及外科医师均交代风险后再行手术。如手术目的为治疗脑梗死的病因，如颈动脉内膜剥脱术、颈动脉支架置入术等，或限期手术，则手术时机应在脑梗死发生 1 个月之后。

### 160. 急性脑梗死的老年患者术前需要着重关注哪些检查？

应着重关注患者脑部 CT、磁共振等急性脑梗死的相关检查；头颈部大血管的

检查如头颈部血管超声、血管 CT、脑血管造影等；患者心脏相关检查如心脏彩超等，以及急性脑梗死相关内科疾病的检查及化验如血糖、糖化血红蛋白、血气分析、血红蛋白浓度等相关检查。

### 161. 急性脑梗死的老年患者术前评估要点有哪些？

应评估患者神经功能受损的范围、严重程度，全身病理生理的改变以及相关麻醉风险，尤其应注意气道评估；评估手术创伤程度，预估手术时间及出血量。同时，应评估患者头颈大血管情况、心脏情况及可导致脑部小动脉闭塞的疾病的治疗情况。

### 162. 急性脑梗死患者术前抗血小板药物是否要提前停药？

抗血小板药物是治疗缺血性脑卒中的重要措施，停用会增加再发脑梗死的风险，但继续使用可能增加手术出血风险。术前应对患者血栓及出血风险进行分层。若手术必须进行且出血风险高，则建议停用氯吡格雷 5~7 天，继续使用阿司匹林。

### 163. 合并急性脑梗死老年患者限期/急诊手术的麻醉方式应如何选择？

在能够满足外科需求的条件下，推荐优先选用区域麻醉，包括椎管内麻醉、外周神经阻滞等方式。全身麻醉时即使是短小手术，术中通气也应采用气管导管而不用喉罩，以避免反流误吸风险。

### 164. 合并急性脑梗死老年患者限期/急诊手术术中应实施哪些麻醉监测？

应实施连续动脉血压及血气分析监测，并根据手术时间、创伤程度以及失血量、心功能状态等，决定是否需要实施功能性血流动力学监测或经食道超声心动检测。如果条件具备，术中还可应用无创脑监测技术如经颅超声多普勒和局部脑氧饱和度等。

### 165. 合并急性脑梗死老年患者麻醉管理要点是什么？

麻醉管理要点为防止脑梗死的加重和复发，同时要提防抗凝治疗引起的出血。具体策略包括围术期血压维持在基线水平至基线水平 120% 之内，在连续动脉压监测下实施目标导向液体管理联合预防性缩血管药物，以确保脑血流灌注，防止发生脑的氧供需失衡，防止高血糖导致脑损害，保证动脉血二氧化碳分压在正常值水平等。

**166. 术后适宜的镇痛方式及药物是什么？**

无禁忌证者，优先考虑应用局部麻醉药物行局部浸润、筋膜平面阻滞、外周神经阻滞等镇痛方法，可合理联合应用不同作用机制的镇痛药物（如对乙酰氨基酚、NSAIDS 药物及局部麻醉药等）以减少阿片类药物用量和镇痛药物相关不良反应。

## 三、合并阿尔茨海默病老年患者检查术的麻醉管理

**167. 阿尔茨海默病是痴呆吗？**

阿尔茨海默病（Alzheimer's disease，AD）是痴呆的首要病因。痴呆的发生、发展符合阿尔茨海默病隐匿起病且缓慢进行性恶化的特征，并且排除其他引起痴呆的原因时，才可诊断阿尔茨海默病。

**168. 阿尔茨海默病的主要病理生理过程是什么？**

阿尔茨海默病的病理生理过程在出现临床症状 15～20 年前就已经开始，可分为临床前期、轻度认知障碍其以及痴呆期 3 个阶段。脑脊液 tau 蛋白和 β 淀粉样蛋白正电子发射型计算机断层显像（PET）为其诊断标志物，脑结构 2－氟－2－脱氧－D－葡萄糖 PET 为其进展标志物。

**169. 手术与阿尔茨海默病有什么关系？**

麻醉和手术可导致老年患者出现谵妄和认知功能障碍。阿尔茨海默病患者住院期间出现谵妄的风险更高，阿尔茨海默病临床前期患者在术后更可能出现认知功能下降。目前术后谵妄、认知功能障碍与 AD 的危险因素和发病机制之间的关系尚不清楚，可能存在部分重叠。

**170. 阿尔茨海默病老年患者手术前需要额外行哪些评估？**

由于阿尔茨海默病患者有 30%～50% 存在抑郁症状，且痴呆与抑郁常有部分相同的临床表现，故阿尔茨海默病患者术前需要同时评估认知功能状态和抑郁状态。

**171. 术前评估认知功能有什么意义？**

术前认知功能损害是术后认知功能并发症的重要危险因素。对于有认知功能损害的老年患者，术前老年病学专家会诊和干预能减少术后谵妄的发生。美国外

科医师学会和美国老年医学学会在其关于老年人术前评估指南及术后谵妄指南中均推荐医护人员术前对老年患者进行认知功能评估。这对风险评估分层至关重要，并可影响后续的预防、监测和治疗。

#### 172. 合并阿尔茨海默病老年患者行检查术为什么需要麻醉？

检查术指 CT、磁共振等检查，检查中要求患者配合并制动。合并阿尔茨海默病老年患者多无法配合，因此常需要在麻醉下行检查。

#### 173. 检查术的麻醉与开刀手术的麻醉有什么不同？

检查术的特点为时间短、无创伤及疼痛刺激，对生理功能基本无影响，检查中要求患者无体动。因此，麻醉能够达到患者安静无体动即可。开刀手术创伤大、疼痛刺激强、手术时间长、对生理功能影响较大，术中麻醉除保持患者制动外，还应维持各主要器官的生理功能状态，及时纠正各种生理功能异常。

#### 174. 合并阿尔茨海默病老年患者检查术的麻醉用什么麻醉药物？

常用药物为丙泊酚，可减少阿尔茨海默病患者术后谵妄和认知功能障碍的发生。右旋美托咪啶可使患者达到生理性睡眠状态，亦可使用。

#### 175. 合并阿尔茨海默病老年患者检查术的主要麻醉风险是什么？

阿尔茨海默病患者对麻醉药物的敏感性增高，检查术最主要的麻醉风险为呼吸及循环抑制，如未及时发现及救治，可导致灾难性后果，其次为镇静过深，导致苏醒延迟。

#### 176. 如何防治合并阿尔茨海默病老年患者检查术的麻醉风险？

应加强镇静程度、呼吸及循环功能的监测，如 BIS 监测、呼气末二氧化碳监测、脉搏氧饱和度监测及血压监测等。同时应预先准备救治的设备及药物，如控制通气设备、氧气及血管活性药物等。

### 四、合并阿尔茨海默病老年患者行非神经系统手术的麻醉管理

#### 177. 什么是非神经系统手术？

非神经系统手术指手术创伤不涉及神经系统的手术，如腹部手术、肺部手术、

心脏手术、耳鼻喉手术、妇科手术及骨科手术等。

### 178. 为什么行非神经系统手术,术后也容易出现谵妄?

谵妄的发生是易感因素和促发因素相互作用的结果。易感因素与患者的基础状况密切相关,其中术前认知功能障碍和阿尔茨海默病是谵妄发生的独立危险因素,阿尔茨海默病患者中超过2/3会发生谵妄。围术期应激、麻醉/镇痛药物、疼痛和电解质紊乱则是术后发生谵妄的重要促发因素。非心脏大手术后谵妄发生率为10%~30%,心脏手术后谵妄发生率可高达50%。

### 179. 合并阿尔茨海默病的老年患者行非神经系统手术选择什么麻醉方法比较好?

首选区域麻醉;必须全身麻醉者应在麻醉深度监测下维持适当的麻醉深度,并选用丙泊酚全静脉麻醉。建议使用短效阿片类药物(如瑞芬太尼),避免使用抗胆碱药物。

### 180. 为什么术前做了认知功能评估,术后还需要再做?

术后认知功能障碍指术后在两个及以上的认知功能领域出现新发的、持续2周以上的损害。术前认知功能损害是术后认知功能并发症的重要危险因素。因此,术后需重复进行认知功能评估,以助于与术前对比来识别新发的认知功能损害。

### 181. 术前已经有认知功能障碍了怎么办?

对存在术前认知功能障碍及痴呆的患者,应进一步评估其日常生活能力和精神行为症状,必要时行神经心理测验和实验室及影像学检查。同时应积极行基础治疗以改善患者的基础状态和认知功能,还应积极实施针对性干预措施,包括改善营养状态、进行体能锻炼和实施认知功能训练等。研究显示,术前老年病专家会诊和干预能减少术后谵妄的发生。

### 182. 患者使用了改善认知功能的药物,对麻醉有影响吗?

多种改善认知功能的药物与麻醉药物可能有相互作用。如麦角生物碱类增加围术期低血压的风险;使用胆碱酯酶抑制剂者可能存在窦性心动过缓等,并且无法使用抗胆碱药物对非去极化肌松剂进行拮抗。因此术前需详细询问患者的药物治疗,必要时请神经科医生指导围术期用药。

### 183. 合并阿尔茨海默病老年患者行非神经系统手术,有禁忌的麻醉药吗?

阿尔茨海默病患者对抗胆碱药物敏感,应避免使用阿托品、东莨菪碱等抗胆碱药物。哌替啶可明显增加术后谵妄的发生,并且与单胺氧化酶抑制剂和5-羟色胺再摄取抑制剂合用时可导致急性5-羟色胺中毒症状,因此忌用。依托咪酯对术后记忆功能及肾上腺皮质功能具有潜在的不良影响,不建议常规用于阿尔茨海默病老年患者的麻醉。反复或大剂量使用苯二氮䓬类药物可破坏记忆功能的稳定性,应避免。

### 184. 推荐使用什么麻醉药?为什么?

丙泊酚对术后认知功能影响较小,丙泊酚静脉麻醉与七氟烷吸入麻醉相比可减少术后早期认知功能障碍的发生,因此推荐采用基于丙泊酚的静脉麻醉。右美托咪啶可减少术后认知功能障碍及谵妄的发生,可复合使用。炎症为导致术后谵妄的危险因素,多项研究表明,术中给予乌司他丁可减少术后早期认知功能障碍的发生,因此无禁忌证者可给予NSAID类药物或对乙酰氨基酚,高危患者可预防性给予乌司他丁。

### 185. 术后能使用镇痛泵吗?

术后疼痛可诱发谵妄及术后认知功能障碍,因此对于阿尔茨海默病老年患者,充分完善的术后镇痛尤为重要。可选用无背景剂量的患者自控型阿片类药物镇痛泵联合切口长效局部麻醉药浸润或区域神经阻滞,能够最大限度避免阿片类药物的不良反应。

### 186. 术后常见并发症有哪些?

阿尔茨海默病患者约超过2/3术后会发生谵妄;肺部感染发生率为非阿尔茨海默病患者的2～3倍。其他常见并发症包括泌尿系感染、压疮等。以上并发症均可进一步加重认知功能损害,并恶化患者预后。

## 五、合并帕金森病老年患者行非神经系统手术的麻醉管理

### 187. 帕金森病的临床特点有哪些?

帕金森病的临床表现分为运动症状和非运动症状。前者包括运动迟缓、肌强

直、静止性震颤等，后者包括嗅觉减退、快速动眼期睡眠行为异常、便秘及抑郁等。

### 188. 帕金森病老年患者的术前访视要点包括哪些？

术前访视除需评估患者帕金森病的严重程度之外，需要额外注意呼吸系统及心血管系统的评估。呼吸系统应明确患者是否伴有阻塞性通气功能站改、吞咽困难、咳嗽反射减弱等导致围术期误吸风险增加的情况，还应评估患者是否合并吸入性肺炎。心血管系统应着重关注患者是否合并体位性低血压及 QT 间期延长等情况。

### 189. 帕金森病患者的治疗药物在术前需要怎么调整？

突然减少或停止抗帕金森药物，如左旋多巴等，会出现帕金森高热综合征，有较高的致残率和致死率。因此，患者住院期间需严格按照平时规律服药，不可随意调整。

### 190. 术前使用单胺氧化酶 B 抑制剂的患者，术中用药有什么禁忌？

单胺氧化酶 B 抑制剂增加突触间隙多巴胺浓度，术前应暂停用药 1~2 周，围术期禁用增加 5-羟色胺活性的药物，如哌替啶、曲马朵等，以防止出现 5-羟色胺综合征。另外，选择性 5-羟色胺再摄取抑制剂、三环类抗抑郁药以及环丙沙星、利奈唑胺等抗生素均可诱发 5-羟色胺综合征，也应慎用。

### 191. 合并帕金森病老年患者行非神经系统手术的麻醉方式应该怎么选择？

与全身麻醉相比，区域麻醉（包括椎管内麻醉和周围神经阻滞等）患者术后近期并发症发生率和死亡率更低；此外，行区域麻醉便于观察帕金森老年患者的症状，必要时可术中临时给予口服抗帕金森药物。但麻醉方式的选择需要根据手术特点综合考虑。对存在喉部肌肉功能异常的患者，术中易出现喉头痉挛，宜选择全身麻醉。

### 192. 术中适宜选择什么麻醉药物？

丙泊酚常用于全身麻醉的诱导与维持。服用左旋多巴的患者使用氟烷会增加心律失常的风险，异氟烷、七氟烷及安氟烷在帕金森患者中可安全使用。

### 193. 术中是否需要追加抗帕金森病药物？

左旋多巴半衰期仅为 1~2 小时，术中因停服药物或手术时间长出现帕金森症状加重的患者,可按原服药时间和剂量通过鼻胃管追加给药。罗替戈汀是一种新型长效多巴胺受体激动剂,其透皮贴剂可维持稳定的血药浓度超过24小时,目前推荐围术期用其暂时替代患者平时服用的多巴胺能类药物,具体剂量需由神经科医师综合评估患者情况后给出。

### 194. 帕金森病患者适宜的术后镇痛方式及药物是什么?

术后首选神经阻滞镇痛方法。静脉镇痛中常用阿片类药物,但芬太尼可能导致严重的运动迟缓,且抗帕金森药物治疗无效,吗啡可能会增加左旋多巴减少导致的运动障碍。患者可耐受NSAID类药物的不良反应时,可替代阿片类药物作为术后镇痛的选择。

### 195. 帕金森患者常见的术后并发症有哪些?

常见术后并发症包括吸入性肺炎、尿潴留、尿路感染、血压波动、体位性低血压、下肢深静脉血栓以及术后恶心呕吐等。

### 196. 如何防治帕金森病患者的术后并发症?

术后应尽快恢复除单胺氧化酶B抑制剂外的抗帕金森药物治疗。建议使用5-羟色胺受体拮抗剂(如昂丹司琼)替代多巴胺拮抗剂(如氟哌啶醇、甲氧氯普胺)控制术后恶心呕吐反应。条件允许的情况下尽早拔除尿管,若高度怀疑尿路感染需尽早抗感染治疗。尽早开始下肢深静脉血栓的预防与监测。

## 六、帕金森病老年患者行介入治疗的麻醉管理

### 197. 帕金森病老年患者常见的介入治疗包括哪些?

老年人常见的介入治疗主要包括缺血性及出血性血管疾病的治疗。前者主要为动脉粥样硬化性疾病的介入治疗,如冠状动脉粥样硬化性疾病、脑血管动脉粥样硬化性疾病以及外周动脉粥样硬化性疾病等的介入治疗;后者主要为动脉瘤的介入治疗,如颅内动脉瘤及腹主动脉瘤等的介入治疗。

### 198. 介入治疗的手术特点是什么?

老年患者常见的介入治疗手术特点为手术创伤小,出血量少,手术刺激小,治疗时间根据介入治疗的操作难度各有不同。

### 199. 帕金森病老年患者行介入治疗需要什么麻醉方式？

若患者能够配合，首选局部麻醉。根据患者的配合程度以及介入治疗对患者制动程度的不同要求，可选择局部麻醉、监护麻醉、神经安定镇痛麻醉以及全身麻醉等不同麻醉方式。

### 200. 如果患者出现精神症状，是否可以使用苯二氮䓬类药物？

出现急性精神障碍时首先应调查感染和代谢紊乱。如果发现潜在的病因，需在对抗帕金森药物做出任何调整之前，首先对病因进行治疗。苯二氮䓬类药物可治疗帕金森患者的精神症状，但应低剂量谨慎使用，以防出现意识模糊或激越等精神行为异常表现。

### 201. 帕金森病老年患者行介入治疗应选择哪些麻醉监测？

并发直立性低血压或心律失常者应加强循环功能监测，如有创动脉压力、心电图等，合并呼吸功能异常者应着重监测呼吸功能及血气分析。帕金森病患者对GABA能药物敏感，使用此类药物应加强镇静程度监测。

### 202. 全身麻醉时应选择哪种通气设备？

因此类患者可能存在喉部肌肉功能异常，术中易出现喉头痉挛；同时因为吞咽问题，部分患者口腔分泌物增多。因此，通气设备选择气管导管更加安全。

### 203. 帕金森病老年患者行介入治疗的麻醉管理要点是什么？

应关注呼吸管理，可采用肺保护性通气策略；关注循环管理，防止出现低血压；合并QT间期延长者术中应避免加重QT间期延长；还应注意抗帕金森药物的追加或替代治疗。

## 七、严重颅脑血管疾病老年患者行介入治疗的麻醉管理

### 204. 老年患者常见的颅脑血管疾病是什么？

老年患者常见的颅脑血管疾病为头颈部大血管的动脉粥样硬化、狭窄，或闭塞。

## 205. 颅脑血管疾病老年患者介入治疗的麻醉应行哪些监测？

应常规行血压、心率、氧饱和度、体温及呼末二氧化碳分压监测。注意术前测量双上臂血压，取较高一侧作为术中血压监测部位，推荐使用有创动脉压力监测。根据患者是否合并脆弱心功能、肾功能，决定是否加强术中监护标准。

## 206. 缺血性脑血管疾病的临床特点是什么？

患者多合并高血压、糖尿病、酗酒、吸烟、高胆固醇血症及高同型半胱氨酸血症等危险因素。多有短暂性脑缺血发作或卒中病史。

## 207. 缺血性脑血管疾病介入治疗的麻醉访视要点有哪些？

访视要点包括患者的慢性病史，如高血压、糖尿病及冠心病等；缺血性脑血管疾病的专科情况，如病变血管位置，是否合并导致患者误吸风险增加的情况等；以及介入治疗的方式、部位、难易程度和可能的并发症等。

## 208. 缺血性脑血管疾病介入治疗的严重麻醉相关并发症主要是什么？

首先是脑缺血，多由血管重建之前血压过低导致脑灌注不足引起，严重者可导致脑梗死。其次是心肌缺血，多由低血压引起，严重者可致心肌梗死。血管重建之前发生低血压的常见原因有容量、外周血管阻力、心率或心功能维持欠佳；血管重建之后心肌缺血常见原因是以减轻脑过度灌注为目的的过度降压。

## 209. 颈动脉支架介入治疗的手术特点是什么？

颈动脉支架介入治疗具有创伤刺激小，手术时间相对较短，出血少等特点。围术期容易发生心脏骤停、脑缺血以及脑过度灌注等并发症。

## 210. 颈动脉支架介入治疗的麻醉管理要点是什么？

在血管重建之前，血压应维持在平静状态血压水平基线～+20%。血管再通后，宜与神经介入医师沟通目标血压值，合理确定血压控制范围，尤其对于高龄或合并冠心病的患者，血压低于基线水平20%可能导致围术期心肌损伤，甚至急性心肌梗死，控制血压时尤应加强心脏监测。维持正常的体温及动脉二氧化碳分压水平。

### 211. 急性缺血性脑卒中老年患者行介入治疗前的麻醉访视要点是什么？

访视要点除缺血性脑血管疾病的访视要点外，尤其应关注患者脑梗死的部位、症状，是否合并意识障碍、饱胃、饮水呛咳、误吸等情况。

### 212. 急性缺血性脑卒中老年患者行介入治疗的麻醉方式应怎么选择？

麻醉方式的选择应与神经介入医师密切沟通。患者的意识状态、合作程度、循环呼吸状态是选择何种麻醉方式的主要考虑因素。监护麻醉有利于介入治疗期间神经学评估，但患者易发生误吸、呼吸抑制以及体动等风险。全身麻醉有利于控制气道以及患者制动，诱导及麻醉维持期间易发生低血压，可能导致更高的不良神经功能预后和死亡率，且术中无法进行神经学评估。建议对不合作患者、大部分后循环脑卒中患者以及饱胃患者实施全身麻醉。

### 213. 急性缺血性脑卒中老年患者行介入治疗的麻醉管理要点是什么？

饱胃患者全麻应采用快速顺序诱导，插管前避免正压通气；在血管再通之前，血压应维持在平静状态血压水平基线～+20%，闭塞血管再通后，控制血压下降程度不应低于基础值20%；呼气末二氧化碳分压应维持于正常水平；避免低体温；维持等容量输液；血糖应控制在3.9～7.8 mmol/L。

## 八、合并严重缺血性脑血管疾病老年患者行颈内动脉内膜剥脱术的麻醉管理

### 214. 颈内动膜内膜剥脱术的手术特点是什么？

颈内动膜内膜剥脱术（carotid end arterectomy，CEA）手术时间短，刺激小，出血量少。在颈动脉开放之前，患者容易发生脑缺血甚至脑梗死等并发症，在颈动脉开放之后，患者可能发生脑过度灌注甚至脑水肿脑出血等严重并发症。

### 215. CEA 需要什么麻醉方式？

局部麻醉、区域麻醉以及全身麻醉均可。前两者应用于 CEA 已超过半个世纪，具有花费少，在患者清醒状态下行持续神经学评估等优点。全身麻醉可避免患者出现紧张情绪，且不会对手术室及手术过程产生不良记忆，术者满意度亦较高。麻醉方式的最终选择取决于外科医师和麻醉医师的经验，以及患者的愿望。

## 216. 合并严重脑血管疾病老年患者行 CEA 的麻醉访视要点是什么？

动脉粥样硬化性病变为全身性疾病，因此术前除明确患者脑血管情况外，需着重评估患者是否合并冠心病及其治疗情况。另外，应注意患者基础血压水平以及血清胆固醇水平，是否合并脑梗死以及神经功能受损等情况。

## 217. 患者术前合并脑梗死怎么办？

CEA 手术应在患者急性脑梗死发生 1 个月后进行，能够明显降低脑梗死复发的概率。合并脑梗死者应关注神经功能受损情况，尤其是合并吞咽困难、饮水呛咳等增加误吸风险的情况。术中应使用无创脑血流或脑代谢监测，避免出现脑氧供需失衡。

## 218. CEA 的术中监测有哪些？

除常规麻醉监测外，神经功能监测及心血管系统监测为 CEA 术中的监测重点。前者包括近红外光谱无创局部脑氧饱和度监测、经颅超声多普勒监测、脑电双频指数监测，脑电监测，颈静脉球部氧饱和度监测等。后者包括有创动脉压、5 导联心电图、自动 ST 段分析以及超声心动图等心功能监测。

## 219. CEA 手术需要准备哪些血管活性药物？

血管升压药物应基于个体化选择，推荐使用去甲肾上腺素、去氧肾上腺素，对于心功能不全患者可给予正性肌力药物，如多巴胺、多巴酚丁胺等，降压药物包括艾司洛尔、乌拉地尔、拉贝洛尔等，另外应准备阿托品以防止术中出现反射性心动过缓。

## 220. CEA 的麻醉管理要点有哪些？

CEA 围术期容易发生脑缺血及脑过度灌注等并发症。麻醉管理目标为维持血压、心率平稳，术毕快速苏醒至术前状态。在血管开放之前，血压应维持在平静状态血压水平基线～+20%，避免血压过高或过低。血管开放后，宜与手术医师沟通目标血压值，合理确定血压控制范围。避免低体温，维持正常动脉二氧化碳分压。

## 221. 全麻 CEA 的患者术后什么时候拔除气管导管？

术毕拔管时间取决于患者术中神经功能监测结果。多数患者可于术毕在术间拔管。若术中监测患者发生脑缺血或脑过度灌注,应带气管导管返回监护室,待神经功能稳定后再拔除气管导管。

### 222. CEA 患者怎么进行术后镇痛?

CEA 手术创伤小,术后疼痛程度低。术后镇痛可使用局部麻醉、区域阻滞,NSAID 类药物或无背景剂量的患者自控阿片药物镇痛泵。

## 九、合并复杂严重缺血性脑血管疾病老年患者行复合手术的麻醉管理

### 223. 复合手术的手术特点是什么?

复合手术指介入治疗与手术治疗联合进行的手术。复合手术需在复合手术间进行,多于手术开始前、手术中及手术完成后行脑血管造影,以明确病变情况并验证治疗效果。治疗复杂缺血性脑血管疾病的复合手术多刺激小、出血少,但手术时间较长。

### 224. 哪些缺血性脑血管疾病需要复合手术治疗?

单纯的手术或介入治疗无法达到理想治疗效果的缺血性脑血管疾病需要复合手术治疗,如支架后再狭窄的治疗等。

### 225. 缺血性脑血管疾病的老年患者行复合手术的麻醉方式如何选择?

因手术时间较长,患者头部覆盖于无菌单之下,介入治疗时需要患者完全制动,全身麻醉更适用于该手术方式,更有利于控制气道及患者制动。通气设备宜选用气管导管,可避免喉罩在长时间手术及不同体位摆放时发生漏气。

### 226. 因缺血性脑血管疾病行复合手术的老年患者麻醉访视要点有哪些?

术前访视要点包括缺血性脑血管疾病介入治疗的访视要点,以及老年患者访视要点。

### 227. 术中应实施哪些监测?

除常规麻醉监测外,神经功能监测及心血管系统监测为复合手术中的监测重点。前者包括近红外光谱无创局部脑氧饱和度监测、经颅超声多普勒监测、脑电双频指数监测,脑电监测,颈静脉球部氧饱和度监测等。后者包括有创动脉压、5 导

联心电图、自动 ST 段分析以及超声心动图等心功能监测。

### 228. 全身麻醉的通气设备应该如何选择？

通气设备宜选用气管导管，可避免喉罩在长时间手术及不同体位摆放时发生漏气。

### 229. 术中血压管理的要求是什么？

在血管重建之前，血压应维持在平静状态血压水平基线～+20%，避免血压过高或过低。血管再通后，宜与手术医师沟通目标血压值，合理确定血压控制范围，尤其对于高龄或合并冠心病的患者，血压低于基线水平 20% 可能导致围术期心肌损伤，甚至急性心肌梗死，控制血压时尤应加强心脏监测。

## 十、合并癫痫老年患者行非神经系统手术的麻醉管理

### 230. 老年患者癫痫的常见原因是什么？

老年患者的癫痫常继发于其他疾病，如脑血管病、脑肿瘤、脑外伤、脑萎缩、代谢性疾病、慢性乙醇中毒等。

### 231. 老年患者癫痫的临床特点是什么？

临床发作形式大部分为部分性发作，以单纯部分性发作为主。老年癫痫的发生与病灶的大小及疾病的严重程度不一定呈平行关系，而与病灶发生的部位有关，以额、顶、颞叶发生率最高。发作后，朦胧状态可以持续很长时间，部分患者可持续超过 24 小时，甚至长达 1 周。发作后麻痹也比较多见，尤其是卒中后癫痫的患者。

### 232. 老年患者癫痫的治疗主要有哪些？

老年患者癫痫的治疗以治疗原发病为主，根据临床表现可使用抗癫痫药物治疗。

### 233. 常用抗癫痫药物对病理生理的影响有哪些？

卡马西平可能引起 QT 间期延长，干扰下丘脑、垂体对甲状腺素的合成，导致甲状腺激素水平降低；丙戊酸钠类药物可能导致肝细胞坏死，影响肝脏功能，甚至表现为血浆纤维蛋白原含量降低、血小板减少等；奥卡西平可致低钠血症、白细胞

减少等。

### 234. 合并癫痫的老年患者行非神经系统手术，麻醉前评估需额外注意什么？

除了常规的老年患者及拟行手术的术前评估，需额外注意原发疾病治疗现状、并发症以及相关麻醉风险的评估。另外，需评估患者抗癫痫药物的治疗情况，评估相关麻醉风险。

### 235. 术前需要调整抗癫痫药物吗？

术前若患者合并抗癫痫药物严重并发症，如白细胞明显降低、纤维蛋白原减少、严重低钠血症等，应在术前给予对症治疗或者调整抗癫痫药物。

### 236. 合并癫痫老年患者行非神经系统手术的麻醉管理要点是什么？

在老年患者麻醉管理要点的基础上，需增加的麻醉关注点因引起癫痫的原发疾病不同而不同。如缺血性脑血管病患者应关注脑氧供需平衡的维护，脑外伤患者应关注颅内压管理，代谢性疾病患者应关注血糖、电解质、血气等内环境情况。

### 237. 术后镇痛怎么选择？

应采取多模式术后镇痛。可给予局部麻醉、区域神经阻滞等局部镇痛联合无背景剂量的患者自控阿片类药物镇痛泵治疗。无禁忌证的患者可选择 NSAID 类药物行术后镇痛。

## 十一、合并周围神经疾病老年患者行非神经系统手术的麻醉

### 238. 外周神经系统疾病指什么？

周围神经是指嗅、视神经以外的脑神经和脊神经、自主神经及其神经节。周围神经疾病是指原发于周围神经系统结构或者功能损害的疾病。

### 239. 老年患者常见的周围神经疾病有哪些？

常见的脑神经疾病包括三叉神经痛、特发性面神经麻痹、面肌痉挛、多发性脑神经损害等；常见的脊神经疾病：单神经疾病及神经痛、多发性神经病、急性炎症性脱髓鞘性多发性神经病、慢性炎症性脱髓鞘性多发性神经病等。

### 240. 合并周围神经疾病的老年患者行非神经系统手术，麻醉前需要额外评估什么？

评估患者是否合并感觉障碍，运动障碍，自主神经功能受损等情况及相关并发症。尤应关注患者呼吸功能是否受损，是否合并困难气道，呕吐误吸风险是否增加等可能导致患者出现严重麻醉并发症的情况。

### 241. 合并格林巴利综合征的老年患者的麻醉应注意什么？

格林巴利患者应避免椎管内麻醉。全身麻醉时，非去极化肌松剂的作用时间延迟，导致机械通气时间延长，应尽可能避免使用；尽量使用短效镇静与阿片类药物，如丙泊酚和瑞芬太尼，以便于术后早期神经学评估；外科相关炎症反应可能加重围术期神经学损伤，相应的抗炎处理可能有益。

### 242. 合并三叉神经痛的老年患者的麻醉应注意什么？

三叉神经痛的发生率随年龄增加而增加，80岁以上人群每年的发病率为25.9/100 000，治疗以卡马西平等药物为主。卡马西平可能引起QT间期延长，术中应注意避免加重QT间期延长。患者可因误诊为牙痛而拔除多颗牙齿，导致全麻时面罩通气或插管困难，术前应仔细评估。已行三叉神经显微血管减压术的患者，应注意是否合并手术并发症并评估相关麻醉风险，提前做好麻醉预案。

（冯华）

## 第四节　合并呼吸系统疾病行非胸科手术老年患者的麻醉

### 一、合并慢性阻塞性肺疾病老年患者行非胸科手术的麻醉管理

#### 243. 慢性阻塞性肺疾病是什么？

慢性阻塞性肺疾病（chronic obstructive pulmonary diseases，COPD）包括慢性支气管炎和阻塞性肺气肿，是一种持续性的呼吸道症状和气流受限，通常是由于大量接触有毒颗粒或气体而引起的慢性炎症反应增强，可进一步发展为肺心病和呼吸衰竭，是老年人常见的可预防和治疗的疾病。

### 244. 什么是慢性支气管炎？

慢性支气管炎定义为连续两年，每年至少持续3个月的排除了其他原因（如支气管扩张）的慢性咳嗽。

### 245. 什么是肺气肿？

肺气肿是COPD患者肺部的病理结构改变，包括终末细支气管远端的空间增大，气道弹性减退，过度膨胀，以及这些空间壁的破坏。

### 246. COPD肺功能分级？

患者行肺功能检查存在气道阻塞的证据（FEV1/FVC＜70％），根据FEV1占预计值的百分比进行分级：

Ⅰ级（轻度）FEV1≥80％预计值；
Ⅱ级（中度）50％≤FEV1＜80％预计值；
Ⅲ级（重度）30％≤FEV1＜50％预计值；
Ⅳ级（极重度）FEV1＜30％预计值或FEV1＜50％预计值伴呼吸衰竭。

### 247. COPD患者常见症状有哪些？

慢性咳嗽咳痰、气短、呼吸困难、胸闷喘息、乏力消瘦等。

### 248. COPD患者常见体征是什么？

桶状胸，呼吸变浅变快，严重者可有缩唇呼吸；叩诊肺部过清音；听诊双肺呼吸音减弱，部分可闻及干、湿啰音。

### 249. COPD患者如何治疗？

戒烟，肺康复训练，长期家庭氧疗等支持治疗，药物治疗包括：支气管扩张剂、糖皮质激素、镇咳祛痰、抗感染等。

### 250. 合并COPD的老年患者可以做手术吗？

需根据患者术前的情况和手术类型决定。患者术前肺功能情况是术后肺部并发症的一个已知危险因素。对于术前严重COPD患者，需先改善肺功能，推迟择期手术。

### 251. 麻醉医生术前应该了解老年 COPD 患者哪些病史？

患者咳嗽咳痰、气短、呼吸困难等临床表现，吸烟情况，患者活动耐量，COPD 的治疗方法，近 1 周上呼吸道感染情况。

### 252. 合并 COPD 的老年患者术前需要哪些检查？

血常规和 C 反应蛋白（感染情况）、血糖（长期使用糖皮质激素患者）、血气分析、血氧饱和度、胸片（怀疑感染）、肺功能检查。

### 253. 合并 COPD 的老年患者术前需要做哪些准备？

积极戒烟，至少 6～8 周；术前常用药物持续至术日晨；积极控制上呼吸道感染，排出和减少分泌物，择期手术需感染控制 1 周以上进行；对于高危患者考虑术前呼吸肌训练和胸部物理治疗，纠正低氧血症。

### 254. 合并 COPD 的老年患者麻醉方式如何选择？

根据手术选择麻醉方案，允许情况下尽量选择局部麻醉，局部麻醉时可使用镇痛镇静药物，并给予面罩吸氧或使用无创通气。高位硬膜外麻醉可导致支气管收缩加重，应慎用。

### 255. 合并 COPD 的老年患者全身麻醉需要注意什么？

尽量避免气道刺激，避免气道压力过高，术中注意低流量吸氧，避免使用有组胺释放的药物、巴比妥类药物。

### 256. 合并 COPD 的老年患者全身麻醉的呼吸道特殊准备有哪些？

术前阿片类、镇静用药尽量避免使用；持续正压通气预给氧可减少肺不张的发生；尽可能使用喉罩代替气管插管；术中小潮气量（6～8 mL/kg）通气，考虑延长呼气时间，不用或较低的外源性 PEEP；允许性高碳酸血症。

### 257. 合并 COPD 的老年患者术中液体管理该怎么做？

限制性补液可降低患者术后肺水肿的风险，根据手术类型及患者的一般状况制定补液计划。

### 258. 合并 COPD 的老年患者术后拔管要求是什么？

合并 COPD 的老年患者拔管要求更严格，需无残留麻醉药物，肌肉松弛完全逆转，无支气管痉挛，无过多分泌物。拔管前可常规使用支气管扩张药物。新斯的明可能引起支气管痉挛，需提前静脉注射阿托品预防。高危患者拔管后需持续应用无创通气过度。

### 259. 合并 COPD 的老年患者术后管理该怎么做？

持续雾化吸入减少支气管痉挛、促进排痰，加强胸部物理治疗，给予患者良好的术后镇痛，鼓励患者主动咳痰。

## 二、合并哮喘老年患者行非胸科手术的麻醉管理

### 260. 什么是哮喘？

哮喘是一种以慢性气道炎症为特征的特异性疾病，通常表现为广泛而多变的可逆性呼气气流受限，导致反复发作的喘息、呼吸短促、胸闷和咳嗽，这些症状随时间和强度而变化。

### 261. 哮喘如何分类？

经典分类方法，将哮喘分为外源性、内源性、混合性 3 类。

根据患者症状、夜间觉醒情况、短效支气管扩张剂需求、肺功能异常程度，将哮喘分为间歇性、持续性轻度、持续性中度和持续性重度四类。

根据诱因，将哮喘分为过敏性、感染性、药物性、心源性哮喘等。

### 262. 哮喘如何诊断？

肺活量测定是诊断哮喘的首选方法，典型表现为 1 秒用力呼气容积（FEV1）与用力肺活量（FVC）之比降低，比值低于 0.7 表示气流阻塞。但是肺活量结果正常不能排除哮喘。对于典型症状和体征的患者，鉴别诊断后可做出临床诊断；对于不典型病例，应进行支气管舒张试验或激发试验，阳性者可确诊。

### 263. 哮喘如何治疗？

吸入激素是长期抗炎的基础治疗，常用药物有布地奈德（budesonide）、莫米松（momethasone）等；吸入 $\beta_2$ 激动剂是应急缓解症状等首选药物；长期吸入激素病

情控制不佳,需加用吸入长效 $\beta_2$ 激动剂、茶碱、白三烯调节剂;重症哮喘患者可大剂量激素冲击治疗,病情稳定后,逐渐减少激素用量。

### 264. 患哮喘的老年患者多吗?

随着全球人口老龄化,国内外有关老年性哮喘的流行病调查显示,老年患者哮喘逐年增加。但因为老年患者常常合并其他内科疾病,因此老年哮喘往往容易被误诊和漏诊。

### 265. 老年性哮喘的发病因素有哪些?

与儿童哮喘的病因不同,长期吸烟、β 受体阻滞剂的应用、非载体类抗炎药物(NSAIDs)的应用、反复的上呼吸道感染、胃食管反流、冷空气刺激、运动、过敏等,都是老年性哮喘等发病因素。

### 266. 老年性哮喘的临床表现有哪些特点?

咳嗽、咳痰、气短、阵发性夜间喘息。由于老年患者全身器官系统功能的退行性病变,对症状的反应迟缓,容易出现重症哮喘、呼吸衰竭及猝死。

### 267. 老年性哮喘需要与哪些疾病鉴别?

心源性哮喘需与心血管疾病如高血压心脏病、心功能不全等鉴别;呼吸系统疾病如慢性支气管炎、COPD、肺栓塞、肺癌等也可能同时伴有哮喘。有时哮喘与其他疾病往往同时存在,需仔细鉴别。

### 268. 哮喘患者可以做手术吗?

需根据患者术前的情况和手术类型决定。急性发作期或者重度哮喘是不建议行择期手术的,需控制稳定后行择期手术治疗。手术的风险主要取决于术前哮喘控制的情况,和术前术中的准备。

### 269. 麻醉医生术前应该了解老年哮喘患者哪些病史?

需要了解患者咳嗽、咳痰、喘息情况(尤其是夜间发作情况),近期是否有加重,伴发诱因,治疗情况(激素类用药情况),患者活动耐量,是否有急诊或重症病发住院史,是否气管插管,最近 1 周上呼吸道感染情况。

### 270. 老年哮喘患者术前需要哪些检查?

血常规和 C 反应蛋白(感染情况)、血糖(长期使用糖皮质激素患者)、血气分析、胸片(怀疑感染)、肺功能检查、胸部 CT。

### 271. 老年哮喘患者术前如何用药?

对于老年慢性哮喘患者,长期哮喘用药:$\beta_2$ 激动剂、糖皮质激素、抗生素,无论是吸入还是口服,需持续应用至术日晨。$\beta_2$ 激动剂是一种有效的预防性干预用药,可降低麻醉诱导后支气管痉挛的风险。

### 272. 术前新诊断的老年哮喘患者如何用药?

需术前至少 1 周请呼吸科医生会诊,完善相关检查,并于术前 3～5 天口服糖皮质激素,如泼尼松 20～60 mg/d。

### 273. 术前患有上呼吸道感染的老年哮喘患者可否行手术治疗?

需感染完全控制后 1 周以上,方可行择期手术治疗。对于急诊手术,麻醉诱导后、术后拔管时支气管痉挛风险高,术中血氧饱和度维持困难,术后长期呼吸机支持等风险,需向患者及家属充分交代。

### 274. 老年哮喘患者有哪些用药禁忌?

β 受体阻滞剂、血管紧张素转化酶抑制剂(ACEI)、非载体类抗炎药物(NSAIDs)。

### 275. 老年哮喘患者术中避免使用药物?

吗啡,非载体类抗炎药物(NSAIDs),艾司洛尔(Esmolol)作为超短效的 $\beta_1$ 受体阻断剂,小剂量应用是安全的。

### 276. 老年哮喘患者麻醉方法的选择?

根据手术情况,尽量选择局部麻醉,给予充分的镇痛、镇静,避免对患者的刺激。

### 277. 老年哮喘患者全身麻醉需要注意什么?

给予充分镇痛、镇静,尽量减少或避免使用组胺释放的药物,减少气道刺激,插管、吸痰操作需要在深麻醉下进行,拔管操作需在深麻醉下或患者完全清醒后进行。

### 278. 术中需要使用激素吗？

需要。麻醉诱导前给予地塞米松 5 mg 或甲泼尼龙 40 mg 或氢化可的松 100 mg 是必要的。

## 三、合并呼吸功能衰竭老年患者行非胸科手术的麻醉管理

### 279. 什么是呼吸衰竭？

任何原因引起的肺通气和(或)换气功能严重障碍,导致缺氧伴或不伴二氧化碳潴留。呼吸衰竭不是一种疾病,是由多种疾病引起的一系列生理功能和代谢紊乱的临床综合征。

### 280. 呼吸衰竭如何分类？

按动脉血气分析分类：

Ⅰ型呼吸衰竭：动脉血氧分压 $PaO_2 < 60$ mmHg,动脉血二氧化碳分压 $PaCO_2$ 降低或正常；指单纯缺氧,不伴有 $CO_2$ 潴留。

Ⅱ型呼吸衰竭：动脉血氧分压 $PaO_2 < 60$ mmHg,动脉血二氧化碳分压 $PaCO_2 > 50$ mmHg；指不仅有低氧血症,同时存在高碳酸血症。

按起病缓急、病程长短分类：

急性呼吸衰竭：指数小时或数天内出现的呼吸衰竭,病情危重。

慢性呼吸衰竭：指数周及以上缓慢进展的疾病,机体可能出现代偿。

### 281. 呼吸衰竭的临床表现有哪些？

急性呼吸衰竭主要为缺氧所致的临床症状,如呼吸困难、发绀等,同时可伴有循环系统、精神神经系统、消化系统及泌尿系统等症状。慢性呼吸衰竭除了缺氧,还会出现二氧化碳潴留的临床症状,如浅慢呼吸、外周毛细血管扩张、心动过速等。

### 282. 呼吸衰竭可能的原因有哪些？

严重肺部疾病如肺炎、肺气肿、肺纤维化、肺栓塞等,或者其他严重的致病因素如休克、创伤、急性气道阻塞等,都可能导致呼吸衰竭。

### 283. 呼吸衰竭如何治疗？

积极治疗原发病，去除诱因；保证呼吸道通畅，维持有效通气量；纠正低氧血症；纠正酸碱平衡紊乱等并发症。

### 284. 什么是急性呼吸窘迫综合征？

急性呼吸窘迫综合征是指由于严重的感染、创伤等因素导致剧烈的炎症反应，出现肺泡毛细血管的通透性增加，造成肺泡的换气功能障碍，从而导致严重的低氧血症。

### 285. 急性呼吸窘迫综合征与呼吸衰竭的关系？

急性呼吸窘迫综合征可能会造成比较严重的呼吸衰竭，但是呼吸衰竭的原因不仅有急性呼吸窘迫综合征，其他原因比如气道梗阻、COPD 等都可能是呼吸衰竭的原因。

### 286. 呼吸衰竭的老年患者可以做手术吗？

应根据患者术前一般状态和手术类型综合决定。急性呼吸衰竭起病急、症状重，老年患者往往同时合并多种其他疾病，可迅速出现多脏器功能障碍，可迅速导致死亡，此时应先积极治疗呼吸衰竭及原发病。慢性呼吸衰竭的老年患者，机体有一定的代偿，对于急诊手术和限期手术，可在术前积极控制患者的症状，调整呼吸功能在最好状态下，行手术治疗。

### 287. 呼吸衰竭的老年患者手术麻醉的选择？

在手术允许的情况下，尽量选择局部麻醉方式进行。因全身麻醉需要控制通气，呼吸衰竭的老年患者本身呼吸功能差，全身麻醉后拔管困难、长期带管呼吸机支持的可能性大。

### 288. 呼吸衰竭的老年患者椎管内麻醉给药需注意什么？

注意小剂量低浓度缓慢给药，尽量维持麻醉平面不要过高，减少循环波动，减少呼吸肌抑制。

### 289. 呼吸衰竭的老年患者行局部麻醉，术中液体管理理念是什么？

尽管局部麻醉减少了对患者呼吸系统的干预，但是手术的操作、麻醉的处理依然可能对患者呼吸功能造成影响。术中尽量保证患者出入量平衡,适当的"限制"液体输入,减少肺水肿。

#### 290. 呼吸衰竭的老年患者行局部麻醉,会有加重呼吸衰竭的风险吗?

还是有可能的。手术的时长、手术操作、麻醉的处理、循环的波动都可能加重呼吸衰竭。

## 四、急性上呼吸道感染后老年患者行非胸科手术的麻醉管理

#### 291. 什么是上感?

上呼吸道感染简称"上感",是鼻腔、咽部、喉部急性炎症的总称。广义的上呼吸道感染包括急性鼻咽炎、喉炎、疱疹性咽峡炎、细菌性扁桃体炎等;狭义的上呼吸道感染又称普通感冒,是最常见的呼吸道感染性疾病。

#### 292. 急性上呼吸道感染的特点是什么?

急性上呼吸道感染发病率较高,全年皆可发病,70%以上由病毒引起,多呈自限性,一般7~10天可自愈。

#### 293. 急性上呼吸道感染的老年患者能做手术吗?

患者正处在急性上呼吸道感染期,是需要推迟择期手术的。但是急诊手术,需要平衡手术的风险与获益,才能决定是否推迟手术。

#### 294. 为什么上感的老年患者需要推迟手术?

上感急性期,患者气道处于高反应性,容易在麻醉过程中出现喉痉挛、支气管痉挛、肺不张、咳嗽、缺氧等风险。老年患者身体各个器官功能减退,上感和手术的双重应激可能会诱发术后呼吸衰竭等严重并发症。

#### 295. 上感对术后恢复有哪些影响?

患者处在上感期,集体处在对炎症的免疫反应阶段,此刻进行手术,有可能增加术后感染的风险,需要更长时间恢复。

### 296. 上感的老年患者手术需要推迟多久？

循证医学证据表明，气道高反应在上呼吸道感染后可持续 2~4 周。手术推迟时间越久，气道并发症的风险越低。老年患者往往合并有哮喘、COPD、心脏疾病、免疫疾病等，会增加围术期并发症的风险，建议推迟择期手术，直到感染消退后 4 周。但是如果患者一般状况好，拟行的又是限期手术，在感染完全消退后即可行手术治疗。

### 297. 术前访视上感的老年患者，麻醉医生需要特殊了解哪些问题？

除了常规病史采集，还需要了解患者上感的原因，发生的时间，治疗的过程，目前感染控制情况，是否还有咳嗽、咳痰、发热等上感症状，使用何种药物，目前血常规指标等。

### 298. 上感的老年患者，麻醉医生术中需要哪些特殊准备？

主要注意气道高反应，尤其在气管插管和拔管时要注意喉痉挛、支气管痉挛等。

### 299. 上感的老年患者，术后需要去监护室吗？

由于上感急性期，麻醉结束后立即拔管会增加气道并发症的风险，如果条件允许的情况下，尽可能术后入监护室，待患者完全清醒后，再拔除气管导管。

## 五、合并呼吸睡眠暂停综合征老年患者行非胸科手术的麻醉管理

### 300. 什么是阻塞性睡眠呼吸暂停（obstructive sleep apnea，OSA）？

一般是指成人每晚睡眠过程中，每小时睡眠中有 15 次以上阻塞性事件发生，或者每小时有 5~15 次阻塞性事件但同时伴有白天嗜睡或伴有高血压、房颤等并发症。

### 301. 什么是阻塞性睡眠呼吸暂停低通气综合征？

阻塞性睡眠呼吸暂停低通气综合征（obstructive sleep apnea hypopnea syndrome，OSAHS）是指患者睡眠时反复发生的上气道塌陷、阻塞，主要表现为睡眠打鼾、呼吸暂停、白天嗜睡，造成间歇性缺氧、高碳酸血症以及睡眠结构紊乱，严重时可出现高血压、冠心病、脑血管病、认知功能障碍等多器官损害。

## 302. OSA 严重程度如何分级？

轻度：每小时睡眠中阻塞性事件<15 次。

中度：每小时睡眠中阻塞性事件≥15 次但<30 次。

重度：每小时睡眠中阻塞性事件≥30 次。

## 303. OSA 的发病率是多少？

普通人群中 0.3%～5% 中患有日间症状的 OSA，而 30～60 岁人群中无日间症状的 OSA 女性患病率高达 9%，男性患病率高达 24%。

## 304. 哪些人群更容易出现 OSA？

肥胖、老年人、心肌梗死、卒中后患者更容易出现 OSA。

## 305. OSA 有哪些症状？

（1）夜间症状：夜间频繁觉醒，觉醒后窒息感，心动过速，打鼾（尤其是响亮而无节奏的），呼吸暂停。

（2）白天症状：晨起口干、头痛，白天嗜睡，单调情况下（如看电视时）容易入睡，认知功能障碍。

## 306. OSA 有哪些并发症？

OSA 可能伴发或导致高血压、心律失常、心肌梗死、呼吸衰竭、肺动脉高压、内分泌紊乱、神经衰弱、抑郁、焦虑、脑卒中、认知功能障碍等。

## 307. OSA 的诱发因素有哪些？

年龄、肥胖、男性、吸烟、过敏性鼻炎、鼻咽喉部位解剖结构异常、内分泌紊乱等。

## 308. 什么是无呼吸-低呼吸指数？

"无呼吸-低呼吸指数"（apnea-hypopnea index，AHI）是指平均一小时无呼吸或低呼吸事件的次数，是诊断 OSA 的量化指标。成年人 AHI>5 诊断为睡眠呼吸暂停。

### 309. OSAHS 的治疗方案是什么？

减重、侧卧位睡眠、戒酒、抗焦虑药物、家用睡眠呼吸机、手术治疗。

### 310. OSAHS 老年患者术前需要哪些评估？

包括术前患者一般状况评估，困难气道评估（包括电子鼻咽喉镜检查、困难气道麻醉史、颜面畸形、肥胖），重要脏器功能评估（包括心、肺、内分泌器官等）。如果条件允许，术前 3 个月可接受呼吸机辅助治疗、减重、纠正内分泌紊乱、纠正心血管功能紊乱等。

### 311. OSAHS 老年患者应选择哪种麻醉方法？

在满足手术要求的情况下，首选局部麻醉，必须采用全身麻醉时，需做好困难气道的准备，必要时可采用清醒镇静下插管。

### 312. OSAHS 老年患者术中麻醉重要的关注点有哪些？

良好的气道管理，保护性肺通气策略（肺复张及 PEEP 的应用），循环的管理，药物剂量的调整（总体重与标准化体重），拔管指证（再插管准备）。

### 313. OSAHS 老年患者术后管理要点是什么？

术后在外科允许情况下需采取侧卧位或者半坐位，持续监测生命体征，回病房指证：常规监测吸空气睡眠时血氧饱和度持续大于 90%，术后入 ICU 患者需至少保留气管插管至术后第一日。

## 六、合并肺气肿老年患者行非胸科手术的麻醉管理

### 314. 什么是肺气肿？

肺气肿是一个病理学诊断，是 COPD 患者肺部的病理结构改变，包括终末细支气管远端的空间增大，气道弹性减退，过度膨胀，以及这些空间壁的破坏。

### 315. 肺气肿如何分类？

根据解剖学部位，可分两类：

肺泡性肺气肿：病变发生于肺腺泡。

间质性肺气肿：常由于胸部外伤或者肋骨骨折引起。

## 316. 肺气肿有哪些临床症状？

劳力性呼吸急促，随着疾病进展，呼吸困难加重，可表现为休息时气短、胸闷。典型肺气肿患者胸廓前后径增大，呈筒状胸，呼吸音减低，心音远。患者可能伴随乏力、体重下降、上腹胀痛等表现，重症患者可能出现水肿、心悸、神志恍惚甚至昏迷。

## 317. 什么叫缩唇呼吸？

缩唇呼吸指的是吸气时用鼻子，呼气时嘴呈缩唇状施加一些抵抗，慢慢呼气的方法。这个方法可在气管支气管内产生压力差，防止细支气管由于失去放射牵引和胸内高压引起的塌陷。缩唇呼吸是严重肺气肿患者一种康复训练方法。

## 318. 肺气肿可能有哪些并发症？

自发性气胸、肺心病、呼吸衰竭、OSAHS 等。

## 319. 老年患者合并肺气肿，术前需要完善哪些检查？

除了血常规、血生化、凝血功能、血气分析等，还需完善胸片或胸部 CT、心脏彩超等，以及肺功能检查，明确术前有无呼吸衰竭、肺心病、心力衰竭等。

## 320. 合并肺气肿的老年患者，术前需要哪些准备？

一般情况治疗：包括营养改善，纠正水、电解质平衡紊乱等；化痰止咳，控制感染；激素治疗患者可考虑术中继续用药；康复训练，呼吸训练，肢体运动锻炼，持续至少 6～8 周。

## 321. 合并肺气肿的老年患者麻醉方式如何选择？

尽量选择非全身麻醉的方式，以减轻患者肺功能损伤。

## 322. 合并肺气肿的老年患者全身麻醉需要注意什么？

肺气肿患者由于肺泡壁塌陷，呼气时气道阻力增加及动态性气道受压，将导致肺内气体潴留，出现呼气末正压（PEEP）。影响内源性 PEEP 的因素有：气管导管内径、呼吸模式、频率、潮气量、吸呼比。机械通气原则是尽量减少气压伤和内源性 PEEP。外源性 PEEP 是肺保护性通气策略的重要措施。

### 323. 什么是通气相关肺损伤?

机械通气时出现的气压伤、容量伤、不张伤和生物伤统称为通气相关肺损伤。

### 324. 保护性肺通气策略包括哪些?

为减少肺气肿患者手术期间机械通气肺损伤,需要采取保护性肺通气策略。包括:潮气量<6~8 mL/kg,呼吸频率<6~12次/分,吸呼比1∶2~1∶4,气道峰压<3.92千帕,适度外源性PEEP<0.785千帕,允许性高碳酸血症维持pH>7.20~7.25。

### 325. 合并肺气肿的老年患者全身麻醉术中和术后的心血管考虑?

肺气肿患者由于肺过度充盈,可能出现静脉回流减少,右心房心包填塞效应,肺动脉高压,纵隔偏移导致左心功能不全,甚至心搏骤停。临床表现主要有突发房颤及其他室上性心律失常,也有术后出现肺动脉高压和右心功能不全等。

## 七、合并肺动脉高压老年患者行非胸科手术的麻醉管理

### 326. 什么是肺动脉高压?

是指在静息状态下肺动脉平均压力持续≥25 mmHg。

### 327. 肺动脉高压如何分类?

WHO将肺动脉高压分为5类:

(1) 动脉性肺动脉高压:特发性肺动脉高压。遗传性肺动脉高压;药物/毒素性肺动脉高压。结缔组织病相关的肺动脉高压。肺静脉闭塞性疾病和(或)肺毛细血管瘤病。新生儿持续性肺动脉高压。

(2) 左心疾病相关的肺动脉高压:收缩/舒张功能障碍。瓣膜疾病。左室流入道或者流出道梗阻。

(3) 肺疾病或低氧血症相关肺动脉高压:COPD。间质性肺病。睡眠呼吸障碍。肺泡低通气障碍。肺部发育异常。

(4) 慢性血栓栓塞性肺动脉高压。

(5) 不明原因的肺动脉高压:血液疾病。代谢疾病。全身疾病。肿瘤相关。

### 328. 肺动脉高压临床症状有哪些？

肺动脉高压症状并不特意，有明确临床症状时可能已经是疾病进展期，主要包括呼吸困难、乏力、活动耐量降低、胸痛、咯血、右心衰表现等。

### 329. 肺动脉压如何诊断？

有肺动脉压相关疾病的患者，行超声心动图可筛查出肺动脉高压人群，确诊需行右心导管检查，测量平均肺动脉压≥25 mmHg。

### 330. 合并肺动脉高压患者围术期并发症有哪些特点？

肺动脉高压患者围术期并发症的发生率和死亡率比较高，由于有些肺动脉高压术前并未及时发现，隐匿性肺动脉高压可能风险更大，并且可能意外出现围术期失代偿。

### 331. 老年患者肺动脉高压有哪些特点？

老年患者往往合并多种基础疾病，肺动脉高压多以继发为主，且肺动脉高压进展缓慢，发现时可能肺动脉压力很高而症状轻微，可通过超声心动图筛查发现。

### 332. 合并肺动脉高压的老年患者术前访视需要注意哪些症状？

如果患者主诉劳力性呼吸困难、嗜睡、疲劳等，原有疾病无法解释的，需要进一步检查确定是否存在肺动脉高压。如果出现了右心室负荷过大相关的临床表现时（如胸痛、上腹痛、下肢水肿等），提示肺动脉高压已比较严重。

### 333. 合并肺动脉高压的老年患者术前检查有哪些特征？

术前心电图表现为电轴右偏、右束支传导阻滞、$V_1$ 和 $V_2$ 导联高 R 波和 Ⅱ、Ⅲ、aVF、$V_1$ 导联峰值 P 波。超声心动图可以筛查肺动脉压力、评估右心室功能、识别左心衰竭。有明确超声心动图结果可随后做右心导管检查。

### 334. 合并肺动脉高压的老年患者术前如何控制肺动脉高压？

尽快查明肺动脉高压原因，积极治疗原发病，同时对症支持治疗如给予氧疗、预防感染、康复运动训练等，药物治疗包括肺血管扩张剂、控制右心衰竭药物以及抗凝药物等。

### 335. 合并肺动脉高压的老年患者术前可能应用哪些药物？

包括磷酸二酯酶抑制剂（西地那非等）、内皮素受体拮抗剂（波生坦等）、利尿剂、钙通道阻滞剂、前列环素激动剂（伊洛前列素），这些药物在围术期都需要继续使用，任何短暂停药都可能造成灾难性后果。

### 336. 合并肺动脉高压的老年患者麻醉管理要点是什么？

维持术中循环系统的稳定是肺动脉高压患者麻醉管理的要点和难点。

### 337. 为什么要重视肺动脉高压？

肺循环兼有维持血氧饱和度和维持血流动力学稳定的作用，肺循环障碍可导致低氧血症，还会导致左心回心血量减少，从而导致血流动力学不稳定。肺动脉高压与体循环高压（高血压）同样有害，甚至危害更大。

### 338. 肺动脉高压术中可能出现哪些并发症？

肺动脉高压可能导致肺血流量减少，肺换气功能降低，低氧血症，左心回流减少，心输出量降低，体循环压力降低（低血压），右心压力升高影响冠状静脉回流从而影响心肌血供，进一步加重心功能不全。

### 339. 合并肺动脉高压的老年患者麻醉方式如何选择？

在外科手术允许情况下，局部麻醉优于全身麻醉，硬膜外麻醉缓慢给药优于椎管内麻醉。不管何种麻醉方式，维持循环稳定是第一位。避免肺动脉压升高的因素，如缺氧、二氧化碳蓄积、呛咳等。

### 340. 合并肺动脉高压的老年患者麻醉药物如何选择？

选择对血流动力学影响小的药物，比如麻醉诱导期间可考虑使用依托咪酯（不用氯胺酮），考虑使用强心剂如多巴酚丁胺和血管加压素，但需同时考虑避免增加后负荷的问题。一氧化二氮（笑气）会增加肺血管阻力，应避免使用。

### 341. 合并肺动脉高压的老年患者术中通气策略是什么？

目标是避免缺氧、避免高碳酸血症和避免胸内压力增加。维持通气在最佳的功能残气量是重要的，适当增加呼吸频率维持 $PaCO_2$ 正常或轻度降低，增加氧气流量和 PEEP 减少肺不张的发生。

### 342. 合并肺动脉高压的老年患者拔管要注意什么？

咳嗽、呛咳会导致肺内压力突然增高，在充分镇静下拔除气管导管，或者患者完全清醒后拔除气管导管，可最大程度地减少咳嗽和呛咳的发生。

（李春晶）

## 第五节　合并消化系统疾病行非消化系统手术老年患者的麻醉

### 一、合并食管反流病老年患者的麻醉管理

#### 343. 什么是胃食管反流病？

胃食管反流病（gastroesophageal reflux disease，GERD）是一种由胃十二指肠内容物反流入食管引起不适症状和（或）并发症的疾病。常见症状是反流和胃灼热。根据是否导致食管黏膜糜烂、溃疡，分为反流性食管炎（reflux esophagitis，RE）和非糜烂性反流病（nonerosive reflux disease，NERD）。GERD 也可引起咽喉、气道等食管邻近组织的损害，出现食管外症状。

#### 344. 产生食管反流病的病因有哪些？

食管反流病是以食管下括约肌功能障碍为主的胃食管动力学障碍性疾病，直接损伤因素为胃酸、胃蛋白酶、非结合胆盐、胰酶等反流物。抗反流屏障结构与功能异常、食管清除作用降低、食管黏膜屏障功能降低，肥胖和饮食生活相关因素削弱食管抗反流功能，以及食管敏感性增高等是其发病机制相关因素。

#### 345. 什么是难治性胃食管反流病？

指采用标准剂量质子泵抑制剂（proton pump inhibitors，PPI）治疗 8 周后，反流和（或）胃灼热等症状无明显改善。与反流相关的原因有：抑酸不足、弱酸或碱反流、食管高敏感性、肥胖及食管裂孔疝等；与非反流相关的原因有：食管运动障碍、其他食管炎、功能性胃灼热等。

### 346. 如何对食管反流病进行初步诊断？

对疑似胃食管反流病或有反流相关食管外症状的患者，可用 PPI 实验性治疗（如奥美拉唑每次 20 mg，每日 2 次，连用 7~14 天），症状明显缓解，可初步诊断为食管反流病。

### 347. 胃食管反流病可分为反流性食管炎和非糜烂性反流病，两者诊断方法有哪些不同？

反流性食管炎诊断：① 有反流和（或）胃灼热症状；② 胃镜下发现反流性食管炎。

非糜烂性反流病诊断：① 有反流和（或）胃灼热症状；② 胃镜检查阴性；③ 24 小时食管 pH 监测表明食管存在过度酸、碱反流；④ PPI 治疗有效。

### 348. 食管反流病的治疗策略是什么？

控制症状、治愈食管炎、减少复发和防治并发症。调整生活方式是食管反流病患者的基础治疗手段，包括减肥、戒烟、抬高床头等。

### 349. 食管反流病的药物治疗方法是什么？

PPI 或者钾离子竞争性酸阻滞剂（P-CAB）是治疗食管反流病的首选药物。单剂量治疗无效时可改用双倍剂量，一种抑酸剂无效可尝试另一种，疗程 4~8 周。

维持治疗方法包括按需治疗和长期治疗。抑酸剂初始治疗有效的非糜烂性反流病和轻度食管炎患者可采取按需治疗，PPI 或 P-CAB 为首选药物。PPI 或 P-CAB 停药后症状复发、重度食管炎、食管狭窄、Barrett 食管患者，通常需要长期维持治疗。

### 350. 治疗食管反流病常用的药物种类有哪些？

① 抑酸药：PPI 如奥美拉唑、兰索拉唑等；P-CAB 如伏诺拉生；$H_2$ 受体拮抗剂（$H_2RA$）如西咪替丁、雷尼替丁等。

② 促胃肠动力药：如多潘立酮，莫沙必利，伊托必利等，可通过增加食管下括约肌压力，改善食管蠕动功能，促进胃排空，从而减少胃十二指肠内容物反流并缩短其在食管的暴露时间。

③ 抗酸药：仅用于症状轻，间歇发作的患者临时缓解症状。

### 351. 如何快速缓解患者的反流症状？

抗酸药可快速中和胃酸，缓解反流症状，用于食管反流病的对症治疗，但不主张长期使用。临床上常用的抗酸剂有氢氧化铝、铝碳酸镁、海藻酸盐等。短期使用抗酸剂可改善患者反流、胃灼热症状。

### 352. 何种情况下食管反流病患者需要接受手术治疗？

经充分抑酸治疗后症状仍难以缓解，且经检测证实存在与症状相关的反流，可行抗反流手术治疗。抑酸剂治疗有效但患者不愿长期服药也是抗反流手术治疗的适应证。现在不主张对抑酸药治疗无效且未经检测的患者行抗酸反流手术治疗。

### 353. 手术治疗食管反流病的常用术式是什么？

抗反流手术包括内镜治疗和外科手术。内镜治疗方法包括射频消融术，经口无切口胃底折叠术（transoral incisionless fundoplication，TIF）、抗反流黏膜切除术（anti-reflux mucosectomy，ARMS）等。腹腔镜胃底折叠术是目前最常用的抗反流外科术式，目的主要是阻止胃十二指肠内容物反流入食管。

### 354. 胃食管括约肌的压力是多少？

食管上段括约肌可产生将近 60 mmHg 的压力。在食管的远端末端，即食管-胃交界处上方 2～5 cm 处，食管环形肌增厚形成胃食管括约肌或食管下段括约肌。该括约肌可产生 20～40 mmHg 的压力。在危重患者，胃食管括约肌的活动和食管括约肌的压力均减少。当按压清醒患者的环状软骨时，其食管括约肌的张力反射性下降。输注瑞芬太尼可减少按压软骨所致的胃食管屏障压力的下降。

### 355. 与支气管哮喘相比，胃食管反流病引起的哮喘有什么特点？

支气管哮喘往往有过敏源，病情会随着季节或环境的变化而改变，其发病机制主要是由支气管痉挛所致，以呼气性呼吸困难为主，肺部可闻及明显的哮鸣音。

胃食管反流病引起的哮喘则找不到明显的过敏原，病情不会随着季节或环境的变化而改变，常在夜间发作，主要以喉部和大气管痉挛为主，表现为吸气性呼吸困难，可有喉鸣，但肺部哮鸣音多不明显，只要能控制胃食管反流症状，就能减轻哮喘症状。

### 356. 全身麻醉气管插管时，导管误入食管会引起哪些并发症？

气管插管误入食管时，可能会导致食管破裂及纵隔炎。纵隔炎表现为严重的咽喉痛、发热、感染及皮下气肿，必须早期干预。如果怀疑食管穿孔，推荐请耳鼻喉科医师或胸外科医生会诊。

### 357. 吗啡对食管的运动有哪些影响？

吗啡（80 μg/kg）能增加食管的运动速度，但并没有改变运动的幅度或食管原发性蠕动的持续时间。吗啡也会缩短吞咽引起的食管下段括约肌松弛的持续时间并降低其松弛程度。

### 358. 丙泊酚对围术期恶心呕吐有哪些影响？

小剂量（亚催眠剂量）丙泊酚具有明显的抗呕吐作用。10 mg 丙泊酚单次注射可有效治疗术后恶心。丙泊酚还可治疗顽固性术后恶心呕吐。丙泊酚平均血药浓度 0.3～0.4 μg/mL 时具有抗呕吐作用。麻醉清醒后抗呕吐的效果仍能持续数小时，对癌症化学药物治疗引起的反应性呕吐也有效。

### 359. 非去极化肌肉松弛药对胃食管反流患者有哪些影响？

琥珀胆碱开始起效时，通常可见到肌纤维成束收缩，该现象称为肌束震颤。腹壁肌肉肌束震颤可引起胃内压增加，正常情况下，可被食管下段括约肌张力的增加相抵消，但是对于胃食管反流病的老年患者，食管下括约肌功能存在障碍，应注意胃食管反流及吸入性肺炎的风险。

### 360. 为避免胃食管反流患者围术期哮喘发作，可做哪些准备？

（1）术前准备：如有哮喘症状的患者，应加强术前评估，应用治疗哮喘的药物。

（2）术中哮喘发作处理：准备糖皮质激素、氨茶碱、肾上腺素等抢救药物，发生哮喘时应保证通气。

（3）术后对应措施：对于术中发生哮喘的患者，手术结束时应慎行气管拔管，待呼吸机辅助通气后再酌情拔管。

### 361. 当食管反流病患者围术期发生呕吐、反流与误吸时，该如何处理？

胃内容物的误吸是非常严重的并发症，易造成急性呼吸道梗阻等严重并发症。一旦发生呕吐、反流，立即头低位，头偏向一侧，清除积存于咽部和口腔内的胃内容物。如果发生误吸,立即清理气道,保持气道通畅,如果有大量酸性胃内容物误吸,可行支气管内吸引和清洗。纠正低氧血症,维持循环稳定,可酌情使用抗生素治疗继发性肺炎。

### 362. 对于食管反流病患者健康宣教的主要建议有哪些?

(1) 食管下括约肌结构受损或功能异常的患者,进食后不宜立即卧床;为减少卧位及夜间反流,睡前 2 小时内不宜进食,睡时可将床头抬高 15～20 cm。

(2) 注意减少引起腹内压增高的因素,如便秘、肥胖、紧束腰带等;应避免食用降低食管下括约肌压力的食物,如高脂肪、巧克力、咖啡、浓茶等;慎用降低食管下括约肌压力的药物及引起胃排空延迟的药物,如硝酸甘油、钙通道阻滞剂、抗胆碱能药物等。

(3) 禁酒及戒烟。

## 二、合并黄疸老年患者的麻醉管理

### 363. 什么是黄疸?有哪些常见的临床类型?

黄疸(Jaundice)是因胆红素代谢障碍而引起的血清胆红素浓度升高($>34.1\ \mu mol/L$),可因胆红素在体内积聚而出现皮肤、黏膜、巩膜、结膜、体液等黄染。常见的临床类型包括:溶血性黄疸、肝细胞性黄疸和梗阻性黄疸。

### 364. 什么是溶血性黄疸?

溶血性黄疸指大量红细胞破坏形成大量非结合胆红素,超过肝细胞的摄取、结合及排泄能力。由于溶血造成的贫血、缺氧和红细胞破坏产物的毒性作用,削弱了肝细胞对胆红素的代谢功能,使非结合胆红素在血中潴留,超过正常的水平而出现的黄疸。

### 365. 什么是肝细胞性黄疸?

肝细胞性黄疸指肝细胞广泛病损,对胆红素的摄取、结合和排泄功能发生障碍,导致大量非结合胆红素潴留在血液中;肝细胞损害,肝小叶结构破坏导致结合胆红素不能正常排入细小胆管而反流入血。

### 366. 什么是梗阻性黄疸？

梗阻性黄疸又称胆汁淤积性黄疸，常因胆总管结石、胆管狭窄或肿瘤引起的胆总管阻塞，导致结合胆红素不能排出。

### 367. 胆红素的循环路径是什么？

胆红素主要来源于血红蛋白代谢的终产物，在 Kupffer 细胞内由血红蛋白降解产生。胆红素释放入血后与白蛋白结合。肝对循环中胆红素的摄取是被动的，但是与肝细胞内蛋白结合使得胆红素停留在肝细胞内。胆红素在肝细胞内与以葡糖苷酸为主的物质结合后被主动分泌入胆小管。

### 368. 阻塞性黄疸患者预后较差的原因有哪些？

恶性肿瘤会导致肝外梗阻、营养不良、低蛋白血症、低血细胞比容（＜30%）、氮质血症、高胆红素血症。

### 369. 老年黄疸患者常见的麻醉生理改变有哪些？

① 凝血酶原时间延长；② 术后肾衰竭发生率增高；③ 由于原发病的影响，黄疸患者常存在不同程度的肝功能障碍；④ 老年患者多有心电图异常及心功能减退，循环功能不够稳定；⑤ 梗阻性黄疸患者术前长期饮食不佳，加之发热及胃肠减压等而致水电解质失衡；⑥ 恶性梗阻性黄疸患者可出现术前血液高凝状态。

### 370. 黄疸患者选择哪种麻醉方法？

上腹部手术可在硬膜外麻醉下实施，但潜在性低血容量及广泛的交感神经阻滞可致严重低血压。尤其腹腔探查或牵拉胆囊，易发生迷走神经反射而致心律失常甚或心搏骤停，推荐选择全身麻醉。

### 371. 肝胆患者的手术应遵循哪些围术期原则？

（1）做好术前准备，纠正内环境紊乱。

（2）术中减少不必要用药，减少肝脏负担。

（3）保持血流动力学平稳，减少再灌注损伤。黄疸患者术中血流动力学不稳定，对麻醉药物敏感性升高、耐受性下降。在临床麻醉过程中应加强监测管理，密切注意血流动力学的改变。

（4）肝脏保护治疗贯穿始终。

## 372. 阻塞性黄疸对心血管系统功能有哪些影响？

降低外周血管阻力，抑制心肌收缩力，利尿以及促尿钠排泄作用导致的容量缺失，对缩血管药物不敏感而对扩血管药物特别敏感，自主神经功能下降，交感神经功能下降大于迷走神经功能下降，表现为迷走处于优势的临床表现。产生这种作用的原因既有高胆汁血症对循环系统的直接作用，也有肝功能损害本身对循环系统的影响。

## 373. 阻塞性黄疸需要做哪些麻醉前准备？

① 阻塞性黄疸可导致胆盐、胆固醇代谢异常，维生素 K 吸收障碍，发生出凝血异常，凝血酶原时间延长。麻醉前应给予维生素 K 治疗，使凝血酶原时间恢复正常。② 阻塞性黄疸的患者常伴发自主神经功能失调，表现为迷走神经张力增高，心动过缓，麻醉手术时更易发生心律失常和低血压。③ 胆道疾病患者常有水、电解质、酸碱平衡紊乱、营养不良、贫血、低蛋白血症等继发性病理生理改变，麻醉前应积极纠正。

## 374. 如何对梗阻性黄疸的患者进行围术期液体管理？

急性肾衰竭是梗阻性黄疸患者术后常见的并发症。因此，在解除胆道梗阻的同时增加液体量，提高肾脏灌注量，缩短高胆红素时间，对于避免或减轻术后肾功能损害十分重要。术后通过输液利尿来促进减黄的疗法可以直接稀释血中胆红素的浓度，减少胆红素对各器官的损害，提高肾脏的灌流量。应用利尿剂可以及时排除体内多余水分，又促进了胆红素的排泄。

## 375. 如何预防黄疸老年患者术后肾功能衰竭及内毒素血症？

黄疸患者的急性肾功能衰竭多发生在术后，特别是在术中经历了低血压、出血、内毒素血症和麻醉等对循环系统有抑制作用的不良事件，因此，围术期严密监控血流动力学改变，维持循环系统的稳定是防治术后急性肾功能衰竭的关键。其他预防措施包括围术期给予利尿剂；术后推荐应用 5%～10% 甘露醇而不主张使用高渗溶液；围术期给予抗生素以减少肠道内细菌以及由此而产生的内毒素。

## 376. 如何防治黄疸老年患者术中迷走神经兴奋性增高？

气管插管与探查操作均须轻柔，术中严密监测血压和心电图变化。一旦发生心动过缓，应暂停手术，并给予阿托品拮抗。伴低血压的心动过缓单纯给予阿托品往往无效,应静注多巴胺或异丙肾上腺素予以纠正。维持一定的麻醉深度和术中胆囊区域喷洒利多卡因可预防胆心反射。

### 377. 如何纠正黄疸老年患者围术期电解质紊乱?

麻醉开始前应适当补充血容量及补钾。严重低钾血症者需同时给予镁制剂,以减少肾小管排钾量。低钾者亦不应长时间过度通气,避免因低碳酸血症而致血钾进一步降低。合并糖尿病的患者尤应注意血清钾的监测。严重低钾血症术中最好进行血清钾监测,凡血清钾≤3.0 mmol/L 者暂不拔管,必要时转入 ICU。

### 378. 麻醉对老年黄疸患者肝功能有什么影响?

老年患者的肝脏组织和肝血流量随衰老而减少,致肝脏对药物的清除能力降低。细胞色素 P450 活性也随着年龄的增加而减弱。黄疸患者也常合并不同程度的肝功能障碍,一般表现为肝脏代谢率降低;白蛋白减少,游离药物增多;药物分布代谢改变,易发生中毒。对老年黄疸患者,围术期应使用对肝脏功能影响较小或几乎不经肝肾代谢的麻醉药物,必要时减少药物用量。

### 379. 吸入麻醉药对老年黄疸患者有什么影响?

阻塞性黄疸常伴肝损害,应禁用对肝肾有损害的药物,如氟烷、甲氧氟烷等。吸入麻醉药主要是通过干扰中枢神经系统内突触前神经递质的合成、释放和重摄取,或影响突触后膜上离子通道或膜受体的正常功能,从而改变正常的神经冲动传导,产生全身麻醉作用。阻塞性黄疸、慢性胆汁淤积等常见的并发症或精神表现也与中枢神经系统内一些神经递质的传导异常密切相关,此类患者脑内中枢神经递质的改变很可能会影响患者对吸入麻醉药的敏感性。

### 380. 对于老年黄疸患者,肌肉松弛药该如何选择?

肝功能障碍对多数肌肉松弛药的代谢有明显影响,尤其是主要经肝脏代谢的药物。阻塞性黄疸患者的 CYP3A4 家族活性和含量都有明显下降,其胆汁分泌速度也明显减慢,对于主要从胆汁分泌的肌肉松弛药,其消除时间可有明显延长;部分从胆汁分泌的药物,其代谢也有一定延长,如罗库溴铵。梗阻性黄疸患者不宜选用经肝脏代谢、经胆道排出或减缓心率的肌肉松弛药,如琥珀胆碱;最好选用对肝肾功能影响较小的非去极化肌肉松弛药,如顺式阿曲库铵。

### 381. 阿片类药物对胆道梗阻的患者有什么影响？

所有的阿片类药物均可能引起 Oddi 括约肌痉挛，增加胆囊压力。对于胆石症和胆道梗阻的患者，术前应限制阿片类药物的使用，防止 Oddi 括约肌痉挛所引起的胆道内压升高。使用纳洛酮、胰高血糖素、硝酸甘油（能诱导一氧化氮的释放）可缓解阿片类药物引起的 Oddi 括约肌痉挛。

### 382. 老年黄疸患者的麻醉苏醒阶段有哪些注意事项？

老年患者在苏醒阶段应尽量使用生理干扰少、停止麻醉后能迅速恢复生理功能的麻醉方法。新斯的明用于梗阻性黄疸的老年患者应慎重，其拟胆碱作用可导致严重心律失常甚或心搏骤停，故以自然恢复呼吸为好。

## 三、合并肝硬化老年患者的麻醉管理

### 383. 什么是肝硬化？

肝硬化（liver cirrhosis）是各种慢性肝病发展至以肝脏慢性炎症、弥漫性纤维化、假小叶、再生结节和肝内外血管增殖为特征的病理阶段，代偿期无明显症状，失代偿期以门静脉高压和肝功能减退为临床特征，患者常因并发食管胃底静脉曲张出血、肝性脑病、感染、肝肾综合征、门静脉血栓等多器官功能慢性衰竭而死亡。

### 384. 引起肝硬化的病因有哪些？

我国目前仍以乙型肝炎病毒（hepatitis B virus，HBV）为主；在欧美国家，酒精及丙型肝炎病毒（hepatitis C virus，HCV）为多见病因。肝炎病毒、脂肪性肝病、免疫性疾病以及药物或化学毒物作为肝硬化常见病因，其他原因包括胆汁淤积、循环障碍、寄生虫感染、家族遗传病或代谢性疾病等。

### 385. 肝硬化患者有什么临床表现？

肝硬化以一种隐匿无痛苦的方式形成和发展，大部分患者在代偿期无症状或症状较轻，可有腹部不适、食欲衰退、消化不良、乏力等症状，多呈间歇性。随着肝细胞纤维化和血管畸变，导致持续累积的肝功能的丧失，可能当肝脏破坏 70% 时，患者才出现临床症状，此时已到失代偿期，典型的症状包括肝功能减退和门静脉高压。

### 386. 当肝硬化老年患者合并门脉高压时,其血流动力学有何改变?

肝硬化门脉高压患者中约有70%呈现循环高动力状态,表现为高心排血量、低血管阻力、高血容量。一般情况下,体循环动脉压轻度下降,心率轻度升高,中心静脉充盈压正常。晚期肝病常导致内脏器官、肺、肌肉和皮肤内动静脉交通支的广泛分布(侧支血管),高循环状态促使内源性血管扩张物质增加,其心血管系统对血管收缩药的生理性和药理性反应减弱。因此,此类患者的血管处于持续舒张状态,其收缩功能受损,对血管收缩药的反应性降低。

### 387. 肝硬化患者易发生低氧血症的原因有哪些?

① 红细胞2-3-二磷酸甘油酸(2,3-DPG)含量升高,导致血红蛋白与氧的亲和力下降,氧离曲线右移;② 通气/血流比值失调(损伤缺氧性肺血管收缩反应);③ 腹水引起通气不足;④ 细胞外液体增加导致肺弥散能力下降;⑤ 肺内右向左分流增加:肺内蜘蛛痣、门肺静脉交通、激素物质。

### 388. 慢性肝功能障碍患者深静脉置管的危险性因素有哪些?

① 除Ⅷ因子外,所有的凝血因子均由肝脏合成,因此肝功能异常会导致凝血机制障碍;② 肝硬化可伴发脾肿大、脾功能亢进,使血小板在脾脏滞留和血小板破坏增加;③ 肝功能异常可导致纤溶和凝血同时出现问题,通常纤维蛋白原水平降低,PT延长,APTT正常或略延长;④ 慢性肝功能障碍患者血管内皮损伤,血管脆性增加,穿刺时导丝更易穿破血管,导致出血和水肿;⑤ 当白蛋白低于30 g/L时,易导致血浆外渗,致使周围组织水肿,组织液从置管处渗出。

### 389. 对伴有凝血功能障碍的肝硬化患者,围术期应该怎样管理?

肝病患者的凝血功能障碍是源于肝脏合成功能障碍,或者胆汁淤积导致维生素K吸收障碍而引起后者缺乏。术前可适当给予维生素K,缓解由吸收不良引起的凝血功能障碍的择期手术患者。在急诊或者对维生素K反应效果不佳的情况下,可在术前输注新鲜冰冻血浆、冷沉淀物。注射含有内源性血管假性血友病因子的去氨精氨酸加压素和凝血因子Ⅶa可以纠正凝血功能障碍。必要时可考虑血浆置换及预防性输注血小板。

### 390. 对伴有腹水的肝硬化患者,围术期应该怎样管理?

合并腹水可能增加腹部切口裂开、腹壁疝和呼吸功能损伤的风险。术前可适当应用呋塞米或螺内酯等利尿剂控制腹水。如果术前没有控制腹水，可在术前或术中穿刺放腹水。白蛋白替代（8 g/L 引流腹水）有利于维持血管内容量和降低肝肾综合征风险。若腹水患者存在腹膜炎导致的腹痛，应及时确诊和抗感染治疗。

**391. 合并肝硬化老年患者行非肝脏手术的术前评估有哪些要点？**

① 利用 Child-Turcott-Pugh 分级表对肝硬化分期，高评分是围术期并发症的重要危险因素；② 实验室检查如全套代谢功能分析、血常规和凝血酶原时间。高胆红素、低白蛋白、肝酶升高、低血小板和 PT 延长可能提示合并慢性肝病。肝病病史、慢性肝病的临床表现或异常实验室检查结果有助于进一步评估肝病的严重程度；③ 重视对肾脏进行评估，因为肾衰是术后死亡的重要因素。

**392. 对于门脉高压症患者，哪些检查结果可提示麻醉风险增加？**

门脉高压症患者，一下指标改变提示麻醉风险增加：黄疸指数＞40 $\mu mol$；血清胆红素＞20.5 $\mu mol/L$；血浆总白蛋白＜50 g/L；白蛋白＜25 g/L；A/G＜0.8；GPT、GOT＞100 $\mu$；磺溴酞钠（BSP）潴留实验＞15%；吲哚菁绿（IGG）消失率＜0.08。为探讨肝细胞储备功能，糖耐量曲线试验有一定价值，90～120 分钟值如高于 60 分钟值者，提示肝细胞储备力明显低下，麻醉手术死亡率极高。

**393. 麻醉和手术对肝血流量有什么影响？**

肝脏自身调节血管张力作用甚微，麻醉和手术主要通过调节体循环的动脉压（肝动脉压）、内脏血管阻力（门静脉压）、中心静脉压（肝静脉压），从而使肝血流量减少。肝血流量的减少可引起潜伏期或已患病毒性肝炎患者全麻后发生暴发性肝坏死。因此，在肝脏手术或肝病患者的非肝脏手术中，应尽量维持肝血流量稳定。此外，交感神经的兴奋、缺氧、二氧化碳蓄积亦可以引起肝血流量的较少。

**394. 对于肝硬化患者，麻醉和围术期管理中应遵循哪些原则？**

① 做好充分术前准备，纠正内环境紊乱；② 术中减少一切不必要的用药，以减轻肝脏的解毒负担；③ 选用对肝脏血流、代谢等影响小的麻醉药；④ 术中力求血流动力学平稳，减轻肝脏的缺血再灌注损伤；⑤ 围术期除加强生理监测外，更应注意动态监测生化及凝血功能；⑥ 保肝治疗应贯穿于术前、术中及术后。

### 395. 老年肝硬化患者对丙泊酚和依托咪酯的代谢有何特点？

丙泊酚首先在肝脏中被代谢为低活性的代谢产物，然后经肾脏排出。丙泊酚具有高蛋白结合率，其药代动力学受血清蛋白水平影响。老年肝硬化患者丙泊酚的清除能力下降。

依托咪酯在肝脏中代谢，首先被水解为无活性复合物。然后经肾（78%）和胆道（22%）清除。依托咪酯清除率和首次分布容积随年龄增长而下降，因此老年肝硬化患者依托咪酯所需剂量下降。

### 396. 常见吸入麻醉药对肝硬化老年患者的肝功能有何影响？

异氟烷、地氟烷和七氟烷没有明显的肝毒性。氟烷既降低肝功能，也降低肝血流量，本身有潜在的肝细胞毒性，应避免使用。

### 397. 肝硬化老年患者对阿片类药物的代谢有何特点？

阿片类药物如吗啡、哌替啶等完全经肝脏代谢，其血浆半衰期延长，且能诱发肝性脑病，因此对肝硬化患者，这些药物应该避免使用。芬太尼也完全经肝脏代谢，但受肝脏影响较小，但长时间输注的影响尚不可知。瑞芬太尼是一种短效的阿片类药物，其被血中或组织中酯酶分解，不受肝功能障碍的影响，可持续输入，但应考虑进行有效的术后镇痛。总之，肝脏疾病患者对阿片类药物耐受性良好，但需要注意避免使用过量导致心排量下降和低血压。

### 398. 老年肝硬化患者对去极化肌肉松弛药的代谢有何特点？

肝病患者对肌肉松弛药的作用主要表现为肌肉松弛作用延长。去极化肌肉松弛药：琥珀胆碱的作用时间和清除率本身与年龄关系不大，但它的起效时间在老年人中明显延迟。肝硬化时可能降低血浆胆碱酯酶活性，从而延长其作用时间。

### 399. 肝硬化老年患者对非去极化肌肉松弛药的代谢有何特点？

① 甾类：对于肝硬化老年患者，泮库溴铵、维库溴铵和罗库溴铵肝清除率降低，作用时间延长；② 苄异喹啉类：阿曲库铵和顺式阿曲库铵可应用于肝功能障碍患者，因为该药物经 Hofmann 快速清除代谢并经肾脏排泄，不受年龄和肝病的影响。

**400. 肝硬化老年患者对利多卡因、丁哌卡因的代谢有何特点？**

老年人利多卡因和丁哌卡因的消除半衰期延长，当重复给药或持续输注时，局部麻醉药物过量的风险增加。此外，利多卡因和丁哌卡因的代谢也受肝硬化时肝功能异常的影响。

**401. 对伴有严重肝病的患者（如 CTP 分级为 B 级或 C 级肝硬化）的术中管理目标是什么？**

① 最大程度增加肝脏灌注和氧供；② 防治并发症，如肝性脑病、脑水肿、凝血障碍、出血和门静脉高压。

**402. 对于肝硬化老年患者的麻醉处理，有哪些注意事项？**

（1）肝脏的位置隐蔽，术中需要良好的肌肉松弛才能充分暴露肝门。

（2）肝脏对低血压及缺氧的耐受性差，术中需要注意充分给氧和防治低血压，对门静脉和肝动脉血流的阻断时间不宜超过 30 分钟。

（3）下腔静脉有受压或误伤的可能，需要对术中的失血和输血应做好充分的估计和准备。

（4）在肝脏切除手术中，维持较低的中心静脉压可减少输血量。

（5）纠正患者的凝血功能障碍，降低围术期出血风险。

（6）术中肝脏与骨骼肌产热减少，暴露体表及创面散热增加，需要防治低体温。

## 四、合并消化道溃疡的老年患者的非消化道手术麻醉管理

**403. 什么是消化性溃疡？**

消化性溃疡（peptic ulcer，PU）指胃肠黏膜发生的炎性缺损，通常与胃液的胃酸和消化作用有关，病变穿透黏膜肌层或达更深层次。消化性溃疡常发生于胃、十二指肠，可发生于食管-胃吻合口、胃-空肠吻合口或附近，含有胃黏膜的 Meckel 憩室等。

**404. 什么是复合溃疡？**

复合溃疡是指胃和十二指肠均有活动性溃疡，多见于男性，幽门狭窄、梗阻发生率较高。

### 405. 什么是幽门管溃疡？

幽门管溃疡是指发生在胃窦与十二指肠之间的 2 cm 长的狭窄管状结构内的溃疡，由于内镜下检查幽门管并不呈管状，故又称幽门前区溃疡。该类患者一般餐后很快发生疼痛，易出现幽门梗阻、出血和穿孔等并发症。

### 406. 什么是球后溃疡？

指发生在十二指肠降段、水平段的溃疡。多位于十二指肠降段的初始部及乳头附近，溃疡多在后内侧壁。疼痛可向右上腹及背部放射。严重的炎症反应可导致胆总管引流障碍，出现梗阻性黄疸等。

### 407. 什么是巨大溃疡？

指直径>2 cm 的溃疡，常见于有非甾体抗炎药（NSAIDs）服用史及老年患者。巨大十二指肠球部溃疡常在后壁，易发展为穿透性，周围有大的炎性团块，疼痛可剧烈而顽固、放射至背部，老年人也可没有症状。

### 408. 老年人的消化系统有哪些生理变化？

（1）老年人胃腺多种细胞分泌功能减弱，胃酸、胃蛋白酶分泌减少，胃排空时间延长。

（2）胃肠道功能异常可能导致营养物质吸收障碍，出现营养不良。吸收不良可能只累及单一成分，但更为常见的是多种成分的吸收障碍，常与慢性疾病有关。

（3）胃病及胃切除常出现难以解释的缺铁性贫血和内因子缺乏。

### 409. 老年人的消化道溃疡有什么特点？

老年人溃疡临床表现多不典型，常无症状或症状不明显，疼痛多无规律，较易出现体重减轻和贫血。胃溃疡多位于胃体上部，溃疡常较大，易被误认为胃癌。由于 NSAIDs 在老年人使用广泛，老年人溃疡有增加的趋势。

### 410. 引起难治性溃疡的可能因素有哪些？

难治性溃疡指经正规抗溃疡治疗而溃疡仍未愈合。可能的因素包括：① 病因尚未去除，如仍有幽门螺杆菌（Helicobacter pylori，Hp）感染，或持续服用 NSAIDs 等致溃疡药物等；② 穿透性溃疡；③ 特殊病因，如克罗恩病、促胃液素瘤、放疗术后等；④ 某些疾病或药物影响抗溃疡药物吸收或效价降低；⑤ 误诊，如胃或十二指肠恶性肿瘤；⑥ 不良诱因存在，包括吸烟、酗酒及精神应激等。

### 411. 治疗消化性溃疡常用的药物种类有哪些？

（1）抑酸药：质子泵抑制剂（proton pump inhibitors，PPI）如奥美拉唑、兰索拉唑等；$H_2$ 受体拮抗剂如西咪替丁、雷尼替丁等。

（2）抗生素：Hp 阳性患者均应根除 Hp，可选用抗生素如克拉霉素、阿莫西林、甲硝唑、呋喃唑酮、四环素等。

（3）保护胃黏膜：抗酸药如铝碳酸镁、氧化镁、氢氧化铝等；胃黏膜保护药如铋剂、硫糖铝、前列腺素（PG）衍生物等。

### 412. 何种情况下消化性溃疡患者需要接受手术治疗？

手术治疗指征：① 并发消化道大出血，经药物、胃镜及血管介入治疗无效时；② 急性穿孔，慢性穿透溃疡；③ 瘢痕性幽门梗阻；④ 胃溃疡疑有癌变。

### 413. 消化性溃疡患者需要行哪些麻醉前准备？

消化道溃疡患者多伴有贫血和低蛋白血症，若为择期手术，必要时应予以小量多次输血或补充白蛋白。麻醉前应尽力予以调整，以提高患者对手术、麻醉的耐受性，减少术后并发症。

### 414. 胃镜检查对消化性溃疡患者有哪些意义？

① 确定有无病变、部位及分期；② 鉴别良恶性溃疡；③ 治疗效果的评价；④ 对合并出血者给予止血治疗；⑤ 对合并狭窄梗阻患者给予扩张或支架治疗；⑥ 超声内镜检查，评估胃或十二指肠壁、溃疡深度、病变与周围器官的关系、淋巴结数目和大小等。

### 415. 手术治疗消化性溃疡的常用术式是什么？

① 穿孔缝合术：适用于胃或十二指肠溃疡急性穿孔。近年来，胃十二指肠溃疡穿孔多采用腹腔镜方式进行，仅部分合并出血或腹腔污染严重的患者仍需开放手术；② 胃大部切除术：胃十二指肠溃疡保守治疗无效或者并发穿孔、出血、幽门梗阻、癌变者。胃大部切除术主要包括胃组织的切除和重建胃肠连续性。

### 416. 围术期上消化道出血患者的输血指征是什么？

应严格掌握输血指征，实行限制性输血策略，输血仅作为紧急治疗措施。目前，对包括重症患者在内的血流动力学稳定的成年住院患者，Hb<70 g/L 时建议输血。对于大的肿瘤切除手术和患有心血管疾病的患者，建议 Hb<80 g/L 时输血。输血指征应视病情而定，患者出现急性进行性出血或有明显器官、组织缺血缺氧症状时，即使其 Hb 水平高于输血指征建议值，仍应考虑输血；但当患者 Hb>100 g/L 时，无论何种情况输血均是无益的。

### 417. 手术治疗消化性溃疡易出现哪些并发症？

术后胃出血；十二指肠残端破裂；胃肠吻合口破裂或瘘；术后梗阻；倾倒综合征；缺铁性贫血等。

### 418. 应激性溃疡和药物相关性溃疡有何特点？

应激性溃疡是由物理损伤或热创伤、休克、脓毒症和其他因素（包括情绪紧张）等导致的，一般发生在分泌胃酸的胃近端部分，溃疡仅限于黏膜，通常能够治愈且没有严重后遗症。药物相关性溃疡是药物引起舒血管和缩血管前列腺素之间的不平衡，扰乱黏膜内的微循环，导致发生溃疡。两种溃疡的病因及发病过程相似，均以微循环障碍和局灶性缺血为初始表现，进一步发展为瘀点和浅溃疡。

### 419. 糖皮质激素对伴有消化性溃疡的老年患者有什么影响？

活动性消化性溃疡是应用糖皮质激素的禁忌证。糖皮质激素会刺激胃酸和蛋白酶分泌，诱发或加重消化道溃疡及出血，因此有消化道溃疡病史者慎用糖皮质激素。若必须应用激素治疗，注意不与非甾体消炎药联用，也可常规加用胃肠黏膜保护药物，如 PPI 等。

### 420. 酚妥拉明对伴有消化性溃疡的老年患者有什么影响？

酚妥拉明是 α 受体阻滞剂，它会导致迷走神经亢进，导致胃肠功能紊乱。如肠蠕动增加，腹泻、腹痛及组胺样作用，胃酸分泌增加，胃溃疡是其相对禁忌证。酚妥拉明兴奋胃肠道平滑肌的作用可以被阿托品拮抗。

### 421. 非甾体抗炎药（nonsteroidal antiinflammatory drugs, NSAIDs）会产生哪些消化道并发症？

上消化道并发症：表浅黏膜改变、糜烂性胃炎、溃疡以及溃疡并发症，如消化道出血、穿孔、梗阻等。下消化道并发症：黏膜红斑、黏膜剥脱、淤血斑点、绒毛萎缩、溃疡、出血、隔膜形成、肠腔狭窄和穿孔等。

NSAIDs 相关性小肠黏膜损伤比胃黏膜损伤更常见，隔膜样变是其特征性病变。由 NSAIDs 引起的小肠出血、蛋白质丢失、回肠吸收障碍、肠通透性升高统称为 NSAIDs 相关性肠病。

**422. 对于消化道溃疡患者健康宣教的主要建议有哪些？**

① 生活规律，保持愉快心情；② 戒烟、戒酒；③ 养成良好的饮食习惯，定时定量，细嚼慢咽；④ 慎用非甾体抗炎药以及皮质激素类药物，此类药物会直接损害胃黏膜，刺激胃酸分泌增加，诱发或加重溃疡；⑤ 由于溃疡复发率高，需严格按照医师指示服药，定期复查。

## 五、合并便秘老年患者的麻醉管理

**423. 什么是便秘？**

便秘（constipation）是指排便次数减少、粪便干硬和排便困难。排便次数减少指每周排便少于 3 次。排便困难包括排便费力、排除困难、排便不尽感、排便费时、需手法辅助排便。我国老年人有便秘症状者高达 15%～20%，女性多于男性，随着年龄增长，患病率明显增加。便秘持续＞12 周为慢性便秘，可分为器质性和功能性便秘。

**424. 功能性便秘常见原因有哪些？**

（1）进食量少，食物缺乏纤维素或水分不足，对结肠运动的刺激减少。

（2）因工作紧张、生活节奏过快、工作性质和精神因素等干扰了正常的排便习惯。

（3）结肠运动功能紊乱，常见于肠易激综合征。

（4）腹肌及盆腔肌张力差，排便推动力不足，难以将粪便排出体外。

（5）滥用泻药，形成药物依赖，造成便秘；老年体弱，活动过少，肠痉挛致排便困难。

**425. 器质性便秘常见原因有哪些？**

（1）直肠与肛门病变引起肛门括约肌痉挛、排便疼痛，造成惧怕排便，如痔疮、肛裂等。

(2) 局部病变导致排便无力：如大量腹腔积液等。

(3) 结肠完全或不完全性梗阻：结肠良、恶性肿瘤，克罗恩病等。

(4) 腹腔或盆腔内肿瘤压迫：如子宫肌瘤。

(5) 全身性疾病使肠肌松弛、排便无力：尿毒症、糖尿病等。

(6) 药物不良反应：应用吗啡类药、抗胆碱能药等使肠肌松弛引起便秘。

### 426. 相比于年轻人，为什么老年人便秘患病率较高？

随着年龄的增加，老年人的食量和体力活动明显减少，消化液分泌减少，肠管张力和蠕动减弱，腹腔及盆底肌肉乏力，肛门内外括约肌减弱，胃结肠反射减弱，直肠敏感性下降，使食物在肠内停留过久，水分过度吸收引起便秘。结肠平滑肌收缩力降低也可能引起老年人便秘。

### 427. 老年性便秘常合并有哪些疾病？

老年人常因患老年性痴呆或精神抑郁症而失去排便反射，引起便秘。老年人常并存多种慢性疾病，经常服用一些治疗炎性肠病、肿瘤、直肠脱垂、糖尿病、尿毒症、脑血管意外及帕金森病等的药物也容易引起便秘。

### 428. 老年便秘患者术前访视时，应同时注意哪些问题？

应注意排除各种引起便秘的原因，且要注意是否继发于内分泌疾病、神经功能障碍，如帕金森病、多发性硬化；还应注意服药史、精神障碍等。

### 429. 便秘诱发的缓慢性心律失常，应选用哪种药物？

有研究表明，反复排便晕厥患者主要有明显的交感神经功能障碍和伴随的副交感神经张力增加，从而导致缓慢性心律失常和低血压（血管扩张）。目前的指南建议静脉注射阿托品作为症状性心动过缓的一线药物。但考虑到晚期心肌病患者的心脏储备有限，在排便诱导缓慢性心律失常的情况下，肾上腺素可能是更好的选择。

### 430. 老年患者应用阿托品时应注意什么？

老年人容易发生抗 M 胆碱样不良反应，如排便困难、便秘、口干（特别是男性），故在使用阿托品前应注意观察有无便秘和尿量。

## 431. 日间手术时,是否应进行术前机械性肠道准备?

术前肠道准备可引起患者体液大量丢失,导致水电解质失衡,日间手术患者不推荐常规进行机械性肠道准备。术前肠道准备仅适用于需要术中结直肠镜检查或有严重便秘的患者。

## 432. 为什么会出现阿片类药物相关性便秘(opioid-induced constipation,OIC)?

阿片类镇痛药物引起便秘的机制可以概括为以下6点:① 胃肠道推进收缩减弱;② 水和电解质的分泌减少;③ 胃排空速度减慢;④ 幽门直肠括约肌张力增大;⑤ 肠道通过时间延长;⑥ 净腔的流体吸收大。基于以上机制,在合并使用抗酸药、抗胆碱药、利尿药、抗抑郁药、止吐药时会加重镇痛药物的便秘作用。

## 433. 阿片类药物引起的便秘有哪些特点?

阿片类药物引起的胃肠道不良反应中最受关注之一即便秘,其发生率可高达90%~100%。便秘可出现于阿片类药物应用的初期,持续存在于其镇痛治疗的全过程,且是唯一不因阿片类药物耐受而减少的不良反应。

## 434. 哪种阿片类药物对胃肠道影响较小?

μ受体激动剂可引起oddi括约肌痉挛,导致肠蠕动减慢。μ受体激动剂拮抗剂,可减少μ受体激动剂引起的便秘、促进胃肠道功能恢复,不易产生便秘的不良反应,并对胆道疼痛具有较好的缓解作用。

## 435. 如何诊断OIC?

参考美国多学科工作制定的OIC诊断标准:阿片类药物治疗超过1周,自主排便次数每周少于3次,排便费力,排便不尽感,大便干燥。但是应考虑到有些患者可能出现急性OIC,甚至服用一次阿片类药物后即出现便秘。另外,还需排除可能引起或加重便秘的共存疾病,包括慢性特发性便秘(功能性便秘)、梗阻性结肠癌、帕金森病、糖尿病以及致便秘用药(如抗抑郁药、止吐药)等。

## 436. OIC应如何预防?

① 预防性用药:刺激性泻药(如番泻叶,每天晨起2片,每天最多8片);聚乙二醇每天两次,每次10 g;阿片类镇痛药物加量时,缓泻剂也要加量;② 维持足够

液体摄入；③ 合理的膳食结构，建立正确的排便习惯；④ 适当参加锻炼。

### 437. OIC 应如何治疗？

① 常规给予缓泻剂预防阿片相关性便秘；② 对于顽固性便秘，联合不同机制的通便药物治疗无效时，可考虑皮下注射甲基纳曲酮 0.15 mg/kg，每天 1 次，但机械性肠梗阻无效。

### 438. 便秘患者推荐应用哪种吸入麻醉药？

肠道运动状态取决于肠道和中枢神经系统、激素、局部介质以及禁食或进食状态之间的相互作用。作为一种挥发性麻醉剂，七氟醚被证实不会影响胃肠蠕动活性，可用于便秘患者的麻醉。

### 439. 新斯的明如何刺激排便？

新斯的明可通过抑制乙酰胆碱酯酶，延长胆碱能活性并刺激胆碱能受体，从而刺激排便。这种不平衡的副交感神经活动可能导致心动过缓、流涎增加和胃动力增加，但这些反应均可通过合并应用阿托品来治疗。

### 440. 与新斯的明相比，舒更葡糖可否用于预计术后肠麻痹患者？

研究发现，与常规逆转肌松药物相比，舒更葡糖逆转神经肌肉阻滞会延迟肠蠕动，但尚无统计学差异。因此，对于术后预计有肠麻痹患者可使用舒更葡糖。

### 441. 术中水、电解质紊乱对胃肠道的影响？

液体及钠负荷过多会降低肠道蠕动、高钙血症也可能会导致便秘，因此术中应注意液体的输注量及电解质的平衡。

### 442. 右美托咪定对胃肠道有哪些影响？

右美托咪定对胃肠蠕动的影响很小，可降低因阿片药物引起的肠麻痹。PCA 中使用右美托咪定，可在改善镇痛的同时，减少阿片用量，降低阿片药物的不良反应。

（周永健，曹学照）

# 第六节 合并泌尿系统疾病行非泌尿系统手术老年患者的麻醉

## 一、合并肾功能不全老年患者的麻醉管理

### 443. 什么是肾功能不全？

肾功能不全是由多种原因引起的，肾小球严重破坏，肌酐清除率在 25～40 mL/min，使身体在排泄代谢废物和调节水、电解质和酸碱平衡等方面出现紊乱的临床综合征。分为急性肾功能不全和慢性肾功能不全。

### 444. 肾脏的生理功能有哪些？

肾脏的主要功能包括滤过功能（生成和排泄尿液，排出人体多余的水和代谢废物）；重吸收和排泄功能（调节机体内环境稳态，保持水电解质及酸碱平衡）；内分泌功能（调节血压、红细胞生成和骨骼成长等）。

### 445. 导致肾功能不全的常见病因有哪些？

导致急性肾功能不全的主要因素包括：麻醉和手术相关的因素、脓毒症、梗阻性黄疸、挤压伤、肾毒性药物。慢性肾功能不全一般与高龄、糖尿病、高血压、肥胖、心血管疾病、感染和滥用药物有关。

### 446. 肾功能不全的临床症状有哪些？

慢性肾功能不全的临床表现包括肾脏疾病本身的临床表现及肾功能减退后引起各系统并发症的表现，如血尿、蛋白尿、水肿、高血压等。急性肾功能不全症状通常出现于肾功能严重减退时，症状可能不典型，可见眼睑和下肢水肿。

### 447. 肾功能不全的疾病如何分类？

肾功能不全按发展缓急即按时间分类可分为慢性肾功能不全和急性肾功能不全。慢性肾功能不全是各种进展性肾病的最终结局；急性肾功能不全是肾功能骤然降低，并可能伴随尿量减少。

### 448. 肾功能不全患者的治疗原则是什么？

治疗原则包括：① 纠正病因：针对肾前性、肾性和肾后性不同病因进行治疗；② 营养支持：应根据每日出入量和体重变化进行补液，限制蛋白质摄入，接受透析者可适当提高蛋白质摄入；③ 并发症治疗；④ 肾脏替代治疗。

### 449. 合并肾功能不全的老年患者，如何进行全面细致的术前评估？

首先，全面地了解术前病史并评估患者服用的药物。其次，评估并发症。判断患者术前的容量状态。心电图了解高钾血症、低钙血症、心肌缺血、传导阻滞与心室肥厚。心脏彩超检查确定心脏功能、心肌肥厚、室壁运动异常与心包积液等。

### 450. 高血压合并肾功能不全的老年患者行择/限期手术，围术期血压的管理目标是什么？

对于尿蛋白>1.0 g/d 的患者，血压应<125/75 mmHg；尿蛋白<1.0 g/d，血压应<130/80 mmHg；透析患者血压推荐<140/90 mmHg。血管紧张素转化酶抑制剂、钙通道阻滞剂、利尿剂、β受体阻滞剂等降压药都可以应用。

### 451. 糖尿病合并肾功能不全的老年患者行择期或限期手术，围术期血糖的管理目标是什么？

推荐围术期维持血糖<10 mmol/L。肾功能不全老年患者围术期避免低血糖发作尤为重要。特别是在Ⅰ型糖尿病的透析患者中。如果使用胰岛素，则在1小时后检查血糖水平，或在围术期胰岛素输注时每30～60分钟检查血糖。

### 452. 终末期肾病的老年患者，全身麻醉术前禁饮食的时间为多久？

这类患者胃排空时间延迟，胃内容物或酸度增加，通常需要使用促进胃动力的药物及抑制胃酸分泌的药物，以降低吸入性肺炎的风险。但同时应注意术前不宜禁食时间过久。超声确定胃排空情况有助于指导麻醉。

### 453. 肾功能不全对静脉麻醉药有什么影响？

肾功能受损对丙泊酚与依托咪酯的药代动力学影响不大。在低血容量、老年人或已知共存心力衰竭的透析患者中应减少丙泊酚的诱导剂量。肾脏疾病仅轻微改变氯胺酮的药代动力学。但氯胺酮的继发性高血压效应对高血压患者非常不利。

### 454. 肾功能不全对苯二氮䓬类药有什么影响？

地西泮和咪达唑仑的蛋白结合率高，因此，低蛋白血症的患者对其敏感性增强。终末期肾病患者咪达唑仑及其主要代谢产物 $\alpha_1$-羟基咪达唑仑的清除率降低。此外，终末期肾病（ESRD）中咪达唑仑的蛋白结合降低，导致游离咪达唑仑血浆水平升高。

### 455. 肾功能不全对阿片类药有什么影响？

芬太尼、瑞芬太尼和舒芬太尼等短效阿片类药物的药代动力学和药效学反应不受 ESRD 的影响，但应注意患者的个体差异。舒芬太尼和芬太尼都已被用于肾衰竭患者，但其在肾衰竭患者中半衰期和清除率变异性更大。曲马多、吗啡和哌替啶的代谢产物容易发生蓄积导致呼吸抑制，应避免使用。

### 456. 肾功能不全对吸入麻醉药有什么影响？

异氟烷、七氟烷和地氟烷主要通过呼吸消除，而不依赖肾功能，且对肾血流影响小。

### 457. 肾功能不全对肌肉松弛药有什么影响？

肾功能严重受损时应避免使用其消除主要依赖肾的药物，如长时效肌肉松弛药（哌库溴铵）。可选用经 Hofmann 消除的顺阿曲库铵和阿曲库铵，但要注意内环境改变对其 Hofmann 消除的影响，以及其代谢产物最终要经肾脏排除。

### 458. 合并肾功能不全的老年患者，围术期如何进行肾功能监测？

肾功能监测有如下方法：① 菊粉清除率：评估 GFR 的金标准，但费用高，设备要求高；② 血清肌酐（Scr）：老年患者的血清肌酐水平明显低于中青年，不是评价老年肾功能的理想指标；③ 肌酐清除率（Ccr）：比较可靠，但肾功能恶化下仅使用 Ccr 易高估肾小球滤过；④ 尿液分析：作用有限，但对肾小管功能不全与肾外疾病有意义。

### 459. 老年患者肌酐水平恒定是否代表肾功能正常？

否。与年龄相关的肌肉组织的丢失，使得老年患者肌酐及血浆肌酐含量减少，所以有的老年患者 GFR 降低，但肌酐仍可能正常。因此，单纯肌酐测定可能会低估老年患者的肾功能异常。

**460. 合并肾功能不全的老年患者，围术期如何进行心功能监测？**

可行：

（1）有创血压监测：可行连续有创测压和动脉压变异性指标监测，如每搏量变异度 SVV 和脉压变异度 PPV，可反映容量反应性。

（2）中心静脉压监测。

（3）经食管超声心动图（TEE），可监测容量状态、心肌的收缩和舒张状态，评价左右心功能等。

**461. 合并肾功能不全的老年患者，围术期如何进行脑功能监测？**

可行：① 脑灌注监测包括颈静脉球血氧饱和度（$SjvO_2$）、经颅多普勒监测（TCD）和局部脑氧饱和度（$rScO_2$）。② 神经电生理指标，如脑电双频指数（BIS）、Narcotrend 指数、听觉诱发电位（AEP）等，能反映全麻意识状态。

**462. 合并肾功能不全/术前透析的老年患者，如何进行麻醉前准备？**

无论是否存在肾衰竭，在大手术前均应对老年患者进行肾功能评估与优化。透析患者应详细了解并优化容量状态与电解质平衡。胃轻瘫常见，术前可给予抑酸药。建议麻醉诱导前建立有创血压监测。

**463. 合并肾功能不全的老年患者，如何选择血管活性药物？**

80%～85%的肾功能不全患者都有不同程度高血压，β 受体阻滞剂、钙通道阻滞剂、利尿剂等可以应用。手术期间发生低血压时，在采取其他纠正低血压的措施（如输液）前或期间，可小剂量间断静脉注射或短时间输注 α 受体激动剂。

**464. 合并肾功能不全的老年患者，术中少尿/无尿，如何处理？**

区分肾前性、肾性和肾后性。① 肾前性：指血管内容量减少或脓毒症、肝衰竭和充血性心力衰竭等导致肾血流减少。② 肾性：最常见由急性肾小管坏死引起。③ 肾后性：输尿管、膀胱、尿道梗阻；导尿管梗阻。随后纠正病因和处理并发症。

**465. 合并肾功能不全的老年患者，术中如果出现血尿，如何处理？**

查找病因，同时通知外科医师，必要时泌尿外科医师介入；根据血细胞情况按需输注血制品；密切关注凝血情况，送血样测血小板、PT、APTT、INR 或测 TEG；维持足够的尿量。

## 二、术前透析治疗老年患者的麻醉管理

**466. 血液净化治疗的种类和目的是什么？**

根据方式不同可分为血液透析、血液滤过、血液灌流、血浆置换、免疫吸附等。根据血液净化持续时间不同分为间断血液净化和连续性肾脏替代治疗（CRRT）。目的是清除体内代谢产物、异常血浆成分以及蓄积在体内的药物或毒物，纠正机体内环境紊乱。

**467. 透析指征是什么？**

包括：① GFR≤10 mL/(min·1.73 m$^2$)、不伴有糖尿病的患者，或 GFR≤15 mL/(min·1.73 m$^2$)、伴有糖尿病的患者；② 液体超负荷；③ 引起心电图改变的高钾血症或持续性高钾血症；④ 难以纠正的代谢性酸中毒；⑤ 药物不能控制的心功能衰竭；⑥ 伴有尿毒症症状等。

**468. 透析的并发症包括什么？**

包括：① 神经系统：失衡综合征、阿尔茨海默病；② 心血管系统：循环容量不足、低血压、心律失常；③ 肺：低氧血症；④ 胃肠道：腹水；⑤ 血液系统：贫血、一过性中性粒细胞减少、补体减少；⑥ 代谢：低钾血症、大量蛋白质丢失；⑦ 骨骼：骨软化、关节病、肌病；⑧ 感染：腹膜炎、输血相关肝炎。

**469. 长期透析的老年患者术前需要调整到什么状态，才能接受择期手术？**

① 纠正电解质紊乱；② 血压＜130/80 mmHg；③ 围术期维持血糖＜10 mmol/L；④ 营养师介入，充分透析，并增加营养摄入，从而减少伤口感染或裂开的风险；⑤ 对于贫血较重者术前给予促红细胞生成素刺激剂，酌情补充铁剂。

**470. 长期透析者心血管系统的变化有哪些？**

① 高血压和左心室肥厚：与钠潴留、肾素-血管紧张素增高等有关；② 心力衰竭：与水潴留、高血压、贫血及尿毒症心肌病有关；③ 心包炎：与毒素蓄积、低蛋白质及心力衰竭等有关；④ 尿毒症性心肌病；⑤ 心律失常；⑥ 外周血管与冠状动脉粥样硬化；⑦ 循环容量不足。

### 471. 临床常见肾毒性的药物都有哪些？

肾灌注降低：NSAIDs、ACEI、放射性造影剂、两性霉素 B、环孢素和他克莫司；直接损伤肾小管：氨基糖苷类、放射性造影剂、两性霉素 B、甲氨蝶呤、顺铂等；肾小管阻塞：可卡因、放射性造影剂、甲氨蝶呤、阿昔洛韦和洛伐他汀等；免疫性炎症：NSAIDs、利尿剂、头孢菌素、青霉素、磺胺类、西咪替丁、质子泵抑制剂等。

### 472. 术前透析者麻醉诱导期的注意事项有哪些？

麻醉诱导时容易发生低血压。依托咪酯可以保持血流动力学的稳定。高血压患者不宜使用氯胺酮。同样要避免插管时血压、心率较大的波动，可在插管前局部麻醉药喷喉表面麻醉。

### 473. 术前透析的老年患者，如何进行血流动力学管理？

术中应实施连续有创动脉血压监测。动脉压力波形分析和经食管超声心动图，有利于指导心功能差的患者的血流动力学和液体治疗。术中应严密监测尿量，采取防止缺血性肾损伤的保护措施，特别是保证心输出量及有效的血压。

### 474. 如何评估透析治疗老年患者的术前容量状态？

详细了解透析次数、透析模式及围术期透析时机。了解透析前和透析后的体重。透析过程中体重下降 2 kg 以上说明血管内容量丢失，可能导致麻醉诱导时或诱导后出现严重的低血压。

### 475. 术中出现严重的高钾血症时，紧急处理方法包括什么？

① 10％葡萄糖酸钙 10 mL 稀释后缓慢静脉推注；② 5％碳酸氢钠 100 mL 静脉滴注；③ 10％葡萄糖注射液 500 mL 加胰岛素 10 IU 静脉滴注；④ 呋塞米 40 mg 静脉推注。以上措施无效的患者，透析是最有效的治疗方法。

### 476. 合并肾功能不全的老年患者，术后需要肌松拮抗，如何选择拮抗剂？

肾排泄是依酚氯铵、新斯的明与溴吡斯的明的主要消除途径，这些药物在肾功能受损的患者中半衰期延长。严重肾功能损害患者不推荐使用布瑞亭。轻度和中度肾功能损害患者(30 mL/min≤肌酐清除率<80 mL/min)，推荐剂量与无肾功能损害者相同。

**477. 终末期肾病老年患者,特别是需要长期透析的患者,影响麻醉管理的常见并发症包括哪些?**

① 心血管:冠状动脉疾病外周血管和脑血管疾病、高血压、心力衰竭、心房颤动。② 呼吸:肺水肿、胸腔积液。③ 胃肠道:胃排空延迟、应激性溃疡。④ 肾脏系统:液体和电解质紊乱。⑤ 血液学:贫血和出血倾向。⑥ 内分泌:糖尿病、骨骼和矿物质代谢紊乱。

**478. 术前透析治疗的老年患者,在进行中下腹部手术或骨科下肢手术时,如何更合理的选择麻醉方式?**

术前透析的患者需考虑出血倾向以及透析过程中遗留的肝素的作用。若不能排除此类情况,则在中下腹手术或骨科下肢手术时,应酌情选择全身麻醉。

**479. 术前透析的老年患者术中液体管理的原则是什么?**

肾功能下降缩小了液体不足和过量之间的安全界限。术中补液应谨慎调整,有条件者术中可监测经食管超声心动图以指导液体管理。对于术中最适合的中心静脉压和血压范围仍存在较大争议。但一般认为中心静脉压<5 $cmH_2O$ 或平均动脉压<80 mmHg 可能会影响肾功能。

**480. 肾功能不全/术前透析的老年患者围术期输血指征是什么?**

这类患者贫血的主要原因在于促红细胞生成素降低,应首先应用外源性促红细胞生成素类药物,尽可能避免围术期输血,以减少输血相关并发症。然而,持续手术出血或血红蛋白<70 g/L 的患者应考虑输注去白红细胞或辐照红细胞。

**481. 肾功能不全/术前透析的老年患者术后如何转归(PACU 或 ICU)?**

在麻醉后恢复室(PACU)观察后,绝大多数肾功能不全/依赖透析的患者可返回常规手术病房。转入重症监护室(ICU)适用于在重大外科手术后血流动力学不稳定的患者或者那些可能出现围术期并发症的患者。

**482. 肾功能不全/术前透析治疗的老年患者如何实施术后疼痛管理?**

应采用多模式镇痛,包括非阿片类镇痛药的组合,区域麻醉技术和局麻伤口浸润。尽可能避免使用阿片类药物,因为阿片类药物及其代谢物在终末期肾病患者可能蓄积。肾功能不全老年患者应避免使用非甾体镇痛药。

**483. 术前透析的老年患者术后管理要点有哪些？**

应在术后早期检查血清尿素、肌酸酐和电解质水平。视情况允许应延迟透析，直到手术引起的液体转移和出血风险下降。如果行血液透析，应减少或不用肝素。如果患者术后血流动力学不稳定，可以使用连续性肾脏替代疗法（CRRT）代替血液透析。

## 三、肾移植后老年患者的麻醉管理

**484. 肾移植后患者常用药物可能有哪些？**

常用药物有以下 3 种：① 免疫抑制剂：糖皮质激素（泼尼松等），抗代谢药（吗替麦考酚酯等），钙调磷酸酶抑制药（环孢素等），mTOR 抑制药（西罗莫司等），烷化剂（环磷酰胺等），生物制剂（抗淋巴细胞球蛋白等）；② 抗病毒药物，主要用于对巨细胞病毒、疱疹病毒、带状疱疹病毒、人类微小病毒 B19 的预防或治疗；③ 抗菌药：复方磺胺甲噁唑，预防肺孢子菌肺炎。

**485. 围术期加重肾功能不全的因素有哪些？**

术后并发症如脓毒症、梗阻性黄疸、挤压伤；肾毒性药物，如造影剂、某些抗生素、血管紧张素转化酶抑制剂、非甾体抗炎药；与麻醉和手术相关的因素，如低血容量、腹腔镜手术等。

**486. 哪些肾功能不全患者需要进行肾移植手术？**

肾移植适用于各种原因导致的终末期肾病，但需术前全面评估受体状态，包括心肺功能、预期寿命以及是否合并活动性感染、新发或复发恶性肿瘤、活动性消化道溃疡、进展性代谢性疾病等情况。

**487. 肾移植术后中枢神经系统并发症有哪些？**

肾移植后中枢神经系统并发症有三大类：弥漫性脑病、局灶性中枢神经系统异常（脑血管意外、脑淋巴瘤等）、癫痫。可能原因包括免疫抑制剂（钙调蛋白抑制剂）、凝血机制异常，肾移植中、移植后大剂量糖皮质激素的应用，移植后排斥反应等。

**488. 肾移植术后患者贫血的原因有哪些？**

① 移植术后药物对贫血的影响；② 肾移植术后促红细胞生成素水平；③ 体内

存在感染及炎症状态；④ 特殊病毒感染、微小病毒 B19 感染、CMV 感染；⑤ 肾移植术后的伴随疾病导致血原料缺乏或慢性失血。

**489. 有肾移植病史的老年患者术前考虑有哪些？**

术前评估应包括：① 尿素和电解质、肾小球滤过率、尿检和尿量；② 肾移植的时间；③ 心血管功能，应假定所有糖尿病和高血压老年患者都有一定程度的冠状动脉疾病，建议行心电图和经胸超声心动图；④ 合并糖尿病者血糖控制情况。

**490. 有肾移植病史的老年患者麻醉期间注意事项是什么？**

① 选择较少依赖肾脏排泄的麻醉药物；② 非心脏手术后急性肾损伤发生率高，建议术中使用有创监测和围术期 TEE 以确保维持肾脏的灌注；③ 个体化目标导向的液体治疗；④ 输血可能会引起异体免疫和产生针对移植肾脏的 HLA 抗体。

**491. 有肾移植病史的老年患者术后关注重点是什么？**

重点关注患者肾功能的维持、体液平衡、心血管并发症、糖尿病的控制及感染预防。肾功能恶化的患者应尽快恢复其抗排异机制。与移植中心保持密切沟通，及时调整免疫抑制剂的剂量，或开始有效的抗感染策略。

**492. 有肾移植病史的老年患者行外科手术围术期管理目标是什么？**

有肾移植病史的老年患者通常患有多种疾病。单个移植肾的功能受糖尿病或高血压等全身原发疾病的影响，因此，围术期管理有 3 个主要目标：保护肾功能、优化心血管功能和避免感染。

（王煜，路志红）

# 第七节　合并内分泌系统疾病行非内分泌系统手术老年患者的麻醉

**493. 什么是糖尿病酮症酸中毒？**

糖尿病酮症酸中毒是指由于各种诱因导致糖尿病患者出现高血糖、高血酮、酮尿、代谢性酸中毒、脱水和电解质紊乱等临床症候群。其特征为高血糖、阴离子间隙增高型代谢性酸中毒和酮血症三联征,代谢性酸中毒常是主要表现。糖尿病酮症酸中毒多发生于 1 型糖尿病患者。

### 494. 什么是高渗性高血糖状态？

糖尿病患者在各种诱因的作用下,血糖急剧升高,同时伴有严重脱水,形成高渗透压综合征,但是几乎不伴有酮症酸的蓄积。血清葡萄糖浓度常超过 33.3 mmol/L,多伴有神经系统症状,25%～50%的患者出现昏迷,又称高渗性非酮症糖尿病昏迷。高渗性高血糖状态多发生于老年 2 型糖尿病患者。

### 495. 老年糖尿病患者需警惕哪些心血管系统的并发症？

糖尿病患者发生各种心血管疾病的风险均显著增加,包括：高血压、冠心病、周围血管疾病、慢性充血性心力衰竭等。年龄大于 65 岁的糖尿病患者绝大多数都合并有症状或无症状的冠状动脉粥样硬化性心脏病,部分患者合并以心脏舒张功能障碍为主要表现的糖尿病性心肌病。

### 496. 除心血管并发症以外,还有哪些糖尿病相关并发症与麻醉管理密切相关？

糖尿病患者关节僵硬综合征可导致困难气道；糖尿病自主神经功能紊乱可导致心动过速和术中严重低血压；胃肠道功能紊乱导致反流误吸和术后恶心呕吐的风险增加；肾功能不全影响麻醉药物代谢,可导致苏醒延迟和肌松残余等；糖尿病脑血管病变可使围术期脑血管意外和术后神经功能障碍的发生率明显升高。

### 497. 糖尿病患者手术前为什么要求把血糖控制良好？

既往研究表明,术前及围术期的血糖和糖化血红蛋白水平控制不佳与不良外科预后明显相关。血糖控制不佳的糖尿病患者,术后死亡率、切口感染率、术后尿路感染、急性肾损伤和急性冠脉事件的发生率均较血糖控制良好的患者明显升高。

### 498. 糖尿病患者行择期手术术前血糖控制的目标是什么？

2015 年 MHS 糖尿病指南建议,对于择期手术患者,术前 HbA1c 应低于 69 mmol/mol(8.5%),如果 HbA1c＞69 mmol/mol 则应推迟择期手术,继续调整血糖。术前血糖应该应该控制在 6～10 mmol/L。

### 499. 老年糖尿病患者术中血糖控制的目标是什么？如何处理术中高血糖？

一般情况下，术中血糖控制的目标为 6～10 mmol/L。如果血糖超过 12 mmol/L，有条件的情况下应该检查血酮、尿酮和血气情况，警惕酮症酸中毒的可能性。对于合并单纯高血糖的 2 型糖尿病患者可给予静脉或皮下胰岛素治疗，皮下胰岛素单次注射剂量不超过 6 IU。给予胰岛素治疗后，需每小时复查一次血糖。

### 500. 如何处理术中低血糖？

糖尿病患者术中血糖 4～6 mmol/L，给予 20% 的高糖 50 mL 静脉注射；血糖低于 4 mmol/L 时，给予 20% 葡萄糖溶液 100 mL 静脉注射。

### 501. 合并糖尿病的老年患者行区域麻醉存在哪些潜在的风险？

合并糖尿病的老年患者行椎管内麻醉时血流动力学波动更大（尤其是合并自主神经功能病变的患者），且有研究认为椎管内感染的发生率更高。老年糖尿病患者行周围神经阻滞时导管感染、神经损伤、阻滞时间延长的发生率可能更高。

### 502. 甲状腺功能减退症患者有哪些临床表现可能影响围术期结局？

甲状腺功能减退症可累及机体多个系统，进而影响围术期结局：甲减造成全身性代谢减低，从而心率减慢和心肌收缩力降低；呼吸肌无力，肺对缺氧和高碳酸血症的反应减弱导致通气不足；肠道动力减弱会导致便秘和肠蠕动消失；甲减导致多种代谢异常，包括低钠血症、血肌酐上升，药物代谢降低。

### 503. 甲状腺功能减退症的严重程度分级是什么？

不同严重程度的甲减对手术的影响不同，按照严重程度可分为轻度甲减、中度甲减和重度甲减。轻度甲减包括亚临床甲减患者，指血清 TSH 浓度升高，血清游离 T4 浓度正常；中度甲减包括显性甲减、但无重度甲减特征的其他所有患者（TSH 升高，游离 T4 水平降低）；重度甲减包括黏液性水肿性昏迷患者，患者有严重甲减症状，如神志改变、心包积液和心力衰竭。

### 504. 甲状腺功能减退症患者术前应该怎么准备？

轻度甲减患者不建议推迟手术。中度甲减患者建议推迟择期手术，直至甲状腺功能状态恢复正常，限期手术不建议推迟，但是应注意可能发生的相关并发症；

重度甲减患者应推迟择期手术,直至甲状腺功能状态恢复正常,限期手术患者应尽快接受静脉甲状腺素制剂的替代治疗。

### 505. 甲亢患者的诊断标准是什么？

亚临床甲亢定义为 TSH 水平低而游离 T4 和 T3 水平正常,显性甲亢定义为 TSH 受抑制而游离 T4 和(或)T3 浓度升高。

### 506. 老年患者合并甲亢时，术前应该怎么准备？

亚临床甲亢患者通常可以进行择期手术或限期手术,老年患者合并甲亢时容易发生房性心律失常,因此术前可加用 β 受体阻滞剂,术后逐渐减停。显性甲亢患者建议推迟所有择期手术,直至充分控制甲状腺病情(游离 T4 和 T3 正常)。限期手术患者术前应尽快开始甲亢治疗,术前准备通常包括使用 β 受体阻滞剂、硫脲类药物和碘剂。

### 507. 嗜铬细胞瘤患者要进行术前准备的原因是什么？

嗜铬细胞瘤患者如果术前不接受内科治疗,手术过程中有可能发生致命性高血压危象、恶性心律失常、顽固性低血压和多器官功能衰竭,导致手术死亡率增高。

### 508. 嗜铬细胞瘤患者未使用 α 受体阻滞剂之前应避免使用哪些药物？

嗜铬细胞瘤患者在未阻断 α 受体的情况下应避免使用诱发嗜铬细胞瘤发作的药物,例如 β 受体阻滞剂、高血糖素、组胺和促进组胺释放的药物、甲氧氯普胺和大剂量皮质类固醇。

### 509. 嗜铬细胞瘤患者术前准备的目的是什么？

嗜铬细胞瘤术前准备的目的是：舒张外周血管,控制高血压和心动过速,补充减少的血容量,纠正循环容量不足,改善器官灌注。

### 510. 嗜铬细胞瘤患者术前准备的方法是什么？

嗜铬细胞瘤患者术前准备目前没有标准的方法,常用的方法包括：α 和 β 受体阻滞剂联合应用,钙通道阻滞剂和甲酪氨酸。首选长效非特异性 α 受体阻滞剂酚苄明来控制血压和心律失常,初始剂量为 10 mg,每日 1 次或每日 2 次,每 2～3 日增加 10～20 mg,最终剂量通常为 20～100 mg/d。一般可在开始 α 受体阻滞 7～

14 日后手术。

### 511. 肾上腺危象是什么?

肾上腺危象是指急性肾上腺皮质功能减退症,主要临床特征表现为容量不足和低血压。最常见于原发性肾上腺皮质功能减退症患者,但也可见于继发性或三发性肾上腺皮质功能减退症患者,其危及生命,需要立即治疗。

### 512. 肾上腺危象该怎么治疗?

肾上腺危象患者应立即接受治疗,同时进行诊断性检查。首先根据容量状态和尿量补充循环容量,并纠正低钠血症。补充糖皮质激素,建议氢化可的松 100 mg 静脉推注,然后每 6 小时静脉推注 50 mg(最初 24 小时共 200 mg),直至患者生命体征稳定且能够经口进食和服药。

(龚亚红)

## 第八节　合并血液系统疾病老年患者的麻醉

### 一、合并贫血老年患者的麻醉管理

### 513. 贫血的和定义和诊断标准是什么?

贫血是指全血细胞计数检查中一项或多项红细胞检测值降低,包括:血红蛋白浓度(hemoglobin, Hb)、血细胞比容(hematocrit, HCT)或红细胞计数。WHO 成人贫血诊断标准为男性血红蛋白<13 g/dL,女性血红蛋白<12 g/dL。

### 514. 贫血的分类包括哪些?

贫血根据红细胞形态学分为:大细胞性贫血(MCV>100),正细胞学贫血(MCV 80～100)和小细胞性贫血(MCV<80)。根据病因和发病机制也分为 3 类:① 红细胞生成减少;② 红细胞破坏增加;③ 红细胞丢失增加。

### 515. 老年患者发生贫血的常见原因有哪些?

60 岁以上患者的贫血患病率显著增加。老年人贫血的主要原因包括:约 1/3

为营养缺乏,1/3 为肾脏病贫血或慢性病性/炎症性贫血,其余 1/3 原因不明。不明原因的衰老性贫血是一种机制和定义都不明确的综合征,这是一种排除性诊断,应定期重新评估诊断,以避免漏诊可纠正的疾病。

### 516. 术前如何纠正贫血?

对于合并贫血的择期手术患者,术前应该排查贫血的原因并根据病因给予相应的治疗。营养缺乏性贫血患者,根据缺乏的元素补充铁剂、维生素 $B_{12}$ 或叶酸;慢性遗传性或获得性贫血患者,应请血液内科医生会诊,避免加重贫血的因素,并制定术中输血的方案;对于不明原因的慢性贫血,如无禁忌可考虑使用促红细胞生成素治疗。

### 517. 合并贫血的老年患者术中的输血指征是什么?

总体而言,目前多数指南推荐成人患者采用限制性的输血策略。血红蛋白<70 g/L 时,健康成人考虑输注红细胞;血红蛋白 70～80 g/L 时,老年患者行骨科或心脏手术时输注红细胞;血红蛋白 80～10 g/L 时,存在贫血相关症状,合并活动性出血或急性冠脉综合征患者考虑输注红细胞;血红蛋白>100 g/L,但术中监测明确提示重要脏器缺氧,且改善灌注也无法纠正缺氧状态时考虑输注红细胞。

### 518. 为了减少输血并发症,有哪些专门处理过的红细胞?

为了减少特定患者的输血并发症,常见的专门处理红细胞有:去白细胞的红细胞、辐照红细胞、去血浆的洗涤红细胞、巨细胞病毒血清阴性的红细胞等。

### 519. 哪些患者应该输注去白细胞的红细胞?

所有输血患者都去除红细胞中的白细胞是最理想的,但如果只能选择性去除白细胞,那以下患者应去除白细胞:长期输血患者,行心脏手术的患者,所有可能接受或已接受实体器官或造血干细胞移植的患者,之前发生过非溶血性发热性输血反应的患者,缺乏血清学阴性的成分血时,具有 CMV 血清学阴性风险的患者。

### 520. 输血可能会给老年患者带来什么特别的不良反应?

总体而言,输注红细胞的不良反应在老年患者中发生率更高。其中,输血相关循环超负荷在老年患者中最为常见,尤其是合并慢性充血性心力衰竭、慢性肺部疾病或肾功能不全的老年患者。输血相关肺损伤虽然发生率较低,但在老年患者中可导致严重不良预后。除了常见的输血并发症以外,输血在老年患者中还可导致谵妄等老年相关并发症。

**521. 库存血保存时间的长短对患者有何影响?**

红细胞在体外保存期间会发生变化,包括细胞活性和变形性下降,细胞中2,3二磷酸甘油水平下降,氨水平升高,钾离子渗漏等等。理论上来讲,红细胞保存时间越长,输注后携氧能力下降,且氧解离曲线左移。库存血的血浆钾浓度每日大约增加1 mEq/L,对于严重创伤、合并肾功能损伤或大量输血的老年患者,需要警惕高钾血症的风险。

## 二、术前抗凝治疗老年患者的麻醉管理

**522. 临床需要行抗凝治疗的常见原因有哪些?**

临床中血栓栓塞风险增加,需要行抗凝治疗的常见因素包括:心房颤动、人工心脏瓣膜、近期动静脉血栓栓塞等。

**523. 临床常用的抗凝药物有哪些?**

抗凝药是指抑制凝血级联反应中一个或多个步骤的药物,根据机制不同分为:抗凝血酶药(肝素类)、维生素K拮抗剂(华法林等)、直接凝血酶抑制剂(达比加群酯、阿加曲班等)和直接因子Xa抑制剂(利伐沙班、阿哌沙班等)等。

**524. 临床常用的抗血小板药物有哪些?**

抗血小板药物是指能够干扰血小板的聚集、释放颗粒内容物及血小板介导的血管收缩功能的药物。根据作用机制不同可以分为:① 环氧合酶抑制剂(阿司匹林、非甾体抗炎药和磺吡酮);② 血小板 $P2Y_{12}$ 受体阻滞剂(氯吡格雷、噻氯匹定、普拉格雷和坎格瑞洛等);③ 抗GP Ⅱb/Ⅲa受体的抗体(阿昔单抗、依替巴肽、替罗非班);④ 其他抗血小板药(双嘧达莫)。

**525. 什么是桥接抗凝?桥接抗凝的目的是什么?**

桥接抗凝是指围术期为了尽量缩短患者的无抗凝间期,从而降低血栓栓塞的风险,在停用长效抗凝药物(通常是华法林)期间使用短效抗凝药物(通常是低分子肝素)的抗凝方法。

## 526. 术前桥接抗凝该如何实施？

一般在手术前 3 天（即华法林停用 2 天），当 PT 和 INR 恢复至治疗范围以下时开始使用肝素或低分子肝素进行抗凝，然后于手术或有创操作前 24 小时停用低分子肝素。如果低分子肝素为每日 2 次，则停用术前晚间的肝素；如果低分子肝素使用每日 1 次的方案，则术前早晨使用每日剂量的一半。静脉使用治疗剂量的普通肝素时，手术前 4～5 小时停用肝素。

## 527. 普通肝素抗凝患者行椎管内麻醉前需停药多长时间？

采用普通肝素行抗凝治疗的患者应在行椎管内麻醉前 4～6 小时停药，并监测 aPTT 恢复正常。术中需要使用小剂量普通肝素时，至少在置管后 1 小时才能使用，停药 4～6 小时才能拔除导管。

## 528. 低分子肝素抗凝患者行椎管内麻醉前需停药多长时间？

使用预防剂量低分子肝素的患者至少应该停药 10～12 小时后才能行椎管内麻醉，手术结束拔除硬膜外导管后至少 6～8 小时再恢复低分子肝素治疗；使用治疗剂量低分子肝素的患者至少应该停药 24 小时后再行椎管内麻醉，手术结束后，每日单次给药的患者需在硬膜外导管拔除后 24 小时使用治疗剂量的低分子肝素，每日 2 次给药的患者在拔管后至少 6～8 小时给予第一个剂量，之后至少 24 小时再给予第 2 个剂量。

## 529. 接受抗血小板治疗的患者行椎管内麻醉前需停药多长时间？

目前的指南认为：阿司匹林单药抗血小板治疗行椎管内麻醉前无须停药，但与其他抗血小板联合应用时需停药 7 天以上；氯吡格雷和普拉格雷等 ADP 受体抑制剂需停药 7 天以上，噻氯匹定需停药 14 天以上；替罗非班和阿昔单抗需分别停药 8 小时和 48 小时，且血小板聚集功能正常；双嘧达莫单药用药时无须停药。

## 530. 接受抗凝/抗血小板治疗的老年患者行椎管内麻醉有哪些特殊注意事项？

接受抗凝/抗血小板治疗的老年患者行椎管内麻醉前应按照要求停药，检查凝血和血小板数量功能是否恢复正常，警惕患者是否口服人参、银杏等影响凝血的中草药，同时还应结合临床有无出血倾向和紫癜症状等进行综合判断。穿刺过程中严格控制操作次数，避免反复操作导致硬膜外血肿。高危患者建议采用细针单次腰麻，避免硬膜外置管。

### 531. 口服华法林治疗的患者行椎管内麻醉的停药原则是什么？

行椎管内麻醉前，华法林一般需要停药 4～5 天，且 INR 至少≤1.4。限期手术患者可根据手术紧急程度口服或静脉补充维生素 K(10 mg)，使 INR 尽快恢复正常。对于 INR 明显延长的急诊手术患者，可输注凝血酶原复合物或新鲜冰冻血浆快速纠正 INR。手术后，INR≤1.4 时可移除导管，INR 在 1.5～3 时撤管需谨慎，INR＞3 时暂缓撤管并将华法林减量。

### 532. 常见的血小板相关检查有哪些？

除了通过检查外周血图片来评估血小板的数量和形态之外，临床常用的血小板检测项目包括：人工和自动血小板计数，血小板聚集试验，血小板活化功能检测，血栓弹力图，体内出血时间，血小板介导的凝血酶生成，血小板功能分析仪等。

（龚亚红）

## 参考文献

[1] 中国心胸血管麻醉学会非心脏手术麻醉分会. 心脏病患者非心脏手术围麻醉期中国专家临床管理共识(2020)[J]. 麻醉安全与质控，2021，5(2)：63-77.

[2] 中华医学会麻醉学分会 $\alpha_1$ 激动剂围术期应用专家组. $\alpha_1$ 肾上腺素能受体激动剂围术期应用专家共识(2017 版)[J]. 临床麻醉学杂志，2017，33(2)：186-192.

[3] 卿恩明. 心血管手术麻醉学[M]. 北京：人民军医出版社，2006.

[4] 中华医学会麻醉学分会. 中国麻醉学指南与专家共识[M]. 北京：人民卫生出版社，2014：215-221.

[5] 中国高血压防治指南修订委员会，高血压联盟(中国)，中华医学会心血管病分会. 中国高血压防治指南 2018 年修订版[J]. 中国心血管杂志，2019，24(1)：24-56.

[6] 中国心胸血管麻醉学会，北京高血压防治协会. 围术期高血压专家共识[J]. 临床麻醉学杂志，2016，3(32)：295-297.

[7] 中国心肌炎心肌病协作组，中华医学会心血管病学分会. 中国扩张型心肌病诊断和治疗指南(2018)[J]. 临床心血管杂志，2018，34(5)：421-434.

[8] 中华医学会心血管病学分会中国成人肥厚型心肌病诊断与治疗指南编写组，中华心血管病杂志编辑委员会. 中国成人肥厚型心肌病诊断与治疗指南(2017 版)[J]. 中华心血管病杂志，2017，45(12)：1015-1032.

[9] 中华医学会心电生理和起搏分会中国医师协会心律学专业委员会. 室性心律失常中国专家共识. 中国心脏起搏与心电生理杂志，2016，(4)：283-325.

[10] 经食管超声动图临床应用中国专家共识专家组. 经食管超声心动图临床应用中国专家

共识［J］.中国循环杂志,2018,33(1):11-23.

[11] 中国老年高血压治疗共识专家委员会.中国老年高血压治疗专家共识［J］.中华老年心脑血管病杂志,2008,10(9):641-649.

[12] JOEL A. KAPLAN,DAVID L. REICH,CAROL L. LAKE,et al.卡普兰心脏麻醉学［M］.岳云,于布为,姚尚龙,译(第5版).北京:人民卫生出版社,2008.

[13] 曹克将,陈明龙,江洪,等.室性心律失常中国专家共识［J］.中国心脏起搏与心电生理杂志,2016,20(4):279-326.

[14] KUSUMOTO F M,SCHOENFELD M H,BARRETT C et al. 2018 ACC/AHA/HRS guideline on the evaluation and management of patients with bradycardia and cardiac conduction delay. A Report of the American College of Cardiology/American Heart Association Task Force on Clinical Practice Guidelines and the Heart Rhythm Society［J/OL］. Heart Rhythm,2019;16(9):e227-e279.

[15] PONIKOWSKI P,VOORS A A,ANKER S D,et al. 2016 ESC guidelines for the diagnosis and treatment of acute and chronic heart failure:the task force for the diagnosis and treatment of acute and chronic heart failure of the European Society of Cardiology (ESC). Developed with the special contribution of the Heart Failure Association (HFA) of the ESC［J］. Eur J Heart Fail,2016,18(8):891-975.

[16] NASR V G,GOTTLIEB E A,ADLER A C,et al. Selected 2018 Highlights in Congenital Cardiac Anesthesia［J/OL］. Journal of Cardiothoracic and Vascular Anesthesia,2019,33(10):2833-2842.

[17] DUCEPPE M,PARLOW J,MACDONALD P,et al. Canadian Cardiovascular Society Guidelines on Perioperative Cardiac Risk Assessment and Management for Patients Who Undergo Noncardiac Surgery［J］. Canadian Journal of Cardiology,2017,33(1):17-32.

[18] VALGIMIGLI M,BUENO H,BYRNE R A,et al. 2017 ESC focused update on dual antiplatelet therapy in coronary artery disease developed in collaboration with EACTS:The Task Force for dual antiplatelet therapy in coronary artery disease of the European Society of Cardiology (ESC) and of the European Association for Cardio-Thoracic Surgery (EACTS)［J］. Eur Heart J,2018,39(3):213-260.

[19] NISHIMURA R A,OTTO C M,BONOW R O,et al. 2017 AHA/ACC focused update of the 2014 AHA/ACC guideline for the management of patients with valvular heart disease:a report of the American College of Cardiology/American Heart Association task force on clinical practice guidelines［J］. Circulation,2017,135(25):1159-1195.

[20] FLEISHER L A,FLEISCHMANN K E,AUERBACH A D,et al. 2014 ACC/AHA guideline on perioperative cardiovascular evaluation and management of patients undergoing noncardiac surgery:executive summary:a report of the American College of Cardiology/American Heart Association Task Force on Practice.

[21] 贾建平,苏川著.神经病学(第8版).北京:人民卫生出版社,2018.

[22] 郝伟,陆林.精神病学(第8版).北京:人民卫生出版社,2018.

[23] 邓小明,姚尚龙.现代麻醉学(第4版).北京:人民卫生出版社,2014.

[24] 许力,罗天元,等.术前抗焦虑专家共识(2020版).中华医学会麻醉学分会.

[25] 姚瑶,高原. 老年抑郁症病因及发病机制研究新进展. 中华老年病研究电子杂志,2018,(5):2.

[26] Dusica M Stamenkovic et al. Preoperative anxiety and implications on postoperative recovery: what can we do to change our history. Minerva Anestesiol. 2018 Nov;84(11):1307-1317.

[27] 王天龙,黄宇光,李天佐,等. 危重症患者麻醉管理进阶参考[M]. 北京:北京大学医学出版社,2012,81-86.

[28] 中华医学会麻醉学分会老年人麻醉学组,国家老年疾病临床医学研究中心中华医学会精神病学分会,国家睡眠研究中心,国家老年麻醉联盟(NAGA)中国心胸血管麻醉学会围术期器官保护分会. 中国老年患者围术期脑健康多学科专家共识(一)[J]. 中华医学杂志,2019,99(27):2084-2110.

[29] Mortazavi SM, Kakli H, Bican O, er al. Perioperative stroke after total joint arthroplasty: prevalence, predictors, and outcome [J]. J Bone Joint Surg Am, 2010, 92(11):2095-2101.

[30] Memtsoudis SG, Sun X, Chiu YL, et al. Perioperative comparative effectiveness of anesthetic technique in orthopedic patients [J]. Anesthesiology, 2013, 118(5):1046-1058.

[31] 中华医学会麻醉学分会老年人麻醉与围术期管理学组国家老年疾病临床医学研究中心国家老年麻醉联盟. 中国老年患者围手术期麻醉管理指导意见(2020版)(三)[J]. 中华医学杂志,2020,100(34):2645-2651.

[32] 王天龙,黄宇光,李天佐,等. 危重症患者麻醉管理进阶参考[M]. 北京:北京大学医学出版社,2012,17-30.

[33] Jorgensen ME, Torp-Pedersen C, Gislason GH, et al. Time elapsed after ischemic stroke and risk of adverse cardiovascular events and mortality following elective noncardiac surgery [J]. JAMA, 2014, 312(3):269-277.

[34] 中华医学会麻醉学分会老年人麻醉学组 国家老年疾病临床医学研究中心中华医学会精神病学分会 国家睡眠研究中心 国家老年麻醉联盟(NAGA)中国心胸血管麻醉学会围术期器官保护分会. 中国老年患者围术期脑健康多学科专家共识(二)[J]. 中华医学杂志,2019,99(29):2252-2269.

[35] 王天龙,黄宇光,李天佐,等. 危重症患者麻醉管理进阶参考[M]. 北京:北京大学医学出版社,2012,279-293.

[36] 中华医学会麻醉学分会神经外科麻醉学组. 中国颅脑疾病介入治疗麻醉管理专家共识[J]. 中华医学杂志,2016,96(16):1241-1246.

[37] Stefan H. Epilepsy in the elderly: facts and challenges. Acta Neurol Scand. 2011, 124(4):223-237.

[38] Kopp SL, Jacob AK, Hebl JR. Regional Anesthesia in Patients With Preexisting Neurologic Disease. Reg Anesth Pain Med. 2015, 40(5):467-478.

[39] Jones MR, Urits I, Ehrhardt KP, et al. A Comprehensive Review of Trigeminal Neuralgia. Curr Pain Headache Rep. 2019, 23(10):74.

[40] Michael A. Gropper,邓小明,黄宇光,等. 米勒麻醉学(第9版)[M]. 北京:北京大学

医学部出版社，2021.

[41] 巴特沃思，麦基，沃斯尼克，等. 摩根临床麻醉学(第6版) [M]. 北京大学医学出版社，2020.

[42] Richard M. Pino 著，王俊科，马虹，张铁铮译. 麻省总医院临床麻醉手册(第9版) [M]. 北京：科学出版社，2018.

[43] Frederick E. Sieber 著，左明章，田鸣译. 老年麻醉学 [M]. 北京：人民卫生出版社，2010.

[44] 黑子清. 肝脏移植麻醉学 [M]. 广州：中山大学出版社，2006.

[45] 熊利泽，俞增贵，左志义主编. 麻醉与围术期医学 [M]. 北京：人民卫生出版社，2017.

[46] 雷翀，董海龙主译. 高风险患者的麻醉 [M]. 西安：世界图书出版公司，2019.

[47] 中华医学会麻醉学分会. 肌肉松弛药合理应用的专家共识 [J]. 中华麻醉学杂志，2013，33(7)：781-785.

[48] 麻伟青，邓小明，李娜主译. 老年麻醉手册 [M]. 上海：世界图书出版公司，2017.01.

[49] 黄宇光主译. 约翰霍普金斯麻醉手册 [M]. 北京：人民卫生出版社，2013.

[50] 国家卫生健康委员会医管中心加速康复外科专家委员会器官移植学组. 中国肾移植围手术期加速康复管理专家共识(2018版) [J]. 中华移植杂志(电子版)，2018，12(4)：151-156.

[51] 刘进，李文志主编. 麻醉学临床病案分析 [M]. 北京：人民卫生出版社，2014.

[52] 张雷，张更主编. 肾移植100问 [M]. 北京：中国科学技术出版社，2022.

[53] Senzolo M, Ferronato C, Burra P. Neurologic complications after solid organ transplantation [J]. Transpl Int, 2009, 22: 269-278.

[54] Francia P, Anichini R, Seghieri G, et al. History, prevalence and assessment of limited joint mobility, from stiff hand syndrome to diabetic foot ulcer prevention: a narrative review of the literature[J]. Current Diabetes Reviews 2018, 14: 411-426.

[55] Frisch A, Chandra P, Smiley D, et al. Prevalence and clinical outcome of hyperglycemia in the perioperative period in non-cardiac surgery[J]. Diabetes Care 2010, 33: 1783-1788.

[56] Barker P, Creasey PE, Dhatariya K, et al. Peri-operative management of the surgical patient with diabetes 2015[J]. Anaesthesia, 70(12), n/a-n/a.

[57] Baeriswyl M, Taffe P, Kirkham KR, et al. Comparison of peripheral nerve blockade characteristics between non-diabetic patients and patients suffering from diabetic neuropathy: a prospective cohort study. Anaesthesia 2018, 73: 1110-1117.

[58] Levy N, Lirk P. Regional anaesthesia in patients with diabetes[J]. Anaesthesia. 2021, 76 Suppl 1: 127-135.

[59] Carson JL, Guyatt G, Heddle NM, et al. Clinical Practice Guidelines From the AABB: Red Blood Cell Transfusion Thresholds and Storage[J]. JAMA, 2016, 316(19): 2025-2035.

# 第四章

# 老年患者行急诊/创伤手术的麻醉管理

## 第一节 老年患者行急腹症手术的麻醉管理

**1. 急腹症的临床特点有哪些？**

急腹症的临床特点包括发病急、病情重、饱胃患者比例高，继发脓毒症或出血性休克患者多等情况。麻醉前难以在短期内进行全面检查、评估和充分准备，麻醉手术风险高，术后严重并发症及死亡率均显著高于择期手术患者。

**2. 行急腹症手术老年患者的术前访视要点包括哪些？**

应快速进行比较全面的术前访视，重点了解患者全身状况、神志、循环（含血管活性药物使用情况）、呼吸（含呼吸支持情况）、肝肾功能、凝血功能及实验室检查结果以及既往并存疾病和治疗状况；询问术前禁食、禁饮及饱胃等情况；判断有无困难气道？了解本次患者急诊入院的外科情况，如果为复合伤，还应判断是否伴发相关脏器损伤以及与当前全身状况的关联。快速了解患者既往病史、麻醉手术史、药物过敏史、有无义齿等情况。

**3. 术前合并血容量不足、电解质或酸碱平衡紊乱，如何处理？**

若患者术前合并血容量不足、电解质或酸碱平衡紊乱，应根据血常规、出凝血时间、心电图、血气分析、血清电解质、尿常规、尿糖、尿酮体等检查结果和临床表现，结合外科危急状况，与外科医师沟通以决定是在麻醉前或在麻醉下进行诊治。

**4. 术前存在休克的患者如何处理？**

一般情况下术前存在休克的患者应在积极纠正休克后再手术，但有时病情进展迅速，需要紧急手术并在麻醉下进行休克的诊断及治疗。应针对休克的病因，给予相应的重症诊治。

**5. 哪些患者术前需要进行胃肠减压？**

饱胃、肠梗阻、消化道穿孔、出血或弥漫性腹膜炎的患者，术前应进行有效的胃肠减压。

**6. 行急腹症手术的老年患者的麻醉诱导如何进行？**

这类患者的麻醉诱导方式应根据患者有无饱胃和困难气道与否决定。急诊饱胃患者（如进食、上消化道出血、肠梗阻等），为防止反流误吸，可根据情况选择清醒气管插管或快速顺序全麻诱导。

**7. 胃、十二指肠溃疡穿孔老年患者的麻醉管理要点有哪些？**

这类患者除应激性溃疡穿孔外，多有长期的营养不良。伴随腹膜炎患者会有剧烈的腹痛和脱水，部分患者可能伴发脓毒症性休克。需要在综合治疗休克的基础上开始麻醉，术中应继续纠正脱水、血液浓缩、代谢性酸中毒等，对于严重营养不良、低蛋白血症或贫血者，术前宜补充白蛋白或压缩红细胞。麻醉后重点预防肺部并发症，给予抗炎药物抑制炎症风暴。

**8. 上消化道大出血老年患者的麻醉管理要点有哪些？**

此类患者多有不同程度的出血性休克、严重贫血、低蛋白质血症、代谢性酸中毒或肝功能不全等。术前需要综合的抗休克治疗，待休克初步纠正后进行手术。术中应维持有效循环血容量，维持收缩压在术前平时血压的 80% 以上，纠正全身及心脏氧供需失衡、低血红蛋白血症、电解质、酸碱失衡与出凝血功能障碍，实施肺保护策略，避免稀释性凝血病，维持术中尿量在 0.5 mL/(kg·h) 以上。

**9. 急性肠梗阻或肠坏死老年患者的麻醉管理要点有哪些？**

此类患者多合并脓毒症性休克。术前 30～60 min 给予抗生素，行有创动脉血压监测。麻醉诱导和维持过程注意预防反流误吸，继续术的抗休克综合治疗。建议实施目标导向液体管理联合预防性缩血管药物（如去甲肾上腺素），不推荐羟乙基淀粉溶液,维持血压在平时血压的 80% 以上,纠正电解质、酸碱平衡以及全身氧供需平衡紊乱,诊治并存的脏器功能损伤和功能衰竭,实施脏器保护策略,给予积极的抗应激/抗炎管理;合并糖尿病患者需关注糖尿病酮症酸中毒等并发症的诊治。

10. **急性坏死性胰腺炎有哪些病理生理特点?**

急性坏死性胰腺炎患者因呕吐、肠麻痹、出血、体液外渗,往往并存严重的血容量不足和酸碱平衡紊乱。胰腺酶分解脂肪酸,与血中钙离子起皂化作用,易发生低钙血症。胰腺在缺血缺氧时可分泌心肌抑制因子,患者心肌收缩力可能受到抑制,甚至出现循环衰竭。胰腺炎可导致腹膜炎、大量蛋白液渗出,影响膈肌活动,易诱发急性肺水肿、急性呼吸窘迫综合征。

11. **急性坏死性胰腺炎老年患者的麻醉管理要点有哪些?**

麻醉过程中应积极恢复有效循环血容量,纠正电解质紊乱和低钙血症,同时给予抗生素治疗。加强呼吸管理,预防/治疗性给予乌司他丁以减轻胰蛋白酶对肺组织的损害,实施肺保护策略,维护肝、肾功能。

## 第二节　老年患者行髋部骨折手术的麻醉管理

12. **老年患者髋部骨折的发病率与预后如何?**

髋部骨折常见于老年女性患者,65 岁以上老年人的髋部骨折发生率在女性和男性分别为 957.3/10 万和 414.4/10 万。老年髋部骨折患者常合并多种全身疾病,因此,其死亡风险比同龄人群高 3 倍。调查显示该类患者住院期间死亡率为 2.3%~13.9%,术后 6 个月死亡率增至 12%~23%。

13. **老年髋部骨折手术时机如何选择?**

早期手术治疗(入院 48 小时内实施手术)除可减轻患者疼痛外,还可降低术后并发症发生率和死亡率。与入院 48 小时内手术相比,48 小时后手术者术后 30 天全因死亡率增加 41%,1 年全因死亡率增加 32%。因此,应积极创造条件尽早手术,条件具备时建议在髋部骨折后 24~48 小时内实施手术。

### 14. 髋部骨折分为哪几种类型？

髋部骨折分为囊内和囊外两种类型。囊内骨折包括头下型、头颈型和经颈型，骨折后出血少。囊外骨折包括转子间和转子下骨折，碎裂程度越重出血越多，疼痛程度也较囊内型重。

### 15. 髋部骨折老年患者术前疼痛如何处理？

髋部骨折老年患者多伴有中度疼痛，入院后应立即进行疼痛评估，建议尽早开始镇痛治疗，尽早手术。推荐在条件具备时，在急诊室内应尽早实施连续髂筋膜阻滞镇痛。老年患者可能并存不同程度的肾功能损害，未明确肾功能状态时，慎用非甾体抗炎药。使用阿片类药物时，应滴定给药，重视阿片类药物对呼吸和意识的影响。

### 16. 髋部骨折老年患者出现哪些情况时需要延迟手术以改善病情？

出现以下情况时应在内科治疗后积极手术：① 血红蛋白＜80 g/L；② 血钠＜120 mmol/L 或＞150 mmol/L；③ 血钾浓度＜2.8 mmol/L 或＞6 mmol/L；④ 可纠治的出凝血异常；⑤ 可纠治的心律失常，心室率＞120 次/分等情况。

### 17. 髋部骨折老年患者术前氧疗如何实施？

氧疗可降低围术期谵妄发生率，建议所有患者在伤后 12 小时均吸氧，12 小时后根据血氧状态决定是否继续吸氧，目标是维持脉搏血氧饱和度水平在 92%～98%。对于并存慢性呼吸系统疾病或Ⅱ型呼吸衰竭患者，维持脉搏血氧饱和度在 88%～92%即可。

### 18. 髋部骨折老年患者术前肺部感染如何处理？

术前肺部感染需要积极使用抗生素、氧疗和物理治疗，并在区域阻滞麻醉下尽快手术，并鼓励患者术后早期下地活动是根治并发肺部感染的有力措施。

### 19. 髋部骨折老年患者术前是否需要评估深静脉血栓风险？

建议术前对深静脉血栓和肺栓塞风险进行评估，有条件者建议术前常规行下肢加压超声深静脉血栓筛查。推荐参照《围术期深静脉血栓/肺动脉血栓栓塞症的诊断、预防与治疗专家共识(2014)》评估深静脉血栓风险。

### 20. 髋部骨折老年患者麻醉方式如何选择？

麻醉方式的选择需要根据患者情况、麻醉医生的经验和术者的要求综合考虑，要避免因为追求某种麻醉方式而延期手术。目前认为与全身麻醉比较，区域阻滞麻醉心肺并发症、深静脉血栓、肺栓塞、谵妄和认知功能减退发生率降低，住院时间缩短，因此无禁忌时应优先考虑椎管内麻醉，在体位摆放前可实施髂筋膜阻滞镇痛。

### 21. 髋部骨折老年患者术后镇痛如何实施？

首选神经阻滞镇痛技术，效果较好的方法包括髂筋膜阻滞、股神经阻滞、腰丛阻滞及以上技术的联合。目前认为闭孔神经联合股外侧皮神经阻滞是术后镇痛最有效的阻滞方案。应谨慎使用非甾体抗炎药和阿片类药物，如使用，需要加强围术期不良反应的监测。

## 第三节 急性脑卒中老年患者行血管内机械取栓术的麻醉管理

### 22. 急性脑卒中血管内机械取栓术是什么？

机械取栓术是通过股动脉穿刺，把取栓导管/器械通过血管内到达脑血管闭塞的位置，然后通过取栓的器械把血栓取出，使脑血流得以恢复的技术方法。血管内机械取栓术是目前急性脑卒中一线的血管内治疗方案。

### 23. 急性脑卒中血管内机械取栓术适应证有哪些？

对发病后不同时间窗内的患者[发病后 6 小时内可以完成股动脉穿刺者（Ⅰ级推荐，A 级证据）、距最后正常时间 6~16 小时（Ⅰ级推荐，A 级证据）及距最后正常时间 16~24 小时者（Ⅱ级推荐，B 级证据）]，经严格临床及影像学评估后，可进行血管内机械取栓治疗。

### 24. 急性脑卒中血管内机械取栓术的麻醉方式如何选择？

患者多为高龄患者，常合并冠状动脉粥样硬化性心脏病、高血压以及心律失常等各种慢性病。麻醉方式的选择应与神经介入医师密切沟通，基于患者危险因素、手术情况和其他临床特征进行个体化评估，可采用监护麻醉或全身麻醉。

患者的意识状态、合作程度、循环呼吸状态是麻醉方式选择时需要考虑的主要因素。

### 25. 急性脑卒中血管内机械取栓术选择监护麻醉有何利弊？

监护麻醉有利于介入治疗期间神经学评估，但患者易发生误吸、呼吸抑制以及体动等风险。

### 26. 急性脑卒中血管内机械取栓术选择全身麻醉有何利弊？

全身麻醉有利于控制气道以及患者制动，但要注意诱导及麻醉维持期间易发生低血压，且术中无法进行神经学评估。建议对不合作患者、大部分后循环脑卒中患者以及饱胃患者等实施全身麻醉。

### 27. 急性脑卒中行血管内机械取栓术的老年患者如何决定术毕是否拔管？

术毕是否拔管依据患者术前的临床表现（尤其是意识、呼吸循环功能）和血管内治疗情况，与神经介入医师沟通确定。

### 28. 急性脑卒中行血管内机械取栓术的老年患者术中血压管理的目标是什么？

血管再通前应维持收缩压在＜180 mmHg，舒张压＜100 mmHg。研究表明，过高（收缩压＞200 mmHg）或过低（收缩压＜120 mmHg）的血压是患者不良预后的独立预测因素。麻醉诱导期间避免血压下降幅度超过基础值的20%，闭塞血管再通后，个体化确定降压目标，避免过度灌注或低灌注性脑损伤。

### 29. 如何处理急性脑卒中行血管内机械取栓术老年患者的术中低血压？

应根据原因如血容量不足、外周血管阻力下降、心律失常等因素进行针对性治疗。应个体化选择血管升压药物，推荐使用去甲肾上腺素、去氧肾上腺素，对于心功能不全患者可给予正性肌力药物，如多巴胺等。

### 30. 急性脑卒中行血管内机械取栓术老年患者术中通气管理的目标是什么？

通气管理目标是避免过度通气，研究表明，低的呼气末二氧化碳分压水平与卒中患者不良转归有关。推荐维持正常的呼气末二氧化碳分压水平，避免高碳酸血症。吸入氧浓度应该维持脉搏血氧饱和度＞92%，动脉血氧分压＞60 mmHg。

**31. 急性脑卒中行血管内机械取栓术老年患者术中血糖控制的方案是什么?**

应避免使用含糖溶液,麻醉学与危重医学神经科学学会建议血糖控制目标应维持在 3.9~7.8 mmol/L。若血糖水平>7.8 mmol/L,应用胰岛素控制血糖。

## 第四节 急性蛛网膜下隙出血老年患者行开颅术的麻醉管理

**32. 蛛网膜下隙出血的发病率与常见病因是什么?**

蛛网膜下隙出血的发病率为 10~28/10 万。脑动脉瘤占蛛网膜下隙出血病因的 75%~80%,动静脉畸形占 4%~5%,也有 15%~20%的蛛网膜下隙出血无特殊病因。

**33. 蛛网膜下隙出血的病理生理改变有哪些?**

动脉瘤破裂导致动脉血溢出,颅内压迅速增高并接近颅内动脉近端的舒张压。颅内压迅速增高导致脑灌注压和脑血流下降,引起意识丧失。脑血流下降使出血减少,继而停止蛛网膜下隙出血。如颅内压逐渐下降和脑血流逐渐上升,提示大脑功能改善,并有可能出现意识恢复。如颅内压持续增高,提示脑血管痉挛可能导致完全无血流、细胞水肿和死亡。

**34. 蛛网膜下隙出血的症状与体征有哪些?**

85%~95%的患者出现头痛,常有短暂性意识丧失,随后出现意识状态变差,但意识障碍的严重程度不同,也可在发病时不伴有意识障碍。蛛网膜下隙出血还可能出现运动和感觉功能障碍、视野缺损和脑神经麻痹。

**35. 蛛网膜下隙出血的严重程度如何评估?**

蛛网膜下隙出血后神经功能分级常用 HUNT-HESS 分级和基于 GLASGOW 昏迷量表的国际神经外科医师联合会分级评价。HUNT-HESS 分级:① Ⅰ级:无症状,或轻微头痛及轻度颈强直;② Ⅱ级:中度至重度头痛,颈强直,除有脑神经麻痹外,无其他神经功能缺失;③ Ⅲ级:嗜睡,意识模糊,或轻微的灶性神经功能缺失;④ Ⅳ级:木僵,中度至重度偏侧不全麻痹,可能有早期的去皮质强直及自主神经系统功能障碍;⑤ Ⅴ级:深昏迷,去皮质强直,濒死状态。其中

Ⅰ级和Ⅱ级患者的脑血管自主调节功能和颅内压接近正常。分级越高，神经功能越差。

### 36. 如何诊断蛛网膜下隙出血？

非增强 CT 扫描可以确定出血的范围与位置，也可以用来评估脑室容量与动脉瘤位置。如果 CT 影像为阴性，可用腰穿明确诊断，尤其适用于首次出血 1 周后才来就诊的患者，但要注意腰穿可引起脑疝和再出血。

### 37. 蛛网膜下隙出血患者再次出血的危险因素有哪些？

首次出血后头 24 小时内再次出血的风险高达 4%，以后每日为 1.5%，出血后第 14 天和半年内累计出血率分别为 19% 和 50%，6 个月后每天累计再次出血的发生率。

### 38. 蛛网膜下隙出血对循环系统的影响有哪些？

蛛网膜下隙出血损伤下丘脑后部引发肾上腺髓质和心交感神经传出末梢释放去甲肾上腺素，可增加后负荷并具有心肌毒性，导致心内膜下缺血。50%～80% 的患者可出现心电图异常，80% 的患者出现心律失常，30% 的患者可能出现诱发肺水肿的心室功能异常。

### 39. 蛛网膜下隙出血导致儿茶酚胺风暴的处置方案是什么？

蛛网膜下隙出血可能伴发大量儿茶酚胺释放，甚至儿茶酚胺风暴，易引起心肌损害，应检测肌钙蛋白水平、肌酸激酶及心电图。术中应注意防止儿茶酚胺风暴造成的心源性血流动力学异常（每搏量降低、低血压、心律失常等）。对此类患者可考虑行经食管超声监测。存在儿茶酚胺风暴导致心律失常以及血流动力学不稳定的患者，可以考虑持续输注 $\beta_1$ 受体阻滞剂，控制窦性心动过速，阻断儿茶酚胺风暴对心肌的损害，如艾司洛尔 5～30 μg/(kg·min)；如果患者同时伴发低血压，可持续输注去氧肾上腺素 0.5～5.0 μg/(kg·min)。

### 40. 急性蛛网膜下隙出血老年患者行开颅术麻醉诱导与维持的目标是什么？

首先是避免诱导和维持期血压的剧烈波动，并维持充足的脑灌注压，预防脑缺血。在手术中需要维持较低的脑张力，以利于术野显露和使脑组织尽可能回缩。最后是争取达到快速、平稳的苏醒，以便尽快进行神经功能评估。

### 41. 低氧血症和高碳酸血症如何影响脑血流?

当动脉二氧化碳分压为 20～80 mmHg 时,动脉二氧化碳分压每增加 1 mmHg,脑血流增加 3%～4%,低氧血症且动脉氧分压低于 60 mmHg 时,脑血流也会增加。

### 42. 急性蛛网膜下隙出血老年患者行开颅术术中如何降低脑组织张力以改善手术医生的术野?

体位摆放时应避免头部过度屈曲或旋转,以免妨碍脑静脉回流。打开硬膜后最快降低脑血流的方法是过度通气,维持呼气末二氧化碳分压 30～35 mmHg,但对于脑血管痉挛的患者应当维持正常二氧化碳。笑气以及高浓度吸入性麻醉药物因扩张脑血管应避免使用;除氯胺酮外,大部分静脉麻醉药均抑制脑代谢,减少脑容积。还可通过输注甘露醇、呋塞米利尿。通过腰池或脑室置管引流脑脊液也可改善输液,但切忌在打开硬膜前大量引流脑脊液。

### 43. 急性蛛网膜下隙出血老年患者行开颅术术中如何降低血管的跨壁压以钳夹动脉瘤?

血管的跨壁压等于平均动脉压减颅内压或中心静脉压(选两者中的较高者)。降低血管的跨壁压使动脉瘤张力便于钳夹的方法之一是短暂阻断一支或多支供应血管,第二个方法是控制性降压。对于术前血压正常的患者,平均动脉压维持在 50 mmHg 以上。神经电生理监测有助于指导控制性降压的个体化目标。

### 44. 急性蛛网膜下隙出血老年患者行开颅术麻醉复苏的方案是什么?

复苏目标为使患者无呛咳或应激、无高碳酸血症、无血压剧烈波动。拔管期间可以给予适当的镇痛药物(如舒芬太尼 0.1～0.2 μg/kg,静脉注射)、止吐、预防寒战、抗高血压等药物的应用,维持稳定的平均动脉压和颅内压。手术结束前 40 分钟也可静脉输注右美托咪啶 0.5～1.0 μg/kg,输注时间至少 10 分钟,有助于维持气管导管拔管期间循环稳定;艾司洛尔静脉注射也可减轻拔管期间循环波动(0.5 mg/kg,静脉注射);停药时应先停用丙泊酚,然后再停用阿片类药物,有助于增强患者对插管的耐受性。拔管期应将血压的波动范围控制在基础值的 20% 以内。

# 第五节 急性蛛网膜下隙出血老年患者行介入栓塞术的麻醉管理

**45. 急性蛛网膜下隙出血老年患者行动脉瘤栓塞术应采用哪种麻醉方式？**

介入医师沿颅内血管接近动脉瘤的导航过程以及动脉瘤栓塞期间均需要保证患者不动。因此全身麻醉是血管内介入操作首选麻醉方案，可以保证患者不动，使数字减影成像更加清晰。

**46. 急性蛛网膜下隙出血老年患者行动脉瘤栓塞术应采用哪种气道管理工具？**

喉罩全麻对血流动力学干扰小，可用于 HUNT-HESS 分级Ⅰ~Ⅱ级需要早期拔管行神经功能评估的患者，但其可能存在漏气和误吸风险，因此不推荐用于急诊饱胃患者以及Ⅲ级或Ⅲ级以上的动脉瘤患者。对于急诊饱胃患者推荐实施快速顺序全身麻醉诱导气管插管。

**47. 急性蛛网膜下隙出血老年患者行动脉瘤栓塞术期间可能发生哪些紧急情况及相关处置措施有什么？**

紧急情况包括出血和血栓。麻醉医生需要与介入医生随时沟通。如果发生颅内出血，可能需要修补血管或填塞弹簧圈，如果不成功，则需要用鱼精蛋白迅速逆转肝素的作用，然后转为开颅手术。如果发生导管性血栓，需要适当升高动脉压，并考虑使用组织纤溶酶原激活剂或糖蛋白ⅡB/ⅢA治疗。

**48. 急性蛛网膜下隙出血老年患者行动脉瘤栓塞术时评估液体状态的特殊考虑点有哪些？**

对比造影剂相当于渗透性利尿剂，可能导致尿量明显增加，血管内容量不足；另外介入治疗时，需要用肝素盐水持续冲洗股动脉鞘和其他导管，计算容量时，需要将冲洗液也考虑在内。

**49. 什么是脑血管痉挛？**

脑血管痉挛见于35%的蛛网膜下隙出血患者，为阶段性或弥散性一支或多支动脉管腔狭窄。脑血管痉挛是迟发性脑缺血的最常见原因。脑血管痉挛的严重程度与蛛网膜下隙出血量和部位显著相关。

### 50. 脑血管痉挛的诊断标准有哪些?

患者出现意识状态改变(嗜睡、定向力丧失)或新发局部神经功能受损。可能伴随头痛加重、假性脑膜炎和发热。血管痉挛在蛛网膜下隙出血后 3 天内罕见,常在出血后 3~10 天达峰,10~14 天消退。经颅超声多普勒显示脑血流流速大于 120 cm/s 有助于脑血管痉挛的诊断。

### 51. 脑血管痉挛的预防和治疗措施有哪些?

推荐使用尼莫地平缓解脑血管痉挛,其可减少迟发性缺血及改善神经功能。罂粟碱虽能逆转血管痉挛,但不能改变患者预后,不推荐应用。推荐维持正常血容量,而不是预防性高血容量预防迟发性脑缺血。不推荐经典的 3H 疗法(高血压、高血容量和血液稀释),必要时可给予血管收缩药物提升血压以降低脑缺血风险,根据心肺功能状态推荐使用去氧肾上腺素(苯肾上腺素)、去甲肾上腺素和多巴胺。

(杨舒怡 肖玮)

## 参考文献

[1] 中华医学会麻醉学分会老年人麻醉学组,中华医学会麻醉学分会骨科麻醉学组. 中国老年髋部骨折患者麻醉及围术期管理指导意见 [J]. 中华医学杂志,2017,97(12):897-905.

[2] 中华医学会麻醉学分会神经外科麻醉学组. 中国颅脑疾病介入治疗麻醉管理专家共识 [J]. 中华医学杂志,2016,96(16):1241-1246.

# 第五章

# 老年患者围术期急性疼痛治疗

## 第一节 老年患者术前慢性疼痛预康复

**1. 老年的定义及年龄界限？**

老年是指身体各器官在成熟期后，因年龄增长逐渐出现程度不同的慢性退行性改变的阶段，包括形态、功能、代谢等，生物学称此现象为老化。我国现阶段划分老年人的标准为：45~59 岁为老年前期（中老年人），60~79 岁为老年期（老年人），80~89 岁高龄期（高龄老人），90 岁以上为长寿期（长寿老人），100 岁以上为长寿期（百岁老人）。

**2. 简述 2020 年国际疼痛学会新版疼痛定义？**

2020 年 7 月 16 日，国际疼痛学会（IASP）发表了 40 年来对疼痛定义的首次修订：疼痛是一种与实际或潜在的组织损伤相关的不愉快的感觉和情绪情感体验，或与此相似的经历。

**3. 什么是慢性疼痛？**

国际疼痛学会（IASP）分类委员会于 1986 年将慢性疼痛定义为"无明显生理改变且持续时间已超过正常组织愈合时间（通常为 3 个月）的疼痛"。慢性疼痛的存在和程度往往与组织损害程度无关。

**4. 简述急性疼痛和慢性疼痛的临床特征？**

急性疼痛的临床特征：① 由器官疾病所诱发的预警信号；② 有明确的病因；③ 随

着原发疾病治愈而消失；④ 属于阿片类药物适应证并且十分有效；⑤ 原发病症。

慢性疼痛的临床特征：① 对机体无益；② 无确定的病因；③ 通常对多种治疗无明显疗效；④ 阿片类药物疗效不佳；⑤ 继发病症。

### 5. 国际疾病分类(ICD‑11)中有关慢性疼痛如何分类？

2018 年 ICD‑11 慢性疼痛分类包括：① MG30.0 慢性原发性疼痛 (CHRONIC PRIMARY PAIN, CPP)；② MG30.1 慢性癌症相关性疼痛 (CHRONIC CANCER RELATED PAIN, CCRP)；③ MG30.2 慢性术后或创伤后疼痛 (CHRONIC POSTSURGICAL OR POST TRAUMATIC PAIN, CPSP, CPTP)；④ MG30.3 慢性继发性肌肉骨骼疼痛 (CHRONIC SECONDARY MUSCULOSKELETAL PAIN, CSMSP)；⑤ MG30.4 慢性继发性内脏痛 (CHRONIC SECONDARY VISCERAL PAIN, CSVP)；⑥ MG30.5 慢性神经病理性疼痛 (CHRONIC NEUROPATHIC PAIN, CNP)；⑦ MG30.6 慢性继发性头痛或口面部疼痛 (CHRONIC SECONDARY HEADACHE OR OROFACIAL PAIN, CSH, CSOFP)；⑧ MG30.Y 其他明确的慢性疼痛 (OTHER SPECIFIED CHRONIC PAIN, CP‑OS)；⑨ MG30.Z 未明确的慢性疼痛 (CHRONIC PAIN, UNSPECIFIED, CP‑US)。

### 6. 老年人慢性疼痛有哪些临床特点？

① 发病缓慢、病程长：老年退行性疾病及恶性肿瘤引起的疼痛病变形成时间长；② 病因复杂，呈多元化：老年疼痛的临床表现呈"一症多病"和"一病多症"；③ 慢性疼痛的发病率高，就诊率低；④ 多属退行性病变，疗程长，治愈率低，复发率高；⑤ 老年慢性疼痛多伴有抑郁症；⑥ 疼痛的定性、定量有其特殊性：对交流困难、表达障碍及认知功能受损的患者进行疼痛评估选用简单、易懂、操作简便的疼痛评估量表。

### 7. 老年患者常见慢性疼痛有哪些？

老年患者常见慢性疼痛有骨关节痛(退行性变、类风湿疾病)、骨质疏松症(包括压缩性骨质)、三叉神经痛、带状疱疹后神经痛。此外，肌肉筋膜痛(肩周炎、腰肌劳损等)、神经根性疼痛(椎间盘源性、椎管狭窄等)、癌性痛也是多发慢性疼痛之一。

### 8. 慢性疼痛明确诊断的思维方法是什么？

在收集全部资料(包括病史、体检和辅助检查)后进行分析，进行治疗前明确诊断,必须明确下列 5 个方面:① 明确病变的原因和性质;② 明确病变的组织或器官;③ 明确病变的部位和深浅;④ 明确病程的急缓;⑤ 明确患者体质、重要生命器官的功能。

### 9. 老年人慢性疼痛多学科联合模式疼痛管理概念是什么?

老年人慢性疼痛管理的实施不仅限于麻醉医师,还涉及其他领域(康复、外科、内科、肿瘤、精神科和神经内科)以及非医师人员(心理学家、理疗师、针灸师、催眠师、专科护士、药剂师)。最有效的途径是多学科联合模式(multidisciplinary team, MDT):由来自麻醉科、外科、康复科、内科、肿瘤科、神经内科等疼痛相关科室的专家组成工作组共同参与安排检查、诊断病情、制订治疗方案的过程,并进行后续的评估,还可以及时获得其他医疗机构的服务和资源。

### 10. 老年患者术前慢性疼痛的处理原则是什么?

处理原则:①"标本兼治""多病因兼顾"和"三分治、七分养"的指导思想;② 采取医药、物理、心理治疗和健康教育相结合的综合措施;③ 达到"缓解症状,改善功能,控制/减慢发展,提高生活质量"之最终目的。

### 11. 老年患者慢性疼痛常用治疗药物种类和给药途径有哪些?

药物治疗是临床治疗疼痛最常用的方法,亦是首选的方法。在疼痛治疗领域,尤其是治疗慢性疼痛用药种类比较广泛。包括镇痛药、神经营养修复药、皮质激素类、抗炎脱水、抗抑郁、抗惊厥、调整骨质疏松等药物。依据病情采用不同的给药途径:口服、静脉注射、皮下注射、鞘内注射、硬膜外注射、外用、关节内注射及经黏膜给药。

### 12. 老年患者术前慢性疼痛实施神经阻滞术镇痛时应掌握的原则是什么?

① 阻滞范围宜小不宜大,阻滞神经先末梢、后中枢,要求术前重视诊断,确定疼痛区域的责任神经,达到靶位阻滞,确保疗效;② 阻滞方法先可逆、后损毁,重视伦理道德,慎重对待神经损毁,要尽量保留患者的生理功能和仪容;③ 所用药物宜少不宜多、剂量宜小不宜大。局麻药的浓度和容量、阿片类药物的剂量应适当减少,尤其是硬膜外隙和关节腔内注药要严格控制多种药物混合及激素的滥用;④ 门诊患者治疗后应留观 30 min 后离院。

### 13. 老年患者术前合并颈椎病(颈肩部疼痛)预康复有哪些?

颈椎病预康复:① 疼痛轻微:适当休息,进行针对性的理疗,指导进行功能锻炼,症状可缓解或自愈;② 如果疼痛明显或治疗后加重,急性期采用消炎镇痛药物、物理因子治疗(超短波、低中频电疗法、超声波、冲击波等)消除炎症刺激,后采用颈椎牵引、生物力学调整(徒手或器械整脊)及主动运动训练重建颈椎生物力学平衡的综合治疗策略;③ 若存在明显器质性结构改变,可行微创手术治疗。

### 14. 老年患者术前合并肩周炎(颈肩部疼痛)预康复有哪些?

采用现代和传统康复相结合的方法:① 运动疗法:主动肩关节运动改善肩关节活动度,缓解疼痛,松解粘连;② 药物疗法:症状重或刺激性较强疗法前服用,早期或疼痛较重口服镇痛消炎药或舒筋活血药,也可外用止痛药等,重症肩周炎可采用泼尼松、苯丙氨酯口服联合关节松动技术治疗;③ 选择性神经阻滞:急性期或疼痛剧烈时选用,泼尼松龙/地塞米松+维生素$B_{12}$+局部麻醉药进行肩胛上神经阻滞和腋神经阻滞;④ 物理因子疗法:电磁、超声波等;⑤ 小针刀。

### 15. 老年患者术前合并骨质疏松证(包括脊柱压缩性骨折)疼痛预康复有哪些?

骨质疏松症预康复:① 药物治疗:包括抗骨质吸收剂、促骨质形成剂以及钙剂和维生素D;② 运动疗法:规律负重和肌肉强化运动改善骨强度;③ 理疗:紫外线、电磁场、高电位等;④ 心理治疗;⑤ 镇痛(NSAIDs等);⑥ 发生脊柱压缩性骨折,包括保守治疗(休息、镇痛、支具外固定、抗骨质疏松)和微创手术治疗(椎体成形术);⑦ 发生髋部骨折,实施手术整复固定前,做好术前镇痛,神经阻滞首选。

### 16. 老年患者术前合并膝关节骨性关节炎预康复有哪些?

膝关节骨性关节炎为由于老年化过程而出现的磨损性关节变性,表现为关节软骨退行性变和继发性骨质增生,以疼痛和活动受限为主要症状,多见于中老年人。老年患者术前合并骨关节炎预康复:① 一般治疗,注意保护关节,避免损伤或过度负重活动。使用外支撑物、固定、卧床休息等;② 药物治疗,NSAIDs,活血化瘀中草药内服外敷;③ 痛点局部注射;④ 物理治疗;⑤ 关节腔内注射;⑥ 手术疗法(关节镜、关节置换)。

### 17. 老年患者术前合并三叉神经痛预康复有哪些？

三叉神经痛是指三叉神经分布区域内反复发作的阵发性、短暂性剧痛为特征的一种疾病。

治疗三叉神经痛的目的是缓解疼痛，尽量减少不良反应，保证患者睡眠。如病因明确且能去除者，应先去除病因。现列出三叉神经痛临床治疗流程如下：确诊为三叉神经痛的患者→口服药物（无效或不可耐受者）→神经阻滞（无效或效果不佳者）→半月神经节射频热凝术、球囊扩张术等（无效者）→伽马刀（无效者）→手术。

### 18. 老年患者术前合并带状疱疹后神经痛（postherpetic neuralgia, PHN）预康复有哪些？

PHN治疗目的：尽早有效地控制疼痛，缓解伴随的睡眠和情感障碍，提高生活质量。治疗原则：尽早、足量、足疗程及联合治疗，药物联合微创介入治疗可有效缓解疼痛并减少药物用量及不良反应，减少后神经痛的发生率。治疗PHN的一线药物包括钙离子通道调节剂（普瑞巴林和加巴喷丁）、抗抑郁药和5%利多卡因贴剂，二线药物包括阿片类药物和曲马多。微创介入包括神经阻滞、神经毁损、脉冲射频、脊髓电刺激等。

### 19. 老年患者术前合并糖尿病性周围神经病变疼痛预康复有哪些？

糖尿病周围神经病（diabetic peripheral neuropathy, DPN），是晚期糖尿病常见的并发症之一，以周围神经功能障碍或病变为主要临床表现，常以肢体麻木、自发痛、痛觉过敏和触诱发痛为特征，糖尿病性周围神经病变所致的疼痛为一种神经病理性疼痛。

糖尿病周围神经病的治疗原则是缓解疼痛，改善躯体功能，尽量减少并发症，提高患者生活质量。主要采取控制血糖、改善循环及缓解疼痛等综合性治疗。

### 20. 老年患者术前合并慢性术后疼痛预康复有哪些？

慢性术后疼痛的治疗方法包括：① 药物治疗：包括NSAIDs、麻醉性镇痛药、抗惊厥药、抗抑郁药。② 物理治疗：包括电、光、声、运动、水疗法等。③ 神经阻滞：包括痛点阻滞、外周神经阻滞、星状神经节阻滞、残端神经瘤注射、硬膜外注射和椎旁神经阻滞。④ 微创治疗：a. 射频疗法；b. 针刀疗法；c. 脊髓电刺激疗法；

d. 其他：臭氧疗法、硬膜外腔镜等。⑤ 其他：如手法治疗、中医药治疗、心理治疗、推拿疗法、针灸疗法等。

**21. 老年患者术前合并癌痛预康复有哪些措施？**

癌痛是由癌症本身或与癌症治疗有关的以及精神、心理和社会等原因所致的疼痛。

癌痛治疗可分为全身治疗和局部治疗，全身治疗主要是应用镇痛药物和辅助药物。镇痛药物包括阿片类镇痛药、非阿片类镇痛药及非甾体抗炎药等；辅助药物包括镇静、催眠、抗抑郁、抗焦虑、解痉药，以及中枢性肌肉松弛药物等。局部治疗则包括姑息性放疗、神经阻滞/毁损、粒子植入、矫形固定等方法。

**22. 癌痛三阶梯药物治疗原则有哪些？**

① 按阶梯给药；② 口服给药；③ 按时给药；④ 个体化用药；⑤ 注意具体细节（辅助用药、麻醉性镇痛药不良反应的防治、关注骨转移痛、关注神经病理性疼痛、关注内脏痛等）。第一阶段：轻度疼痛，非甾体抗炎镇痛药，对乙酰氨基酚、阿司匹林。第二阶段：中度疼痛，弱吗啡类（可待因）+非甾体抗炎镇痛药。第三阶段：强度疼痛，强吗啡类（吗啡）+非甾体抗炎镇痛药。每一阶段的治疗过程中，还可根据患者情况加用辅助用药。

## 第二节　老年患者术前急性疼痛的麻醉干预

**23. 急性疼痛定义是什么？如何分类？**

疼痛被定义为"是一种与实际或潜在的组织损伤相关的不愉快的感觉和情绪情感体验，或与此相似的经历"。急性疼痛指小于3个月的短期疼痛。发病急速，通常与手术、创伤或急性病有关。与慢性疼痛不同，急性疼痛通常是暂时且可以治愈的。

急性疼痛分类：① 急性创伤性疼痛；② 术后疼痛；③ 分娩痛；④ 内脏痛；⑤ 其他：如急性脑出血、急性心肌梗死、主动脉夹层、张力性气胸和烧伤等。

**24. 老年患者术前急性疼痛的常见原因有哪些？**

老年患者术前急性疼痛常见原因包括：急性创伤性疼痛，如老年骨质疏松加上运动障碍易跌倒所致的骨折；急腹症内脏痛如肾绞痛、肠梗阻、腹膜炎等；慢性疼痛急性爆发痛如癌痛爆发痛。

### 25. 老年患者术前急性疼痛的危害有哪些？

不仅给患者带来精神和肉体痛苦，干扰睡眠，影响情绪、认知和日常活动，还可能引起一系列心脑血管、呼吸等多系统并发症，增加围术期应激，影响患者术后快速康复。创伤性疼痛如髋部骨折如果术前镇痛不良易导致心脑血管并发症、运动障碍引起深静脉血栓、疼痛加重认知功能障碍；肋骨骨折镇痛不良影响呼吸功能包括低通气、肺不张、低氧血症等；主动脉夹层术前镇静镇痛不充分导致夹层破裂；此外，术前控制不佳可能导致疼痛慢性化。

### 26. 老年患者髋部骨折术前疼痛的麻醉干预是什么？

髋部骨折老年患者多伴有重度疼痛，入院后立即进行疼痛评估，建议尽早（入院 30 分钟内）开始镇痛治疗，术前骨牵引对缓解疼痛效果有限，尽早手术为最佳方案。超声引导下髂筋膜阻滞镇痛操作简单有效，容易掌握，建议在急诊室内早期开展。约 40% 患者并存不同程度肾功能损害［肾小球滤过率＜60 mL/(min·1.73 $m^2$)］；未明确肾功能状态时，应慎用非甾体抗炎药（NSAIDs）类药物。注意控制阿片类药物剂量，重视阿片类药物对呼吸和意识的影响。

### 27. 老年患者急腹症内脏痛的术前麻醉干预是什么？

老年患者急腹症常见原因包括胃肠道的急性炎症、溃疡性疾病、胃肠道穿孔、肠扭转和脏器破裂等。内脏痛必须明确诊断，不宜贸然进行疼痛处理，明确诊断后主要由疾病所属科室治疗原发疾病，如存在剧烈疼痛，药物治疗无效时，麻醉科可配合治疗。

### 28. 何谓爆发痛？

爆发痛（breakthrough pain，BTP）系指在持续镇痛治疗基础上，出现超过持续（背景）疼痛的突发性、短时间的剧烈疼痛，也称为突发性痛或发作性疼痛。

### 29. 爆发痛有哪些临床特点？

爆发痛可分为 3 种表现类型：突发性、自发性和镇痛药物剂量不足性。突发性爆发痛是常见的类型，此种类型的爆发痛多可预测，并与肌肉骨骼的活动直接有关,例如起床、翻身、去卫生间和咳嗽等;也可与内脏平滑肌的收缩或痉挛有关,例如肠或膀胱痉挛,后者有时不能预测。自发性爆发痛无明显的诱因,疼痛持续时间可超过 30 分钟。镇痛药物剂量不足性爆发痛多发生在下一个给药时点前 1~2 小时,意味着剂量不足或给药间隔过长。

### 30. 老年患者术前合并癌症爆发痛的干预有哪些?

合并癌症爆发痛的干预:① 肿瘤科会诊:应用口服吗啡、羟考酮即释片控制爆发痛,每次使用剂量为每日剂量的 10%~20%;如每日爆发痛和用即释片次数超过 4 次,将所用即释片剂量折算为控释片剂量按时用药;② 麻醉科会诊干预:对于爆发痛频发,用药物控制不理想的住院患者,PCA 是理想的治疗方法,可采用 PCIA、PCSA。

## 第三节 老年患者术中预防性疼痛治疗

### 31. 什么是超前镇痛?

"超前镇痛"是指在手术创伤前给予某项镇痛措施较之术后给予更能有效缓解急性术后疼痛。超前镇痛的合理性是建立在防止中枢敏化的基础上。手术创伤引起的伤害性感受传入可能导致中枢神经系统敏化,加重术后疼痛。手术前开始实施的单一镇痛措施(无论外周或椎管内阻滞)都不能减轻超出镇痛效应时限的痛行为。当对伤害性传入的阻滞消失,外科损伤将重新使中枢致敏,临床试验的结果就是阴性的。基于上述原因,这一术语已被弃用。

### 32. 什么是预防性镇痛?

预防性镇痛是指在整个围术期(包括术前、术中和术后)采用多模式镇痛方法,阻断伤害性刺激信号的传递,增强术后镇痛疗效,减少术后镇痛药物使用,防止中枢和外周神经敏化,降低远期慢性疼痛的发生。

### 33. 术中常用预防性镇痛措施有哪些?

术中常用预防性镇痛措施包括对乙酰氨基酚、NSAIDs、地塞米松、局部麻醉技术(局部麻醉、神经阻滞、椎管内阻滞)、静脉泵注利多卡因、静脉注射小剂量氯胺酮、右美托咪定、钠通道或钙通道阻滞剂、阿片类药物(羟考酮、吗啡、曲马多等),通常采用多模式联合用药。

### 34. NSAIDS 的定义及药物分类是什么？

NSAIDs 即非甾体镇痛消炎药，由于其化学结构和抗炎机制与糖皮质激素甾体抗炎药不同，故统称为非甾体镇痛抗炎药，它们作用机制均通过抑制环氧酶的活性，达到解热、镇痛和抗炎的作用。NSAIDs 可分为非选择性 COX 抑制剂和选择性 COX-2 抑制剂。

### 35. NSAIDS 药物使用的常见不良反应有哪些？

常见不良反应：① 胃肠道损害：包括腹胀、消化不良、恶心、呕吐、腹泻、糜烂性胃炎、溃疡以及溃疡并发症，如消化道出血、穿孔、梗阻等；② 心血管系统：不稳定型心绞痛、心肌梗死、猝死等血栓性并发症，增加脑卒中、充血性心力衰竭、高血压、冠心病等发生的风险；③ 血液系统：几乎所有 NSAIDs 都可抑制血小板凝集，降低血小板黏附力，使出血时间延长。但除阿司匹林外，其他 NSAIDs 对血小板的影响是可逆的；④ 肾损害。

### 36. NSAIDS 药物术中使用方法及禁忌证有哪些？

老年患者使用 NSAIDs 应遵循以下原则：谨慎选择；最低剂量起始，最短使用时间；使用质子泵抑制剂；监测药物不良反应。

禁忌证：① 对本品过敏；② 服用其他 NSAIDs 后诱发哮喘、荨麻疹或过敏反应；③ 禁用于冠状动脉搭桥手术围术期镇痛；④ 用 NSAIDs 后发生胃肠道出血或穿孔史；⑤ 活动性消化道溃疡/出血；⑥ 重度心力衰竭、高血压；⑦ 严重的肝、肾及血液系统功能障碍；⑧ 缺血性心脏病、外周动脉和（或）脑血管疾病；⑨ 妊娠晚期和哺乳期。

### 37. 用于术中预防性疼痛治疗的局部麻醉方法有哪些？

包括表面麻醉、切口局部浸润、关节囊周围"鸡尾酒"浸润、神经阻滞镇痛、椎管内镇痛。

### 38. 常用局部麻醉药的浓度及用量有哪些？

见表 5-1。

表 5-1 常用局部麻醉药的浓度及用量

| 局部麻醉药 | 用法 | 浓度(%) | 一次最大剂量(mg) | 起效时间(min) | 作用时效(min) | 产生中枢神经系统症状阈剂量(mg/kg) |
|---|---|---|---|---|---|---|
| 利多卡因 | | | | | | |
| | 局部浸润 | 0.25~0.5 | 300~500 | 1.0 | 90~120 | |
| | 表面麻醉 | 2.0~4.0 | 200 | 2~5 | 60 | |
| | 小神经阻滞* | 1.0 | 50~200 | 快速 | 60~120 120~180(E)*** | |
| | 大神经阻滞** | 1.0~2.0 | 350/500(E)*** | 10~20 | 120~240 | 7.0 |
| | 蛛网膜下隙阻滞 | 2.0~4.0 | 40~100 | 2~5 | 90 | |
| | 硬膜外腔阻滞 | 1.5~2.0 | 150~400 | 8~12 | 90~120 | |
| 丁哌卡因 | | | | | | |
| | 局部浸润 | 0.25~0.5 | 150 | | 120~240 | |
| | 小神经阻滞* | 0.25~0.5 | 12.5~100 | 快速 | 180~360 240~420(E)*** | |
| | 大神经阻滞** | 0.25~0.5 | 175/225(E)*** | 20~30 | 360~720 | 2.0 |
| | 蛛网膜下隙阻滞 | 0.5 | 15~20 | | 75~200 | |
| | 硬膜外腔阻滞 | 0.25~0.75 | 37.5~225 | 10~20 | 180~300 | |
| 罗哌卡因 | | | | | | |
| | 小神经阻滞 | 0.2~0.5 | 10~100 | 快速 | 180~360 240~420(E) | |
| | 大神经阻滞 | 0.2~0.5 | 200/250(E) | 20~30 | 360~720 | 3.5 |

续 表

| 局部麻醉药 | 用　法 | 浓度(%) | 一次最大剂量(mg) | 起效时间(min) | 作用时效(min) | 产生中枢神经系统症状阈剂量(mg/kg) |
|---|---|---|---|---|---|---|
| | 蛛网膜下隙阻滞 | 0.5 | 15～20 | 2 | 180～210 | 3.5 |
| | 硬膜外腔阻滞 | 0.25～0.75 | 37.5～225 | 5～15 | | |

注：\* 小神经阻滞：单根神经阻滞如尺神经、桡神经；
　　\*\* 大神经阻滞：两根以上的远端单根神经、神经丛、单根大神经(如股神经或坐骨神经近端阻滞)；
　　\*\*\* E：表示添加肾上腺素；所有剂量按成人 70 kg 计算。

## 39. 何谓局部麻醉药的全身毒性(LAST)？局部麻醉药的全身毒性如何识别？

局部麻醉药的全身毒性(local anesthetic systemic toxicity，LAST)：当血液中局部麻醉药浓度超过一定阈值时，就会发生局部麻醉药的全身毒性反应，主要累及中枢神经系统和心血管系统，严重者可致死。

局部麻醉药的全身毒性的识别：① 症状：耳鸣、金属味或口周有麻木感；② 精神状态出现改变；③ 惊厥；④ 低血压；⑤ 心动过缓；⑥ 室性心律失常；⑦ 心血管虚脱。

## 40. 局部麻醉药全身毒性反应的紧急处理方法有哪些？

及时有效的气道管理对于 LAST 至关重要。

脂质乳剂疗法：

(1) 维持气道同时即开始使用；

(2) 给药方法：

① BOLUS 方案

体重＞70 kg，2～3 分钟内推注 100 mL；

体重≤70 kg，2～3 分钟内推注 1.5 mL/kg；

② 持续输注方案

体重＞70 kg，15～20 分钟内输注 200～250 mL；

体重≤70 kg，0.25 mL/(kg·min)；

如循环仍不稳定,可再次给药或增加输注量 0.5 mL/(kg·min);
循环稳定后,继续输注至少 10 分钟,最高可达 12 mL/kg。
惊厥发作控制:
(1)首选苯二氮䓬类药物。
(2)如仍难以控制,应试用小剂量琥珀酰胆碱或其他肌肉松弛药。
心搏骤停救治:
(1)小剂量(≤1 μg/kg)肾上腺素。
(2)不推荐血管加压素。
(3)避免钙通道阻滞剂和 β 受体阻滞剂。
(4)室性心律失常首选胺碘酮;不建议使用利多卡因或普鲁卡因胺。
如果无效,建立体外循环。

## 41. 常用神经阻滞的引导技术有哪些?

常用神经阻滞的引导技术包括:① 解剖+异感法定位;② 神经刺激器定位;③ 超声引导定位;④ 联合注射压力辅助定位;⑤ 其他影像学引导:C 臂、CT、磁导航等引导。临床上,浅表神经阻滞常联合解剖+异感+超声+注射压力引导定位;深部神经阻滞采用解剖+异感+神经刺激器+超声+注射压力引导定位;疼痛治疗常采用超声、C 臂或 CT 引导。

## 42. 如何降低神经阻滞所致的神经损伤发生率?

① 已有神经病变者,尽量避免实施阻滞,确因病情需要时应权衡利弊签字。② 尽量避免深镇静下实施阻滞。③ 不建议使用异感法。④ 避免使用长斜面穿刺针。⑤ 超声引导时尽量显示针尖与目标神经位置。⑥ 避免电流阈值小于 0.2 mA 仍有相应肌肉收缩。⑦ 当穿刺、注药出现异感、疼痛或阻力过大时应停止。⑧ 避免使用较大容量注射器注药。⑨ 推荐"水分离"技术。⑩ 选择最低有效浓度和剂量的局部麻醉药,慎用佐剂。⑪ 合理摆放手术体位,正确使用止血带。⑫ 术后随访。

## 43. 抗凝患者椎管内麻醉镇痛注意事项有哪些?

见表 5-2。

表 5-2　抗凝患者椎管内麻醉镇痛注意事项

| 药物 | 阻滞前需停药时间 | 拔管前需停药时间 | 椎管内留置导管期间用药 | 阻滞后/拔管后恢复用药时间 |
|---|---|---|---|---|
| **抗凝血酶药** | | | | |
| 普通肝素静脉治疗剂量 | 4~6小时且APTT正常 | 4~6小时且APTT正常 | 谨慎 | 1小时 |
| 普通肝素皮下低剂量预防 | 4~6小时且APTT正常 | 4~6小时且APTT正常 | 没有禁忌 | 1小时 |
| 普通肝素皮下高剂量预防 | 12小时且APTT正常 | 尚未建立标准 | 谨慎 | 无明确标准 |
| 普通肝素皮下高剂量治疗 | 24小时且APTT正常 | 尚未建立标准 | 谨慎 | 无明确标准 |
| LMWH皮下QD低剂量预防 | 12小时 | 12小时,术后第一剂穿刺置管后12小时应用 | 谨慎 | 4小时 |
| LMWH皮下BID低剂量预防 | 12小时 | 12小时,术后第一剂穿刺置管后12小时应用 | 不推荐 | 4小时 |
| LMWH皮下高剂量治疗 | 24小时 | 24小时,术后非高出血风险,24小时恢复,高出血风险48~72小时恢复 | 不推荐 | 4小时 |
| 华法林口服 | 4~5天且INR≤1.4 | INR≤1.4时拔除,给药12~24小时内拔除,但48小时内仍有风险 | 不推荐 | 立即恢复,24小时内监测神经功能 |
| 磺达肝癸钠预防 | 36~42小时 | 无推荐 | 不推荐 | 6~12小时 |
| 磺达肝癸钠治疗 | 避免 | 无推荐 | 不推荐 | 12小时 |
| 利伐沙班口服低剂量预防(CrCl>50 mL/min) | 22~26小时 | 22~26小时 | 不推荐 | 6小时 |
| 利伐沙班口服高剂量治疗(CrCl<50 mL/min) | 44~65小时 | 44~65小时 | 方可实施,推荐停药72小时 | 6小时 |
| 阿哌沙班口服低剂量预防(非高龄低体重肾功不全) | 26~30小时 | 25~30小时 | 不推荐 | 6小时 |
| 阿哌沙班口服高剂量治疗(高龄,低体重,肾功不全) | 40~75小时 | 40~75小时 | 方可实施,推荐停药72小时 | 6小时 |
| 比伐卢定 | 不推荐使用 | 不推荐 | 不推荐 | 不推荐 |
| 阿加曲班 | 不推荐使用 | 不推荐 | 不推荐 | 不推荐 |

续 表

| 药 物 | 阻滞前需停药时间 | 拔管前需停药时间 | 椎管内留置导管期间用药 | 阻滞后/拔管后恢复用药时间 |
|---|---|---|---|---|
| **抗凝血酶药** | | | | |
| 达比加群口服预防/治疗 (CrCl >80 mL/min) | 72小时 | 在末次使用34~36小时后拔除导管,拔除前评估dTT或ECT | 不推荐 | 6小时 |
| (CrCl 50~79 mL/min) | 96小时 方可实施 | | 不推荐 | 6小时 |
| (CrCl 30~49 mL/min) | 120小时 | | 不推荐 | 6小时 |
| (CrCl <30 mL/min) | 不推荐使用 | | | |
| **抗血小板药物** | | | | |
| 阿司匹林(无联合用药) | 无须停药 | 无特殊要求 | 无禁忌 | 无禁忌 |
| 氯吡格雷 | 5~7天 | 无负荷量可留置 | 留置1~2天拔除 | 无负荷量拔除后即刻;有负荷可以使用;有负荷量6小时后开始 |
| 普拉格雷 | 7~10天 | 不应留置导管 | 不推荐 | |
| 替卡格雷 | 无明确推荐 | 不应留置导管 | 不推荐 | 无负荷量拔除后即刻 |
| 噻氯匹定(抵克力得) | 10天 | 无负荷量可留置导管 | 留置1~2天拔除 | 有负荷量6小时 |
| 普格瑞洛 | 5~7天 | | 不推荐 | 6小时 |
| 替罗非班 | 4~8小时且PLT功能正常 | 无明确推荐意见,建议术后用药开始前拔除 | 不推荐 | 6小时 |
| 依替巴肽 | 4~8小时且PLT功能正常 | | 不推荐 | 6小时 |
| 阿昔单抗 | 24~48小时且PLT聚集正常 24小时 | 无明确推荐意见,建议术后用药开始前拔除 | 无禁忌 | 6小时 |
| 双嘧达莫 | | | | |
| **纤溶药物** | | | | |
| 纤维蛋白溶解/溶栓药物 阿替普酶,阿尼普瑞普酶,链激酶 | 48小时 48小时 | 没有明确建议,监测 没有明确建议,监测 | 谨慎 不推荐 | 10 d 10 d |
| **中草药** | | | | |
| 大蒜,银杏,人参 | 无须停药 | | 无禁忌 | 无禁忌 |

### 44. 针对围术期抗凝患者，哪些区域阻滞技术出血风险较高？

按阻滞部位考虑，区域麻醉操作时出血及血肿形成风险由高到低依次为：留置导管的硬膜外麻醉、单次硬膜外麻醉、蛛网膜下隙麻醉、椎旁神经阻滞（椎旁神经阻滞、腰丛神经阻滞、颈深丛阻滞）、深部神经阻滞（近端坐骨神经阻滞等）、浅表血管周围神经阻滞（股神经阻滞、腋路臂丛神经阻滞等）、筋膜神经阻滞（髂腹股沟神经阻滞、髂腹下神经阻滞、腹横肌平面阻滞等）、浅表神经阻滞（颈浅丛阻滞等）。

## 第四节　老年患者急性术后疼痛治疗

### 45. 老年患者术后急性疼痛特点有哪些？

老年患者术后疼痛并不会随着年龄的增长减轻，而是表现为对内脏痛及热痛的敏感性下降，机械痛和电刺激痛阈不变，疼痛的下行抑制机制减弱，疼痛耐受性降低；因自主神经系统神经元丢失，疼痛引起的交感反应减弱；由于神经系统自我恢复能力降低，老年患者更容易发生痛觉过敏，甚至发展为慢性疼痛；认知功能损害，交流和疼痛评估困难；由于药物分布、代谢和药效学改变，对阿片类药比较敏感，且常因合并呼吸系统疾病，容易出现呼吸抑制。

### 46. 老年患者术后急性疼痛伤害性刺激来源有哪些？

（1）手术损伤：① 局部组织破坏，释放的内源性致痛因子；② 直接损伤外周神经末梢，受损的神经纤维本身也可释放致痛因子（如 P 物质、降钙素基因相关肽），导致急性神经病理性疼痛。

（2）术中和术后炎症反应与修复：损伤后即刻合成释放炎症因子前列腺素、缓激肽等激活伤害性感受器，持续到组织愈合，甚至长期存在。

（3）术中内脏缺血、空腔脏器扩张、牵拉等因素可以导致内脏痛发生。

### 47. 老年患者术后急性疼痛按病因分类分为哪几类？

术后急性疼痛按病因分类：

（1）术前合并的急慢性疼痛。

（2）急性疼痛：根据疼痛的发生机制，分为伤害性疼痛（包括切口痛、内脏痛）、病理性疼痛（包括炎症性疼痛和神经病理性疼痛）。

## 48. 老年患者术后急性疼痛对生理功能有什么影响？

（1）短期不利影响：① 增加氧耗量，对缺血脏器有不利影响；② 心率增快、血管收缩、心脏负荷增加、心肌耗氧增加；③ 呼吸浅快、通气量减少、咳嗽无力、易引起术后肺不张、低氧血症等；④ 抑制胃肠道功能；⑤ 引起尿潴留；⑥ 肌张力增高、痉挛，限制活动并促进深静脉血栓；⑦ 应激反应增强，高凝状态和免疫抑制；交感神经兴奋引起分解代谢增加；⑧ 导致焦虑、抑郁等；⑨ 睡眠障碍。

（2）长期不利影响：① 慢性疼痛；② 行为改变。

## 49. 急性疼痛慢性化的机制是什么？

（1）外周解剖学基础：① 损伤局部致痛物质释放持续增加；② 伤害性感受器的持续兴奋；③ 背根节神经元的超兴奋；④ 脊神经背根（DRG）逆向轴索反射；⑤ 交感神经活性增强与芽生。

（2）中枢解剖学基础：① 脊髓背角神经元的广泛激活；② 脊髓背角抑制性中间神经元的活性减低；③ 脊髓背角胶质细胞活性增强；④ 脑干内源性痛觉下行调制系统功能紊乱；⑤ 其他更高级痛觉调制中枢的功能紊乱。

6. 什么是慢性术后疼痛综合征？

WHO 国际疾病分类 ICD-11（the International Classification of Diseases, ICD）中首次将慢性术后疼痛（chronic postsurgical pain, CPSP）纳入。在 ICD-11 的定义中，CPSP 是指在组织损伤后发生或加剧的疼痛，并且在愈合后持续存在至少 3 个月。疼痛必须是位于手术区域，或相应神经的投射支配区，或者是位于受到创伤的深部躯体组织和内脏组织所对应或牵涉的相应皮区。在所有 CPSP 病例中，均应排除引起疼痛的其他原因。例如，之前存在的疼痛疾病、感染或恶性肿瘤等。

## 50. 有效控制急性疼痛对预后有何影响？

术后镇痛对改善手术患者的术后恢复，降低术后并发症发生率和死亡率已形成广泛的共识。术后镇痛的意义主要有以下几方面：

（1）减少患者术后痛苦，符合以人为本的原则。

（2）使患者能早期进行术后康复训练，有助于术后短期和长期康复。

（3）良好的术后镇痛能提高患者恢复期生活质量。

（4）减少术后并发症发生率和死亡率。

（5）降低慢性疼痛发生率，促进患者的长期康复。

### 51. 老年患者术后急性疼痛的评估有什么特点？

自我评价应作为首选的评估方法，轻到中度痴呆或认知障碍患者，可试行自我评价疼痛强度。焦虑、抑郁、认知、视觉或听觉损害等均可导致自我评价出现较大偏差。严重认知障碍交流困难者建议使用行为学工具评估疼痛。

常用自我评价的工具包括：数字等级评定量表（NRS）、语言描述量表（VDS）、视觉模拟评分法（VAS）。对老年患者而言，VDS 和 NRS 是最敏感可靠，接受度最高的方法。和面部表情疼痛量表（FPS）无须读写能力，可用于认知障碍患者。

### 52. 老年患者术后急性疼痛的治疗原则是什么？

（1）建议围术期根据不同疼痛来源和分类，选择对应的镇痛药物或方法：术前合并急慢性疼痛的积极预康复；区域阻滞技术控制手术切口痛；κ 阿片受体激动剂或者硬膜外阻滞控制内脏痛；NSAIDs 控制炎性痛。

（2）建议积极采用低阿片、多模式、预防性、个体化镇痛方案（OSMPIA）。

（3）老年患者生理功能脆弱，重要器官功能储备下降，药物治疗安全窗窄，对药物的治疗反应个体差异大，药物不良反应增多。应成立专门的急性疼痛服务（APS）小组负责管理。

### 53. 老年患者术后急性疼痛常用镇痛药物有哪些？

（1）轻度疼痛：对乙酰胺氨基酚/＋NSAIDs±辅助药物。

（2）中度疼痛：曲马多、他喷他多、中-强效阿片、低剂量阿片±非阿片镇痛药物（对乙酰氨基酚、NSAIDs 等）±辅助药物；可使用含有对乙酰氨基酚或阿司匹林成分的复方阿片制剂。

（3）重度疼痛：强效阿片±非阿片镇痛药物±辅助药物。静脉输注比口服药物起效更快。目前多模式镇痛观点认为：所有程度的术后急性疼痛的镇痛，应该采用区域阻滞镇痛作为基础，复合上述镇痛阶梯药物。

### 54. 阿片类药物成瘾的风险如何？

成瘾（或精神依赖）所表现的特点是包括因非医用目的（精神作用）而非镇痛索要阿片类药物的强迫行为。发生医源性成瘾的风险很低，多个研究显示，其发生率小于 0.1%。一些患者会出现索药倾向，因为他们不停地索要阿片类药物并且非常关注下一次服药的时间。这种伪成瘾虽然与成瘾行为很相似，但其实是因镇痛不足引起的。近期研究提示，有其他药物滥用史的患者发生阿片类药物的成瘾风险更高。约有 4% 的创伤患者有阿片类药物的使用问题。

## 55. 常用术后镇痛方法有哪些？

常用术后镇痛方法：

（1）全身给药（包括非阿片镇痛药和阿片类镇痛药）：① 口服给药；② 肌内注射；③ 静脉注射。

（2）局部给药（局部麻醉药和阿片类药物）：① 局部浸润；② 外周神经阻滞；③ 椎管内给药。

（3）非药物性治疗方法（音乐疗法、TENS、针刺/按摩中医中药、心理治疗、冷热敷等）。

（4）患者自控镇痛。

（5）多模式镇痛。

## 56. 什么是患者自控镇痛？

患者自控镇痛（patient-controlled analgesia，PCA）是依据 1965 年 Sechzer 提出的镇痛"反馈回路"原理设计的 PCA 系统。即疼痛刺激出现，由患者启动镇痛控制器（PCA）的给药系统。该系统有一次性手动和微电脑输注泵两种，由麻醉医师设定给药剂量和给药时间，根据患者镇痛需要以实现个体化镇痛治疗。本质上是给药方式的改变，提高镇痛效果，减少不良反应。可分为静脉 PCA（PCIA）、硬膜外 PCA（PCEA）、区域神经阻滞 PCA（PCNA）、皮下 PCA（PCSA）等，但临床上最为常用的是静脉 PCA 和硬膜外 PCA。

## 57. PCA 常用药物及组合有哪些？

（1）静脉镇痛（PCIA）常用药物：舒芬太尼、芬太尼、氢吗啡酮、吗啡、羟考酮、布托啡诺、地佐辛、曲马多等。

（2）硬膜外镇痛（PCEA）常用药物：低浓度局部麻醉药（0.1%～0.2% 罗哌卡因/丁哌卡因）+ 阿片（芬太尼 0.3～0.5 μg/mL、舒芬太尼 0.4～0.8 μg/mL）。

## 58. 如何设定 PCA 泵？

吗啡、氢吗啡酮和芬太尼是常用的阿片类药物。首先，如果使用的是硬膜外镇痛泵，即 PCEA，可联合使用局部麻醉药和阿片类药物。其次，确定设定持续（背景）剂量还是只设定患者自控的增加剂量。最后，确定镇痛泵给药的间隔时间（锁定时间)。如果慢性疼痛患者需要使用 PCA，则应按其常规服用的阿片类药物剂量来设置镇痛泵的背景剂量。

### 59. 阿片类药物的常见不良反应有哪些？如何处理？

阿片类药物最常见的不良反应是镇静、瘙痒、便秘、恶心呕吐、尿潴留和呼吸抑制。可通过在瘙痒区涂抹药膏、口服或静脉推注给予苯海拉明(25～50 mg)治疗瘙痒，严重者可用阿片拮抗剂(纳洛酮)或激动-拮抗剂(如纳布啡，每 6 小时 5 mg)。可用甲基纳曲酮治疗便秘。尿潴留可通过留置尿管或纳布啡处理。可通过减少阿片类药物用量、纳布啡、可乐定和昂丹司琼(4 mg 静脉推注)来治疗恶心呕吐。呼吸抑制可通过暂停使用阿片类药物和使用纳洛酮来处理。

### 60. 置管连续神经阻滞镇痛常见并发症有哪些？

置管连续神经阻滞相关并发症可发生于置管操作过程中、局麻药输注给药过程中以及输注后：

置管过程中：① 导管位置不正确；② 误伤血管；③ 局部麻醉药误注血管；④ 误入椎管内；⑤ 神经损伤。

输注给药期间：① 导管脱落；② 感染；③ 导管移位；④ 导管穿刺部位渗漏；⑤ 迟发性局部麻醉药中毒；⑥ 神经损伤；⑦ 跌倒；⑧ 呼吸抑制；⑨ 输注泵功能障碍；⑩ 神经阻滞镇痛泵错接静脉通路。

输注后：① 导管打结和滞留；② 导管切断或折断。

### 61. 避免(减轻)术后运动阻滞防止跌倒促进早期主动康复锻炼的局部麻醉镇痛技术有哪些？

① 优先选择靠近手术区域的末梢感觉神经阻滞镇痛，包括切口浸润、关节囊周围鸡尾酒浸润、肩关节手术肩胛上神经阻滞、髋关节手术股外侧皮神经联合髋关节囊阻滞(PENG Block)、膝关节手术收肌管阻滞联合腘动脉与膝关节后囊间隙(iPACK)阻滞；② 增加局麻药容量而降低局麻药浓度；③ 选择最低有效局麻药剂量；④ 硬膜外镇痛导管位置尽量与切口皮肤节段相一致；⑤ 椎管内镇痛降低局麻药浓度，复合阿片类镇痛药；⑥ 椎管内单纯给予吗啡镇痛。

### 62. 老年患者术后椎管内镇痛常用方案及药物配方有哪些？

PCEA 常用药物配方及参数：

(1) 局部麻醉药/阿片药：0.15%～0.2%罗哌卡因/0.1%～0.15%丁哌卡因/0.1%～0.2%左旋丁哌卡因＋2～5 μg/mL芬太尼/0.4～0.8 μg/mL舒芬太尼/10 μg/mL氢吗啡酮/20～40 μg/mL吗啡/0.04～0.2 mg/mL纳布啡。

(2) 首次剂量：6～10 mL。

(3) 背景剂量：4～10 mL/h。

(4) 单次给药剂量：2～4 mL。

(5) 锁时时间：15～30 分钟。

### 63. 阿片类药物在椎管内的作用位点和作用机制有哪些？

椎管内给予阿片类药物主要通过作用于脊髓的阿片受体，或通过脑脊液和血液循环作用于脑干及全身的阿片受体而发挥镇痛作用。具体机制包括：① 抑制 P 物质的释放；② 通过减少钙离子内流影响细胞的兴奋性，从而抑制动作电位的形成和转导；③ 直接作用于脊髓背角痛觉转导神经元上的 μ 受体，增加钾离子外流使突触后膜超极化，影响神经元的兴奋性，发挥突触后抑制功能。

### 64. 椎管内镇痛的并发症有哪些？

(1) 穿刺并发症：硬膜穿破后头痛、神经穿刺损伤、感染、硬膜外血肿、脊髓缺血性损伤和脊髓前动脉综合征、气胸等。

(2) 硬膜外置管并发症：硬膜外血肿、导管移位误入蛛网膜下隙、导管移位误入血管、导管脱出或置管失效、导管折断或打结。

(3) 药物相关并发症：① 硬膜外阿片相关并发症（恶心呕吐、瘙痒、呼吸抑制）；② 局部麻醉药相关并发症（低血压、心动过缓、运动阻滞、局部麻醉药神经毒性和马尾综合征、短暂神经症）；③ 尿潴留。

### 65. 老年患者术后急性内脏痛的治疗方法是什么？

内脏器官通常分布周围型 κ 阿片受体，静脉给予激动 κ 阿片受体的药物，如羟考酮、布托啡诺、纳布啡有较好的内脏痛治疗效果。熟悉手术区域内脏器官的内脏痛觉传入通路并熟练掌握相关阻滞技术者，可选择合适的区域阻滞技术（椎管内、椎旁、骶后孔阻滞，术中术者直视下阻滞迷走神经、内脏大小神经）进行内脏痛治疗。

## 66. 老年患者术后急性疼痛镇痛药物治疗原则有哪些?

(1) 滴定原则。

(2) 选用合适用药途径。

(3) 不推荐使用有活性代谢产物的镇痛药物。

(4) 宜使用水溶性药物。

(5) 使用阿片类药物监测镇静、呼吸抑制等,及时调整剂量。

(6) 选择镇痛药物时,需考虑并发症和其他用药。

(7) 不推荐使用长效阿片类药物,阿片不作为术前镇痛首选(长期服用者除外)。

(8) 多模式镇痛。

(9) PCIA 使用无背景输注。

(10) 内脏手术使用 κ 受体激动剂有效控制内脏痛。

(11) 个体化和阶梯治疗原则。

## 67. 老年患者术后阿片类药物静脉镇痛的常见并发症及防治有哪些?

恶心呕吐:常用药有 $5-HT_3$ 受体拮抗剂、激素、氟哌利多、甲氧氯普胺等。

呼吸抑制:严密监测,当呼吸频率≤10 次/分或 $SpO_2$<90% 应立即停止给药、吸氧、唤醒或疼痛刺激、静脉注射纳洛酮,必要时人工辅助或机械通气。

耐受和躯体依赖:逐步减量可避免躯体依赖。

瘙痒:首选抗组胺药,使用小剂量纳洛酮。

镇静和意识障碍:停药,必要时使用纳洛酮逆转。

便秘、肠梗阻、精神依赖:多模式镇痛和阿片复合小剂量纳洛酮,必要时胃肠减压、纳洛酮逆转。

## 68. 急性术后疼痛管理模式 APS(ACUTE PAIN SERVICE)的定义是什么? APS 的管理形式有哪些?

急性疼痛服务小组(acute Pain Service,APS)包含了比围术期更为宽泛的服务,管理住院患者的一切急性疼痛的组织。

麻醉医师掌握局部麻醉技术,了解伤害性感受神经生物学,熟谙镇痛药和局部麻醉药的药理学知识,已成为术后镇痛和急性疼痛服务的领导者。目前,APS 管理形式主要由麻醉科主导,即由一名麻醉医师 24 小时值班负责的 APS 模式,此外还包括由麻醉医生监督下的专业护士管理 APS 的模式,以及 PMDT 模式。

**69. APS 的职责功能包括哪些?**

① 术后疼痛管理;② 急性重度疼痛患者可以获得 24 小时专家咨询;③ 与外科医生和病房护士协作促进患者术后早起下床活动和康复;④ 住院医师和护士的培训;⑤ 治疗效果的监测和记录;⑥ 提高患者对术后镇痛益处和可能的不良反应的认识;⑦ 手术患者疼痛管理的成本效益核算;⑧ 研究新的疼痛治疗方法和镇痛药物并应用于临床疼痛管理;⑨ 实时更新急性疼痛管理流程,促进临床和基础科研;⑩ 非急性术后疼痛管理如创伤和急性癌痛。

## 第五节　老年患者围术期低阿片多模式镇痛管理

**70. 围术期伤害性刺激来源于哪里?**

(1) 术前存在的疼痛。

(2) 手术引起的损伤:① 局部组织破坏,释放的内源性致痛因子;② 手术直接损伤外周神经末梢,受损的神经纤维本身也可释放致痛因子(如 P 物质、降钙素基因相关肽);③ 术中和术后炎症反应与修复,损伤后即刻合成释放炎症因子前列腺素、缓激肽等激活伤害性感受器。

(3) 术中内脏缺血、空腔脏器扩张、牵拉等因素可以导致内脏痛发生。

**71. 疼痛的传导通路是什么?**

从组织受到伤害性刺激到疼痛在皮质的产生,在神经系统经历了一系列复杂的电学和化学变化。伤害性刺激在外周感受器(神经元)换能,转变成为电信号,经脊髓、脑干、丘脑传递,最后到达大脑皮质产生痛觉。在信号转导、传递的各个环节,神经系统还存在着内在的调节机制(即调制),增益或抑制信号的传导,增强或减弱疼痛的感受。参与痛信号传导、传递、感知的神经结构或回路,也构成了痛信号调制的解剖基础。

**72. 为何推行围术期低阿片镇痛策略?**

推行围术期低阿片镇痛策略的原因:

(1) 减少阿片类药物的不良反应(呼吸抑制、恶心呕吐、便秘等)。

(2) 阿片危机(阿片类药物滥用、依赖、成瘾)。

(3) 术后快速康复(ERAS)的需要。

(4) 镇痛阶梯。

(5) 围术期伤害性刺激来源多样性。

### 73. 常用非阿片镇痛方法有哪些?

(1) 非阿片镇痛药物：对乙酰氨基酚、NSAIDs、抗惊厥药（加巴喷丁、普瑞巴林）、静脉利多卡因、小剂量氯胺酮、可乐定/右美托咪定、辣椒碱。

(2) 镇痛辅助药：抗抑郁药、中枢性肌松剂。

(3) 局麻药区域阻滞技术。

(4) 物理因子治疗：冷、热、电磁波、经皮神经电刺激、音乐疗法等。

(5) 针灸、按摩、中医中药。

(6) 安慰剂、催眠与认知行为疗法等。

### 74. 什么是多模式镇痛?

多模式镇痛是指联合应用作用于疼痛传导通路中不同靶点及不同作用机制的镇痛药物或镇痛方法，以获得相加或协同的镇痛效果，减少药物剂量，降低相关不良反应，达到最大效应/风险比。

### 75. 多模式镇痛的原则有哪些?

(1) 术前、术中、术后镇痛。

(2) 多水平镇痛，即包括末梢、外周神经、脊髓水平、大脑皮质镇痛。

(3) 使用多种药物和镇痛技术。

(4) 联合方案中各种药物、技术的选择，充分利用各自的优点，避免缺点，注意平衡，使患者能早日活动、早日恢复肠道营养，缩短住院时间。

(5) 多模式镇痛的风险-效益比很大程度上与手术类型相关（procedure-specific），故临床医生应根据手术特点，优化多模式镇痛，将手术分类镇痛（procedure-specific analgesia）和康复模式紧密结合。

### 76. 多模式镇痛的主要方式有哪些?

(1) 镇痛药物的联合应用：① 阿片类药物或曲马多与对乙酰氨基酚联合应用；② 对乙酰氨基酚和 NSAIDs 联合；③ 阿片类或曲马多与 NSAIDs 联合；④ 阿片类与局麻药联合用于 PCEA；⑤ 氯胺酮、可乐定等也可与阿片类药物联合应用。

(2) 镇痛方法的联合应用：主要指局部麻醉药（切口浸润、区域阻滞或神经干阻滞)与全身性镇痛药(NSAIDs 或曲马多或阿片类)的联合应用。

## 77. 术后快速康复(ENHANCED RECOVERY AFTER SURGERY,ERAS)的定义是什么？

术后快速康复(enhanced recovery after surgery,ERAS)即加速康复外科，指采用一系列循证医学证实有效的围术期优化措施减少外科应激、加快术后康复。

## 78. 老年髋部骨折围术期低阿片多模式镇痛流程是什么？

（1）术前：实施区域神经阻滞镇痛；可使用对乙酰氨基酚。

（2）术中：优先选择椎管内麻醉。

（3）术后：① 使用外周神经阻滞用于髋部骨折术后镇痛，注意抗凝治疗对周围神经阻滞的影响；② 不推荐常规使用局麻药单次切口浸润或连续伤口皮下输注；③ 无禁忌者常规使用对乙酰氨基酚；④ 建议短期使用 NSAIDs，药物的使用需个体化并避免用于高危老年患者；⑤ 最小化阿片药物使用，主要用于补救性镇痛，阿片耐受患者不应停用阿片类药物。

## 79. 老年胸科手术围术期低阿片多模式镇痛流程是什么？

（1）建议实施区域阻滞镇痛：胸椎旁阻滞与硬膜外等效，但不良反应更少；使用长效脂质体丁哌卡因单次肋间神经阻滞镇痛效果长达 96 小时；对于不适合椎旁阻滞者（胸膜剥脱术）可使用竖脊肌阻滞、肋间神经阻滞和前锯肌平面阻滞；不推荐肋间神经冷冻。

（2）除非有禁忌，推荐规律（按时而非按需服药）、联合使用对乙酰氨基和 NSAIDs。

（3）术前存在慢性疼痛可考虑静脉使用小剂量氯胺酮。

（4）静脉使用地塞米松。

（5）多模式镇痛。

（王茂，梅伟）

## 参考文献

[1] 郭政. 老年麻醉学与疼痛治疗学 [M]. 济南：山东科学技术出版社，2002.

[2] 陈可冀,曾尔亢,于普林,等. 中华老年医学[M]. 南京:江苏凤凰科学技术出版社,2016.
[3] 宋学军,樊碧发,万有,等. 国际疼痛学会新版疼痛定义修订简析[J]. 中国疼痛医学杂志,2020,26(9):641-644.
[4] Ronald D. Miller. 米勒麻醉学(第8版)[M]. 邓小明,曾因明,黄宇光主译. 北京:北京大学医学出版社,2016.
[5] 郭政,王国年. 疼痛诊疗学[M]. 4版. 北京:人民卫生出版社,2016.
[6] 曹伯旭,林夏清,吴莹,等. 慢性疼痛分类目录和定义[J]. 中国疼痛医学杂志,2021,27(1):7.
[7] 韩济生,樊碧发. 疼痛学[M]. 北京:北京大学医学出版社,2011.
[8] 李仲廉,安建雄,倪家骧,等. 临床疼痛治疗学(第3版)[M]. 天津:天津科学技术出版社,2003.
[9] John F. Butterworth, David C. Mackey, John D. Wasnlck. 摩根临床麻醉学[M]. 5版. 王天龙,刘进,熊利泽主译. 北京:北京大学医学出版社,2015.
[10] 黄国志. 疼痛康复[M]. 北京:人民卫生出版社,2018.
[11] 中华医学会疼痛学分会编. 中国疼痛病诊疗规范[M]. 北京:人民卫生出版社,2020.
[12] 谭冠先. 疼痛诊疗学(第3版)[M]. 北京:人民卫生出版社,2011.
[13] 中华医学会疼痛学分会编. 中国疼痛病诊疗规范[M]. 北京:人民卫生出版社,2020.
[14] 中华医学会疼痛学分会编. 中国疼痛病诊疗规范[M]. 北京:人民卫生出版社,2020.
[15] 邓小明,姚尚龙,于布为,等. 现代麻醉学(第4版)[M]. 北京:人民卫生出版社,2014.
[16] 刘延青,崔健君. 实用疼痛学[M]. 北京:人民卫生出版社,2013.
[17] 中华医学会疼痛学分会编. 中国疼痛病诊疗规范[M]. 北京:人民卫生出版社,2020.
[18] 刘延青,崔健君. 实用疼痛学[M]. 北京:人民卫生出版社,2013.
[19] 谭冠先. 疼痛诊疗学(第3版)[M]. 北京:人民卫生出版社,2011.
[20] 中华医学会麻醉学分会老年人麻醉学组,中华医学会麻醉学分会骨科麻醉学组. 中国老年髋部骨折患者麻醉及围术期管理指导意见[J]. 中华医学杂志,2017,97(12):897-905.
[21] 谭冠先. 疼痛诊疗学(第3版)[M]. 北京:人民卫生出版社,2011.
[22] 郭政,王国年. 疼痛诊疗学(第4版)[M]. 北京:人民卫生出版社,2016.
[23] Ronald D. Miller. 米勒麻醉学(第8版)[M]. 邓小明,曾因明,黄宇光主译. 北京:北京大学医学出版社,2016.8:2690-2691.
[24] 中华医学会麻醉学分会老年人麻醉与围术期管理学组,中华医学会麻醉学分会疼痛学组国家老年疾病临床医学研究中心,国家老年麻醉联盟. 老年患者围手术期多模式镇痛低阿片方案中国专家共识(2021版)[J]. 中华医学杂志,2021,101(3):170-184.
[25] 佘守章,许学兵. 超前镇痛有效性争议及预防性镇痛研究新进展[J]. 实用医院临床杂志,2008,5(1):7-9.
[26] 徐冰倩,王国年. 预防性多模式镇痛在老年患者围术期的应用[J]. 中国现代手术学杂志,2019,23(5):395-399.
[27] 张晓光,郄文斌,屠伟峰,等. 围术期目标导向全程镇痛管理中国专家共识(2021版)[J]. 中华疼痛学杂志,2021,17(2):119-125.

[28] 徐建国,黄宇光,杨建军. 疼痛药物治疗学(第2版)[M]. 北京:人民卫生出版社,2020.
[29] Nussmeier NA, Whelton AA, Brown MT, et al. Complications of the COX-2 inhibitors parecoxib and valdecoxib after cardiac surgery. N Engl J Med, 2005, 352:1081-1091.
[30] 邓小明,姚尚龙,于布为,等. 现代麻醉学(第4版)[M]. 北京:人民卫生出版社,2014.
[31] Michael Gropper, Lars Eriksson, Lee Fleisher, et al. Miller's Anesthesia. 9th ed. Elsevier Health Sciences, 2019.
[32] 杨拔贤,李文志. 麻醉学(第3版)[M]. 北京:人民卫生出版社,2013.
[33] 局麻药全身毒性防治专家共识(2020).
[34] 中华医学会麻醉学分会区域麻醉学组. 外周神经阻滞并发症防治专家共识[J]. 临床麻醉学杂志,2020,36(9):913-919.
[35] 应用抗凝或抗血小板药物患者接受区域麻醉与镇痛管理的专家共识(2020).
[36] 刘进,于布为. 麻醉学[M]. 北京:人民卫生出版社,2014.
[37] 邓小明,姚尚龙,于布为,等. 现代麻醉学(第4版)[M]. 北京:人民卫生出版社,2014.
[38] 冯艺,许军军,林夏清,等. 慢性术后或创伤后疼痛[J]. 中国疼痛医学杂志,2021,27(4):241-245.
[39] 谭冠先. 疼痛诊疗学(第3版)[M]. 北京:人民卫生出版社,2011.
[40] James C. Duke. 麻醉的秘密(第5版)[M]. 米卫东,冯艺主译. 北京:北京大学医学出版社,2017.
[41] 谭冠先. 疼痛诊疗学(第3版)[M]. 北京:人民卫生出版社,2011.
[42] Joseph M. Neal, James P. Rathmell. 区域麻醉与疼痛治疗并发症(第2版)[M]. 王俊科,等译. 北京:科学出版社,2016.9:266-294.
[43] 加速康复外科理念下疼痛管理专家共识(2020).
[44] 邓小明,姚尚龙,于布为,等. 现代麻醉学(第4版)[M]. 北京:人民卫生出版社,2014.
[45] Ronald D. Miller. 米勒麻醉学(第8版)[M]. 邓小明,曾因明,黄宇光主译. 北京:北京大学医学出版社,2016.
[46] Werner MU, Søholm L, Rotbøll-Nielsen P, et al. Does an acute pain service improve postoperative outcome?. Anesth Analg, 2002, 95(5):1361-1372.
[47] Rawal N. Organization, function, and implementation of acute pain service. Anesthesiol Clin North Am, 2005, 23(1):211-225.
[48] Tawfic QA, Faris AS. Acute pain service: past, present and future. Pain Manag, 2015, 5(1):47-58.

# 第六章

# 老年患者行无痛诊疗术的麻醉管理

## 第一节 老年患者无痛诊疗的麻醉管理

**1. 老年人能不能做麻醉？**

老年人当然能做麻醉。进行充分的术前评估与准备，根据患者的情况和手术选择合适的麻醉方式、制定麻醉计划。

**2. 多少岁以上的老人不能做麻醉？**

年龄并非麻醉的禁忌证。高龄对身体各器官产生不同程度的影响，如脏器储备功能减低、应激和抵御能力下降，对手术和麻醉的耐受力降低；以及高龄患者常合并其他多种基础性疾病，如高血压、糖尿病、冠心病、慢性支气管炎等。因此，老年患者在整个围术期并发症的发生率会明显增加。

**3. 老年人行无痛诊疗术为什么要做麻醉？**

检查过程舒适无痛，消除恐惧感，提高患者检查的积极性；消除患者在检查时不配合的诱因，使医生检查操作更顺畅，方便医生仔细检查；减少检查操作刺激引起的应激反应，使患者血压心率相对平稳，降低心脑血管并发症的发生率。

**4. 老年人无痛诊疗术的麻醉团队的人员配置要求？**

每2～3个诊疗单元应配备1名具有主治医师（含）以上资质的麻醉科医师，指导并负责所属单元患者的镇静/麻醉以及麻醉恢复；实施深度镇静/麻醉的每个诊疗单元配备至少 1 名麻醉科高年资住院医师,并建议每 1~2 个单元配备 1 名麻醉科护士,其中麻醉科医师负责患者的镇静/麻醉实施及患者安全,护士负责麻醉前准备和镇静/麻醉记录、协助镇静/麻醉管理。

## 5. 老年人无痛诊疗前需要禁食禁饮吗?

需要,一般患者术前禁食至少 8 小时,禁饮至少 2 小时,对胃排空无异常的患者,推荐治疗前 2 小时适量食用碳水化合物,胃肠道术前准备要求请参照有关消化内镜手术指南。存在上消化道梗阻、胃排空障碍、胃食管反流等特殊患者,则应延长禁饮禁食时间,必要时需术前胃肠减压。

## 6. 老年人无痛诊疗麻醉有什么风险?

麻醉相关并发症风险:反流误吸、上呼吸道梗阻、呼吸循环抑制;老年人中枢神经系统对静脉麻醉药与镇痛药敏感性增加,并且更容易出现呼吸和循环抑制等不良反应;在患者意识消失后,呛咳反射和吞咽反射等保护性反射也随之消失,尤其是患有胃食管反流等疾病的患者容易引起呕吐、反流,甚至误吸。

## 7. 老年人行无痛诊疗麻醉前,需要排除哪些麻醉相关禁忌?

老年患者经常合并基础疾病,若合并疾病已经严重损伤器官功能,视为无痛诊疗全身麻醉的禁忌。主要包括:① 疾病处于危重期或生命在终末期的患者;② 严重的心、脑、肺疾病,功能失代偿者;③ 急诊饱胃、消化道出血、肠梗阻等腹压增高患者;④ 麻醉医生判断有困难气道风险,不适宜进行门诊麻醉无痛诊疗的患者;⑤ 对相关麻醉药物有明确过敏史的患者。

## 8. 有吸烟史的老年患者无痛诊疗前是否需要戒烟,戒多久?

长期吸烟人群可能并存气道高敏和气道慢性炎症,高敏的气道容易被诱发呛咳、痉挛,甚至误吸。老年患者因为呼吸肌力减弱、排痰能力下降和肺功能减退,更容易出现呼吸道梗阻和缺氧。因此,鼓励无痛诊疗的老年患者检查前提早戒烟,戒烟时间越长,气道纤毛功能恢复程度越高,越有利于降低检查期低缺氧风险。一般建议戒烟 2 周以上再行麻醉,若无法实现,也建议老年患者在围诊疗期尽量减少吸烟量。

# 第二节 合并阿尔茨海默病老年患者行无痛诊疗术的麻醉管理

### 9. 全麻药物是否会加重阿尔茨海默病（AD）进展？

麻醉药物产生神经毒性和脑损伤的机制部分与 AD 脑损伤机制相似重叠。因此，在无痛诊疗过程中应减少或避免使用可能诱发谵妄的药物如高剂量类固醇、抗精神病药、安眠药、氯胺酮、抗胆碱能药、阿片类药、$H_2$ 受体阻滞剂和氟哌利多。

### 10. 阿尔茨海默病患者行无痛诊疗术的麻醉方式选择是什么？

对于早期可以配合的阿尔茨海默病患者，可以选择非全身麻醉无痛诊疗术，如神经阻滞，椎管内麻醉。而对于已经出现理解、合作困难的阿尔茨海默病患者，应优先选择全身麻醉。

### 11. 吸入性麻醉药物对阿尔茨海默病患者认知功能影响的可能机制有哪些？

吸入性麻醉药经肺泡动脉入血至脑组织，阻断突触传递功能。不同吸入性麻醉药的作用与其脂溶性有鲜明的相关性，即脂溶性越高，麻醉作用越强。现认为吸入性麻醉药溶入细胞膜的脂质层，使脂质分子排列紊乱，膜蛋白质及钠、钾通道发生构象和功能上的改变，抑制神经细胞除极，进而抑制神经冲动的传递致全身麻醉。AD 患者多为老年人，老年人药物分布容积增加，肝功能降低和肺气体交换能力下降易导致吸入性麻醉苏醒延迟和认知能力的下降。

### 12. 无痛诊疗术对老年患者认知功能的影响有哪些？

尽管目前尚无可靠的依据证明，患者术后出现认知功能障碍与麻醉有关，但无痛诊疗术的麻醉相关镇静催眠药以及 M 胆碱受体阻断药（抗胆碱药）不同程度的作用于高级中枢神经系统。容易产生中枢抗胆碱能综合征，主要表现为中枢神经系统兴奋，如意识模糊定向障碍、谵妄、幻觉、烦躁不安等，其症状类似或等同于认知功能障碍。

### 13. 阿尔茨海默症患者疼痛评估的建议有哪些？

词语描述量表（verbal description scale，VDS）、爱荷华疼痛温度计（iowa pain thermometer，IPT）、重度痴呆疼痛评估量表（pain assessment in advanced dementia scale，PAINAD)、Abbey 疼痛评估量表、交流能力受限老年人群疼痛评估量表(pain assessment checklist for seniors with limited ability to communicate，PACSLAC)均可用于 AD 患者的疼痛评估，其中 PAINAD 是晚期 AD 患者可靠和易于管理的疼痛评估工具。

**14. 围术期神经认知障碍的评估方法有哪些？**

临床以神经心理测试为评估围术期神经认知障碍（perioperative neurocognitive disorders，PND)的"金标准"。常用的神经心理测试内容包括筛查测试和特定神经功能测试。简易精神状态量表(MMSE)和蒙特利尔认知评估量表(MoCA)为常见的认知功能筛查工具。特定神经功能测试主要针对执行功能、记忆力、注意力等内容。

## 第三节　合并帕金森病老年患者行无痛诊疗术的麻醉管理

**15. 帕金森患者行无痛诊疗术前评估要点？**

帕金森患者术前评估主要包括：① 帕金森病程度评估(统一帕金森病评分量表 UPDRS)；② 呼吸系统：阻塞性通气功能障碍、吞咽困难、咳嗽反射减弱等；③ 心血管系统：直立性低血压和心律失常等；④ 术前用药。

**16. 无痛诊疗围术期抗帕金森药物的管理要点？**

围术期规律服用，不可随意调整。避免减少或停用抗帕金森药物，如左旋多巴、多巴胺受体激动剂等。术前 1～2 周停用单胺氧化酶 B 抑制剂；若患者术前使用单胺氧化酶 B 抑制剂，围术期禁忌使用某些阿片类药物(哌替啶和曲马多)和选择性 5-羟色胺再摄取抑制剂，以避免诱发 5-羟色胺综合征。

**17. 合并帕金森病患者围术期肺部并发症风险高的原因是什么及如何进行麻醉管理？**

帕金森病患者常伴有阻塞性通气功能障碍、吞咽困难、咳嗽反射减弱，围术期易发生分泌物清除障碍和误吸，进而引发吸入性肺炎。因此帕金森病患者术前需进行相关检查，包括胸部 X 线或 CT 检查、肺功能检查及动脉血气分析，术后尽快恢复抗帕金森药物的治疗。

**18. 帕金森老年患者行无痛诊疗术麻醉方式及药物选择是什么？**

根据手术需要及患者病情选择麻醉方式。对存在如喉部肌肉功能异常等严重运动功能障碍者，术中易出现分泌物清除障碍、喉头痉挛等，此时全身麻醉气管插管更为安全。

丙泊酚常用于全身麻醉的诱导与维持。有研究显示，丙泊酚可诱导帕金森患者出现异动症。吸入麻醉药中，氟烷可增加心脏对儿茶酚胺的敏感性，增加术前服用左旋多巴的患者心律失常的风险；异氟烷、七氟烷、安氟烷目前尚未发现在帕金森病患者中有明显不良反应。

**19. 丙泊酚诱发帕金森患者异动症的表现是什么及如何处理？**

丙泊酚诱导的异动症是指帕金森患者在应用丙泊酚后出现的一种运动障碍类型，可累及面部、颈部以及四肢肌肉并出现不自主运动，部分可自行缓解。一旦出现，应立即停药；控制患者不自主运动，有报道显示，右美托咪定或咪达唑仑均能够有效缓解丙泊酚诱导的异动症；同时需注意保持呼吸道通畅。

**20. 帕金森病患者行无痛诊疗术后离室评估要点是什么？**

患者从 PACU 转入普通病房的基本标准可参照改良 Aldrete 评分表，对患者意识、呼吸、循环、氧合、活动等方面的情况进行评估，总分≥9 分才能转回病房。此外，还应重点关注术后是否出现恶心呕吐、直立性低血压（平卧休息至少 15 分钟后测得卧位血压，由仰卧位变成直立位或者倾斜试验 60°后的 3 分钟内测量立位血压，收缩压下降≥20 mmHg 或者舒张压下降≥10 mmHg）、术后谵妄等精神症状，直到无上述不良事件方能转回普通病房。

# 第四节　合并陈旧性脑梗死老年患者行无痛诊疗术的麻醉管理

**21. 老年患者合并脑卒中病史，拟行无痛诊疗术的时机评估？**

近期合并脑卒中的老年患者行择期手术时，尽可能推迟至脑卒中发生 3 个月以后。急诊或限期手术，充分评估风险及获益，以及告知外科医生及家属麻醉风险，围术期维持脑部氧供需平衡。

## 22. 合并脑卒中病史老年患者,围术期关注要点包括哪些方面?

既往有脑卒中患者,围术期注意事项包括:① 围术期脑卒中再次发生;② 术后出现神经系统并发症;③ 与既往卒中史相关的麻醉管理;④ 合并基础疾病的围术期管理。

## 23. 合并缺血性脑血管疾病患者术前血压和血糖的优化治疗目标是什么?

合并高血压的缺血性脑卒中和 TIA 患者,建议行抗高血压治疗,一般目标为≤140/90 mmHg,理想为≤130/80 mmHg;根据病因不同降压目标可做相应调整。老年患者术前控制 HbA1c,建议控制在<7%。

## 24. 无痛诊疗围术期抗血小板治疗药物的管理是什么?

对于使用双联抗血小板药物的患者,择期手术建议推迟至双联抗血小板疗程结束。若手术必须进行且出血风险高,则停用氯吡格雷 5~7 天,继续使用阿司匹林。双嘧达莫需要在手术前 7~10 天停止使用。对于围术期高血栓风险患者,停用抗血小板治疗后可使用低分子肝素治疗桥接。

## 25. 合并陈旧性脑梗死老年患者无痛诊疗术中监测及麻醉药物选择是什么?

基础监测如血氧饱和度、心电图、无创血压监测。有条件时推荐行经颅多普勒(TCD)和局部脑氧饱和度($rSO_2$)等无创脑监测技术。优选静脉麻醉,药物优选依托咪酯,血流动力学更平稳,可复合丙泊酚,避免大剂量丙泊酚对呼吸、循环的抑制;复合短效阿片类镇痛药物,防止依托咪酯引起的肌震颤。

## 26. 合并陈旧性脑梗死老年患者无痛诊疗术中血压管理?

术中血压严格控制(收缩压控制在术前平静血压±10%内)能减少术后重要脏器功能的损害。对于术前合并脑卒中病史、短暂性脑缺血发作(TIA)病史、中重度颅脑血管狭窄等状况患者,术中血压应维持在术前平静血压基线水平至基线血压的 120%范围内。

# 第五节 合并阻塞性睡眠呼吸暂停综合征老年患者行无痛诊疗术的麻醉管理

## 27. 阻塞性睡眠呼吸暂停低通气综合征(OSAHS)的定义?

因上呼吸道解剖结构或软组织异常导致每晚 7 小时睡眠过程中阻塞性呼吸暂

停及低通气事件反复发作 30 次以上,或呼吸暂停-低通气指数(AHI)≥5 次/时,使得下呼吸道气体进出受阻或暂停,机体长期处于低通气状态,逐渐引发多系统生理功能病理性改变的临床综合征。

### 28. OSAHS 患者病情程度判断标准?

多导睡眠图是 OSAHS 公认的诊断金标准,OSAHS 病情程度判断主要依据 AHI 和最低 $SpO_2$ 两个指标。5 次/时≤AHI≤15 次/时,85%≤$SpO_2$≤90% 为轻度;15 次/时＜AHI≤30 次/时,80%≤$SpO_2$＜85% 为中度;AHI＞30 次/时,$SpO_2$＜80% 为重度。

### 29. STOP‑Bang 风险评估问卷

STOP‑Bang 每个字母分别代表大声打鼾、白天疲劳、有人观察到睡眠呼吸暂停、高血压、BMI＞35 $kg/m^2$、年龄＞50 岁、颈围＞40 cm、男性,其中每点代表 1 分,0~2 分为低风险,3~4 分为中风险,5~8 分为高风险。

### 30. OSAHS 患者治疗方法有哪些?

根据病情可选择非手术治疗或手术治疗,非手术治疗即使用特制专用呼吸器,睡眠时经鼻腔自动给予持续性正压通气(CPAP),术前 3 个月呼吸及辅助呼吸可缓解 OSAHS 导致的心血管功能紊乱、代谢异常。手术治疗以腭咽成形术为主;此外还有鼻中隔偏曲矫正、鼻息肉切除或鼻甲成形术;下颌骨前移术;气管造口术等。

### 31. OSAHS 患者血栓风险增加原因是什么?

OSAHS 患者长期慢性缺氧,可导致继发性红细胞增多症与血黏度增高,血流阻力增大、血流速度减缓,增加了血栓形成风险。

### 32. OSAHS 患者腭咽成形术后为什么要慎重拔管?

手术治疗后口咽腔软组织因创伤而水肿,甚至术后 1~3 小时才能达到水肿高峰,一般 24~48 小时后水肿才消退或完全消失。若术毕拔管一旦软组织处于水肿高峰极有可能造成窒息或死亡。

### 33. OSAHS 患者临床麻醉难度有哪些?

OSAHS 患者对全麻药物耐受性差,麻醉用药困难;OSAHS 患者由于解剖结构异常，还存在面罩通气困难、喉镜显露声门困难、气管插管困难、术毕拔管后上呼吸道维持通畅困难等问题。此外，OSAHS 患者部分合并多系统慢性疾病，维持循环稳定、保护重要脏器功能困难。

### 34. OSAHS 患者围麻醉期体位选择及原因是什么？

一般采取头胸抬高 30°左右体位，一方面有利于提高整个呼吸道和胸-肺顺应性，膈肌下移可增加潮气量和分钟通气量，另一方面有利于头颈部静脉血液回流，明显降低上呼吸道软组织水肿。

### 35. 对于日间与门诊手术的 OSAS 术前评估要点有哪些？

① 睡眠呼吸暂停的状态；② 是否存在上呼吸道解剖和生理异常程度；③ 并存疾病状态；④ 手术种类；⑤ 麻醉类型；⑥ 术后阿片类药物的需要程度；⑦ 患者年龄；⑧ 出院后观察的可靠程度；⑨ 门诊设施是否具备呼吸管理及紧急气道处理条件。

### 36. OSAS 患者 PACU 管理要点有哪些？

苏醒期应当重点以维持足够氧合和气道通畅为主。若是气管插管的患者，应合理判断拔管时机，保留气管导管直至患者完全清醒，并确保无活动性出血、大量分泌物和上呼吸道水肿等情况，在侧卧位、半卧位或其他非仰卧位下拔管。多数患者在达到常规出 PACU 标准后还应再监测至少 1 小时。

## 第六节　合并慢性阻塞性肺疾病老年患者行无痛诊疗术的麻醉管理

### 37. COPD 如何诊断？

根据吸烟等高危因素史、临床症状和体征等资料，临床可以怀疑慢阻肺。肺功能检查吸入支气管扩张剂后，FEV1/FVC＜70%，同时排除其他已知病因的气流受限疾病，则可明确诊断。

### 38. COPD 患者无痛诊疗术前评估有哪些？

（1）术前详细了解病史，如咳嗽、咳痰情况、发作季节和持续时间，诱发缓解的因素、咯血史、活动耐量、吸烟情况、术前用药等。

(2) 实验室检查：血常规、胸片、心电图、超声心动图等。
(3) 肺功能评估：简易肺功能试验，肺功能测定等。

### 39. COPD 患者无痛诊疗术前准备有哪些？

术前至少戒烟 4～6 周；积极治疗原发病，消炎、解痉平喘、化痰等处理；$PaO_2$＜55 mmHg 和肺动脉高压患者予低流量（1～2 L/min）氧吸入，改善肺动脉高压和心功能；术前胸部物理治疗和膨肺干预；注意加强营养支持。

### 40. COPD 患者吸入麻醉药物选择有哪些？

七氟烷可扩张支气管，降低气道阻力，但地氟烷支气管扩张作用不明显，近期吸烟患者或者高浓度吸入（1.5MAC）反而会增加气道阻力。氧化亚氮麻醉存在排出延迟风险。

### 41. COPD 患者静脉麻醉药物选择有哪些？

对于机械通气患者，丙泊酚镇静可具有一定支气管扩张作用，但非机械通气患者，苯二氮䓬类、丙泊酚、右美托咪定可抑制呼吸中枢的通气反应，增加 $CO_2$ 蓄积风险。避免使用硫喷托纳，可增加气道敏感性和支气管痉挛的风险。氯胺酮可增加肺血管阻力，禁用于合并肺动脉高压的 COPD 患者。

### 42. COPD 患者镇痛和肌肉松弛药药物选择有哪些？

建议使用短效阿片类药物且合理控制剂量；使用短效肌松药且积极拮抗肌松残余，推荐使用顺阿曲库铵，谨慎使用罗库溴铵、阿曲库铵等增加气道高反应性和支气管痉挛风险的药物。

### 43. 合并 COPD 老年患者术后易发生呼吸功能不全的高危因素有哪些？

① 3、4 级呼吸困难；② 肺功能严重减退：肺活量和最大通气量小于预计值 60%，FEV1＜0.5 L，FEV1/FVC＜60%；③ 血气分析：$PaO_2$＜65 mmHg、$PaCO_2$＞45 mmHg。

### 44. 合并 COPD 老年患者呼吸管理要点？

小潮气量（6～8 mL/kg）、延长呼气时间（吸∶呼 1∶3～1∶4 或降低呼吸频率），必要时加用 PEEP，$FiO_2$ 不应超过 50%；维持 $PaCO_2$ 在术前基线水平，允许性高碳酸血症(pH：7.20~7.25)；积极治疗支气管痉挛；注意清除呼吸道分泌物。

**45. 合并 COPD 老年患者术中出现支气管痉挛如何处理？**

① 可采用丙泊酚加深麻醉、增加吸入麻醉药浓度，或使用支气管扩张剂雾化治疗；② 若上述治疗措施无效，考虑注射低剂量肾上腺素；③ 有糖皮质激素治疗史的患者，合并 COPD 老年患者术中出现支气管痉挛可行氢化可的松静脉注射治疗。

## 第七节　合并高血压老年患者行无痛诊疗术的麻醉管理

**46. 合并高血压老年患者能否行无痛胃肠镜检查？**

高血压患者行无痛胃镜检查较普通胃镜检查更安全、舒适、有效，但应严格掌握其麻醉禁忌证和适应证。建议检查由技术熟练的胃镜医师及有经验的麻醉医师共同合作完成，术前做好充分的麻醉评估，在检查过程中密切观察患者生命体征变化，随时做好抢救措施，最大限度地减少术中、术后不良反应及麻醉意外的发生。

**47. 合并高血压老年患者行胃镜检查可能发生的心脏意外有哪些？**

心绞痛、心肌梗死、心律失常和心搏骤停，在特殊情况下有必要作心电监护，一旦发生意外，立即停止操作并给予抢救。

**48. 合并高血压老年患者行胃镜检查的基本监测项目有哪些？**

心电图、无创血压、脉搏氧饱和度、呼吸。

**49. 合并高血压老年患者行胃镜检查如何进行麻醉诱导和维持？**

麻醉诱导可分次、缓慢给药，要求平稳，避免高血压、低血压和心动过速，如采用丙泊酚静脉注射需采用滴定法小剂量分次注射，可合并小剂量依托咪酯单次推注，但应注意其对老年高血压患者心脏抑制的风险。

**50. 合并高血压老年患者行无痛胃肠镜术前是否需要停降压药？**

对于既往有高血压病病史，平素血压控制平稳的患者，术前请于检查当天如常或至少在检查前 2 小时口服降压药如 β 受体阻滞药、钙拮抗药和硝酸酯类药物；但为了避免发生术中严重低血压和心动过缓,在手术前10小时应停用或者降低剂量使用中枢性降压药和血管紧张素转化酶抑制剂。

### 51. 合并原发性高血压老年患者ERCP术中高血压应如何处理?

首先,需明确诱因,通常是手术刺激(进镜、造影、切开、置入支架等操作)、麻醉过浅、镇痛不全等因素;其次,针对病因采取对应的处理方案:暂停手术刺激,加强镇静或者加深麻醉、加强镇痛。手术过程中(数分钟到1小时内)血压控制的目标为平均动脉压的降低幅度不超过治疗前水平的25%。在随后的2~6小时将血压降至较安全水平,一般为160/100 mmHg左右,如果可耐受这样的血压水平,临床情况稳定,在以后24~48小时逐步降低血压达到正常水平。

## 第八节 合并冠心病老年患者行无痛诊疗术的麻醉管理

### 52. 合并冠心病老年患者能否行无痛胃肠镜检查?

无痛胃肠镜检查是为了提高患者生活质量的,对于不存在严重的心血管症状(如不稳定性冠脉综合征、以前出现过心绞痛、最近或过去有过心肌梗死、失代偿性心力衰竭、明显的心律失常以及严重的血管疾病等),近期无明显症状变化的冠心病患者是可以进行无痛诊疗技术的。

### 53. 合并冠心病老年患者胃镜检查术前评估要点有哪些?

所有接受择期非心脏手术的缺血性心脏病患者,应进行围术期心血管事件风险评估,该风险与外科手术类型和患者体能状态有关。外科手术类型风险评估参照美国心脏病学会/美国心脏协会(ACC/AHA)指南,患者体能状态常借助代谢当量来评估。

### 54. 针对曾行经皮冠状动脉介入术(PCI)老年患者行无痛诊疗术的时机是什么?

择期非心脏手术建议延迟至PCI术后至少6个月进行,最好一年,以便不间断双重抗血小板治疗(尤其是药物洗脱支架);既往PCI患者行择期非心脏手术的时机,对球囊扩张及植入裸金属支架(BMS)的患者,择期非心脏手术应分别延迟14天和30天;对植入药物洗脱支架(DES)的患者,择期非心脏手术最好延迟至1年后。

## 55. 合并冠心病老年患者如何选择麻醉药物进行麻醉诱导和维持？

麻醉药物的选择应以对心血管系统的代偿功能影响小、对心肌收缩力无明显抑制、不增加心肌氧耗及诱发心律失常为主要的考虑因素。麻醉诱导可分次、缓慢给药，要求平稳，避免高血压、低血压和心动过速；麻醉诱导与维持应使麻醉达到适当的深度，尽量要求循环稳定，血压、心率不应随着刺激的强弱而上下波动；减少心肌耗氧量，增加心肌的氧供。

## 56. 合并冠心病老年患者行低风险内镜操作术前是否需要停用抗凝药？

继续使用 P2Y12 受体拮抗剂作为单一或双重抗血小板治疗（DAPT）（强烈推荐，低质量证据）。应继续使用华法林治疗（弱推荐，低质量证据）；应确保国际标准化比率（INR）在手术前 1 周不超过治疗范围（强烈推荐，低质量证据）。在手术当天取消早晨直接口服抗凝剂（DOAC）的剂量（弱推荐，低质量证据）。

## 57. 合并冠心病老年患者行无痛胃镜中新发 ST 段压低应如何处理？

术中 ST 段压低提示心肌缺血，首先应明确病因的诊断，对影响心肌的氧耗和氧供的因素进行处理。如停止内镜操作、增加吸入氧浓度、控制心率，避免低血压，及时纠正低温寒战、二氧化碳潴留等。

（王钟兴）

## 参考文献

[1] 米勒. 米勒麻醉学. 北京：北京大学医学出版社，2016.
[2] 王天龙，王东信，李金宝，等. 中国老年患者围手术期麻醉管理指导意见（2020 版）（一）. 中华医学杂志，2020，100(31)：2404-2415.
[3] 李兆申，邓小明，孙涛，等. 中国消化内镜诊疗镇静麻醉专家共识意见.2014.
[4] 邓小明，王月兰，冯艺，等. （支）气管镜诊疗镇静/麻醉专家共识(2020 版). 国际麻醉学与复苏杂志，2021，42(08)：785-794.
[5] 常见消化内镜手术麻醉管理专家共识. 中华消化内镜杂志，2019，36(1)：9-19.
[6] Mehta PP, Kochhar G, Kalra S, et al. Can a validated sleep apnea scoring system predict cardiopulmonary events using propofol sedation for routine EGD or colonoscopy? A prospective cohort study. Gastrointestinal Endoscopy，2014，79(3)：436-444.
[7] Kayal Dinc AS, Cayonu M, Sengezer T, et al. Smoking cessation improves the symptoms

and the findings of laryngeal irritation. Ear, Nose & Throat Journal, 2020, 99(2): 124 - 127.

[8] Xie Z, Tanzi RE. Alzheimer's disease and post-operative cognitive dysfunction. Experimental gerontology, 2006, 41(4): 346 - 359.

[9] Clegg A, Young JB. Which medications to avoid in people at risk of delirium: a systematic review. Age and ageing, 2011, 40(1): 23 - 29.

[10] Mason SE, Noel-Storr A, Ritchie CW. The impact of general and regional anesthesia on the incidence of post-operative cognitive dysfunction and post-operative delirium: a systematic review with meta-analysis. Journal of Alzheimer's Disease, 2010, 22(s3): S67 - S79.

[11] Jiang J, Jiang H. Effect of the inhaled anesthetics isoflurane, sevoflurane and desflurane on the neuropathogenesis of Alzheimer's disease. Molecular medicine reports, 2015, 12 (1): 3 - 12.

[12] Spanjer MRK, Bakker NA, Absalom AR. Pharmacology in the elderly and newer anaesthesia drugs. Best Practice & Research Clinical Anaesthesiology, 2011, 25(3): 355 - 365.

[13] García-Soler Á, Sánchez-Iglesias I, Buiza C, et al. Adaptación y validación de la versión española de la escala de evaluación de dolor en personas con demencia avanzada: PAINAD-Sp. Revista Española de Geriatría y Gerontología, 2014, 49(1): 10 - 14.

[14] McCollum L, Karlawish J. Cognitive impairment evaluation and management. Medical Clinics, 2020, 104(5): 807 - 825.

[15] Zhuang L, Yang Y, Gao J. Cognitive assessment tools for mild cognitive impairment screening. Journal of neurology, 2021, 268(5): 1615 - 1622.

[16] 中国老年患者围术期脑健康多学科专家共识(一). 中华医学杂志, 2019, (27): 2084 - 2110.

[17] Akbar U, Kurkchubasche AG, Friedman JH. Perioperative management of Parkinson's disease. Expert Review of Neurotherapeutics, 2017, 17(3): 301 - 308.

[18] Troche MS, Brandimore AE, Okun MS, et al. Decreased cough sensitivity and aspiration in Parkinson disease. Chest, 2014, 146(5): 1294 - 1299.

[19] Deogaonkar A, Deogaonkar M, Lee JY, et al. Propofol-induced dyskinesias controlled with dexmedetomidine during deep brain stimulation surgery. The Journal of the American Society of Anesthesiologists, 2006, 104(6): 1337 - 1339.

[20] Roberts DP, Lewis SJ. Considerations for general anaesthesia in Parkinson's disease. Journal of Clinical Neuroscience, 2018, 48: 34 - 41.

[21] Nakajima T, Suzuki Y, Miyaue N. Successful Management of Parkinson's Disease Dyskinesia During Local Anesthesia With Dexmedetomidine. Cureus, 2021, 13(3).

[22] 陈施吾, 窦荣花, 王玉凯, 等. 帕金森病血压管理专家共识. 诊断学理论与实践, 2020, 19(05): 460 - 468.

[23] 中国老年患者围手术期麻醉管理指导意见(2020版)(二). 中华医学杂志, 2020, 100 (33): 2565 - 2578.

[24] 王天龙．从老年患者围术期脑保护到围术期脑健康．中华麻醉学杂志，2019，(10)：1153-1154.

[25] 吴新民，王月兰，孙永涛．阻塞性睡眠呼吸暂停患者围术期麻醉管理专家共识(2020修订版)．临床麻醉学杂志，2021，37(02)：196-199.

[26] 王世泉，褚海辰．麻醉科医师900问．北京：人民卫生出版社，2015.

[27] 中华医学会呼吸病学分会慢性阻塞性肺疾病学组，中国医师协会呼吸医师分会慢性阻塞性肺疾病工作委员会．慢性阻塞性肺疾病诊治指南(2021年修订版)．中华结核和呼吸杂志，2021，44(03)：170-205.

[28] 王东信，欧阳文，严敏，等．慢性阻塞性肺疾病患者非肺部手术麻醉及围手术期管理专家共识．中华医学杂志，2017，97(40)：3128-3139.

[29] 邓小明，姚尚龙，于布为．现代麻醉学．北京：人民卫生出版社，2014.

[30] 国家消化内镜质控中心，国家麻醉质控中心．中国消化内镜诊疗镇静/麻醉操作技术规范．临床麻醉学杂志，2019，35(1)：4.

[31] Lien SF, Bisognano JD. Perioperative hypertension: defining at-risk patients and their management. Curr Hypertens Rep, 2012, 14(5): 432-441.

[32] 李军．围术期高血压管理专家共识．临床麻醉学杂志，2016，32(03)：295-297.

[33] Aubrun F, Gazon M, Schoeffler M, et al. Evaluation of perioperative risk in elderly patients. Minerva Anestesiol, 2012, 78(5): 605-618.

[34] Santangelo G, Faggiano A, Toriello F, et al. Risk of cardiovascular complications during non-cardiac surgery and preoperative cardiac evaluation. Trends in cardiovascular medicine. 2021.

[35] 马骏，王伟鹏．冠心病患者非心脏手术麻醉及围术期管理的专家共识(2017)．中国麻醉学指南与专家共识(2017版)2017.

[36] 赵丽云，徐铭军，朱斌，等．心脏病患者非心脏手术围麻醉期中国专家临床管理共识(2020)．麻醉安全与质控，2021，5(02)：63-77.

[37] Veitch AM, Radaelli F, Alikhan R, et al. Endoscopy in patients on antiplatelet or anticoagulant therapy: British Society of Gastroenterology (BSG) and European Society of Gastrointestinal Endoscopy (ESGE) guideline update. Endoscopy, 2021, 53(9): 947-969.

# 第七章

# 老年患者围术期营养管理

## 第一节 老年患者术前营养评估与干预

**1. 营养不良风险的概念和营养不良风险筛查包含的基本内容是什么？**

营养不良风险是指目前营养状态和因应激代谢导致需求增加，而影响患者的生存状况。营养不良风险筛查包含以下 4 项基本问题：近期体重下降、近期进食量、目前体重指数、疾病严重程度或预测其他营养不良风险。

**2. 老年患者的营养代谢改变有哪些？**

老年患者的营养代谢改变包含基础热量代谢降低、蛋白质的合成与更新降低、出现葡萄糖利用障碍、脂肪代谢降低、维生素和矿物质吸收降低、激素改变及免疫系统老化等。

**3. 老年患者术前营养不良对机体有什么影响？**

老年患者术前合并营养不良会引起术后机体发生免疫抑制，过度的应激反应导致系统性器官功能障碍、伤口愈合不良、胃肠功能恢复延迟，增加术后并发症率和死亡率，使患者住院时间延长、医疗费用增加、生活质量降低。

**4. 老年患者术前营养不良的分型有哪些？**

根据营养不良的原因，可分为 3 类，分别是：蛋白质营养不良型（由营养物质摄入不足导致）、蛋白质—能量营养不良型（由消化吸收不良导致）和混合性营养不良（由消耗增加导致）。

### 5. 老年患者术前营养状态评估包含哪些要点？

术前进行老年患者的营养状态的评估，应根据患者病史和体格检查、疾病状态、功能评估、实验室检查、体液平衡等结果进行综合评估。

### 6. 营养状态与哪些因素相关？

营养状况与患者的年龄、疾病发生的部位及分期、饮食习惯、经济状况、患者及家属的配合程度等多种因素相关。

### 7. 老年患者进行营养状态评估的量表有哪些？

针对老年患者营养状态的评估量表有多种，其中微型评估量表简表（Mini Nutritional Assessment Short—Form，MNA - SF）操作简便、用时短，且敏感度和特异度与MNA相当，具有较好的临床可操作性，能够早期识别存在应用不良风险的人群。国际上推荐MNA - SF量表作为老年住院病人的营养状态筛查工具评估，我国《老年病人肠外肠内营养支持中国专家共识》中也推荐MNA - SF量表为老年病人使用的主要营养筛查工具。

### 8. 围术期进行营养支持干预的目的是什么？

对存在营养不足或营养风险的患者进行营养支持治疗，能提高患者对于手术应激的耐受性及降低围手术期并发症发生率。围手术期营养支持的目的是维护脏器组织功能，促进脏器组织的修复，以便更快捷地达到机体康复的目的。

### 9. 术前营养状态的干预方式有哪些？

术前进行1～2周以上的营养支持，能明显降低术后并发症的发生率和病死率。可根据患者病情、胃肠道功能及肝功能情况选择肠外营养（PN）或肠内营养（EN）支持方式，但尽量选择EN方式。

### 10. 老年患者术前予以营养支持的指征是什么？

患者术前已存在的营养不足状况会对术后恢复产生直接影响，而创伤应激增加机体分解代谢和围手术期营养素丢失等因素会进一步加剧机体组织损伤，导致肠黏膜屏障功能受损和免疫系统失衡。因此，针对术前摄食不足超过1周或严重营养不足者，可以给予营养支持。支持的持续时间可长达1～2周，但不宜少于5天，术前营养支持能对此类患者的临床结局起到明显改善作用。

## 第二节　老年患者术前贫血筛查与干预

**11. 老年性贫血的诊断标准是什么？**

《实用内科学》中将成年人血红蛋白（Hb）正常范围定为男性 120~160 g/L，女性 110~150 g/L，并无老年人贫血的诊断标准。但 1968 年 WHO 指出，65 岁以上的老年人，若男性血红蛋白＜130 g/L，女性血红蛋白＜120 g/L，即可诊断为老年性贫血。

**12. 老年患者贫血的危害是什么？**

老年患者血红蛋白过低是引起心血管疾病、认知障碍、睡眠障碍、情绪紊乱的重要危险因素之一，血红蛋白过低也会增加晕厥和骨折的风险。此外，重度贫血还会增加老年患者的入院频率并延长住院周期。贫血可作为老年患者所患疾病的独立预后因素，即使轻度贫血也将导致严重的组织器官功能损害，最终增加病死率。

**13. 导致老年患者术前贫血的原因有哪些？**

根据病理生理学机制，可将老年患者贫血的潜在的病因归纳为三大类，即营养缺乏性贫血、慢性病贫血（anemia of chronic disease，ACD）以及不能解释的老年性贫血（unexplained anemia，UA）。

**14. 术前贫血的筛查和干预的重要性是什么？**

第一，术前筛查发现的贫血可能是先前没有发现的原发疾病（如恶性肿瘤）的继发表现；第二，可减少对输血的依赖性，可将有限的献血者和血液资源保留给最需要输血的患者；第三，可避免使手术患者处在贫血、输血或两者兼有的危险之中。

**15. 术前进行贫血的筛查主要包括哪些方法？**

目前，术前贫血的筛查主要有 3 种手段：血常规检测、骨髓检测、贫血发病机制的检查。其中，血常规检测主要用于判断贫血以及贫血严重性，适用于判断是否伴有白细胞或血小板数量变化的贫血；骨髓检测主要用于某些特殊类型的贫血、白血病等诊断；贫血发病机制检查则适用于原发病的检查。

## 16. 术前针对贫血进行干预的原则是什么？

贫血患者的适宜干预方案取决于以下因素之间的相互作用：第一，贫血的原因和严重程度；第二，预计患者围术期的失血量（可能多于术中失血量）；第三，从贫血诊断至做手术有多长时间窗可用来治疗贫血；第四，能否安全地推迟患者手术。

## 17. 术前针对贫血患者进行干预的方面有哪些？

术前针对贫血患者进行干预的方面包括铁剂、维生素 $B_{12}$ 及叶酸、刺激红细胞生成药的补充以及输血。

## 18. 针对贫血患者进行术前经验性输血的方法可取吗？

"补充"输血（Top-up transfusion）是贫血患者准备手术的传统治疗方法。该方法对预计在术中失血的患者通过输血来纠正贫血，输血阈值甚至高达血红蛋白为 120 g/L，但是没有关于这一疗法益处的随机研究证据。

## 19. 贫血患者术前使用铁剂进行干预的指南推荐意见有哪些？

目前认为，无论是铁绝对缺乏还是功能性铁缺乏的贫血患者，均宜给予补充铁剂。对于准备行手术治疗，预计围手术期红细胞损失量较大（损失 Hb>30 g/L，70 kg 成人失血量>1 200 mL）的非贫血患者，如果铁储存低（血清铁蛋白小于 100 μg/L 或转铁蛋白饱和度小于 20%），宜给予补充铁剂，以防止出现术后缺铁性贫血。

## 20. 患者术前进行血液管理的三大支柱是什么？

（1）支柱 1（提高红细胞量）：包括检测/治疗贫血和铁缺乏、治疗贫血的原因、提高血红蛋白及停止相关用药。

（2）支柱 2（减少失血和出血）：包括发现、管理和治疗出血/出血风险、减少采血、计划/演练手术程序。

（3）支柱 3（利用和提高贫血的生理储备）：包括收集患者出血史及制定管理计划、估计患者对失血的耐受能力、提高心肺功能。

# 第三节　老年患者术后营养评估与干预

## 21. 老年患者术后发生营养不良风险的原因是什么？

外科患者术后由于手术创伤、应激反应使能量消耗增加。同时，术后早期不能进食、能量摄入减少从而使营养状况下降。此外,手术创伤导致分解代谢增强,机体处于免疫抑制状态,造成手术后营养状况进一步下降。

### 22. 老年患者术后为什么术后常出现消化与吸收能力的减退?

高龄患者,消化器官功能逐渐衰退,胃蛋白酶、胰脂酶等消化酶活性下降,小肠黏膜表面积减少,这些变化均降低了老年患者对营养素的消化与吸收能力。

### 23. 针对老年患者术后营养状态的评估方式有哪些?

事实上,术前进行营养状态的评估方式同样适合于术后营养状态的评估。但目前老年患者术后营养状态的评估方式主要通过量表的测评进行。其中,使用较为广泛的营养评估量表有:营养风险筛查法(NRS2002)、简易营养评估法(MNA-SF)、主观全面营养评价法(SGA)、营养不良通用筛查工具(MUST)。上述量表各具优缺点,要结合不同患者的具体情况进行综合选择。

### 24. 老年手术患者术后营养支持的原则是什么?

(1) 应该及早地纠正血容量及水、电解质紊乱。
(2) 选择合适的营养支持途径,制定个体化营养支持方案。
(3) 不可一次性补给所需全量,先给半量,逐渐增至全量。
(4) 对于不可治愈、不可逆转的昏迷以及需急诊手术的老年患者,不应实施营养支持。

### 25. 老年患者术后进行营养干预的方式有哪些?

目前,使用较广泛的术后营养干预模式有肠内营养(enteral nutrition,EN)、肠外营养(parenteral nutrition,PN)和肠内混合肠外营养的支持方式。

### 26. 什么是肠内营养?

肠内营养(enteral nutrition,EN)是经胃肠道提供代谢需要的营养物质及其他各种营养素的营养支持方式。肠内营养的途径有口服和经导管输入两种。其中,经导管输入以包括鼻胃管、鼻十二指肠管、鼻空肠管和胃空肠造瘘管。

### 27. 什么是肠外营养?

肠外营养(parenteral nutrition,PN)是从静脉内供给患者所需的营养要素,包括热量(碳水化合物、脂肪乳剂)、必需和非必需氨基酸、维生素、电解质及微量元素的营养支持方式。

### 28. 肠内营养与肠外营养,两者谁更好?

目前认为,肠内营养能维持内脏血液的稳定和胃肠道黏膜的完整,从而可预防或减少肠道细菌和内毒素易位。加之肠内营养的价廉、简便、有效和合乎生理,目前已被确立为外科临床营养支持的首选途径。

### 29. 肠外营养的适应人群有哪些?

术后营养支持应尽量选择肠内营养,但对于胃肠道功能障碍的重症患者、由于手术或解剖问题而无法使用胃肠道的重症患者,以及存在尚未控制的腹部情况(例如,腹腔感染、肠梗阻、肠瘘)的患者应使用肠外营养,进而发挥营养支持的作用。

### 30. 怎样看待目前较流行的,在营养补充物中加入特殊营养物质的支持方式?

许多特殊营养物质利用其特有的作用,进而起到治疗和调节机体的代谢和免疫功能的作用。例如,近年来研究较多的谷氨酰胺:谷氨酰胺不仅是蛋白质、核酸合成的前体物质,同时也是小肠黏膜上皮等的主要能源物质,不论是肠内应用还是肠外应用,均可改善机体代谢、维持氮平衡,促进蛋白质合成,改善机体免疫,维护肠道黏膜的结构和功能。

## 第四节 老年患者术后贫血筛查与干预

### 31. 术后贫血的危害是什么?

术后贫血造成细胞、组织、器官缺血缺氧,增加输血率、感染风险、致残率及死亡率,易引发血液传播疾病并影响免疫功能,延缓术后康复,延长住院时间。

### 32. 术后贫血的筛查有哪些方法?

事实上,术前贫血的筛查方法也同样适用于术后贫血的筛查。但目前针对术后贫血的筛查方法主要是通过血液检测中的相关指标进行评估。

**33. 老年患者术后血液管理的三大支柱是什么？**

（1）支柱1（提高红细胞总量）：包括管理贫血和铁缺乏、管理用药及药物间的潜在相互作用。

（2）支柱2（减少失血和出血）：包括监测和管理手术后出血、保持患者体温、减少采血、注意药物间相互作用、快速治疗感染。

（3）支柱3（利用和提高贫血的生理储备）：包括增加氧供、减少氧耗、快速治疗感染、采用限制性输血策略。

**34. 术后进行贫血干预的措施有哪些？**

术后贫血的干预措施包括血制品的输注，以及促进血细胞生成的物质（如铁剂、维生素$B_{12}$及叶酸等）的补充。

**35. 术后进行红细胞输注的指征有哪些？**

目前建议采用限制性输血策略，血红蛋白＞100 g/L的患者不需要输注红细胞，血红蛋白＜70 g/L建议输注红细胞，血红蛋白在70～100 g/L的范围时应根据患者的心肺代偿功能、有无代谢率增高及有无活动性出血等因素决定是否输注红细胞。

**36. 关于术后进行红细胞输注的特殊注意事项有哪些？**

（1）不能依赖输注红细胞来代替容量治疗。

（2）心脏手术患者术后建议输注少白红细胞。

（3）高原地区患者酌情可提高血红蛋白水平和放宽输血指征。

（4）术后出现急性大失血而无同源血源时，可适量输入O型血浓缩红细胞，并密切监测溶血反应。

（5）少白红细胞适用于产生白细胞阳性的患者。

**37. 术后进行血小板输注的指征有哪些？**

术后血小板数量减少或功能异常伴异常渗血的患者可输注血小板。当血小板计数＞$100×10^9$/L时不需要输注血小板，当血小板计数＜$50×10^9$/L时应考虑输注血小板，当血小板计数在$(50～100)×10^9$/L时，应根据是否有自发性出血或伤口渗血决定是否输注血小板。

### 38. 输血前为什么要进行交叉配血试验?

交叉配血的意义在于测定输血的相容性。在血型鉴定的基础上,通过交叉配血试验进一步证实受血者和供血者之间不存在血型不合的抗原—抗体反应,以保证受血者的输血安全。交叉配血试验的目的是验证供者与受者 ABO 血型鉴定是否正确,防范引起溶血性输血反应。

### 39. 术后输血可能出现的并发症有哪些?

输血相关性的并发症包括非溶血性发热反应、超敏反应和过敏反应、溶血反应、细菌污染反应、循环超负荷、出血倾向、电解质及酸碱平衡失调、输血相关性肺损伤、输血相关性移植物抗宿主病、传染性疾病、免疫功能抑制等。

### 40. 术后输血后出现输血相关性并发症应该怎样处理?

处理措施包括:首先立即停止输血,核对受血者与供血者的血型,同时取血袋内血和受试者的血液样本重新化验血型并做交叉配血试验;其次,保持静脉输液通路和呼吸道畅通。然后,维持患者血流动力学稳定和电解质、酸碱平衡,进行抗过敏或抗休克、碱化尿液或利尿等保护肾功能处理。此外,需要防治弥散性血管内凝血并在必要时进行血液透析或换血疗法。

## 第五节 老年患者出院前营养指导

### 41. 对老年患者进行出院前营养指导的意义在哪里?

随着年龄增加,老年人器官功能可出现不同程度的衰退,包括:咀嚼和消化吸收能力下降;感官反应迟钝,常无法反映身体对食物和水的真实需求;肌肉萎缩、瘦体组织量减少、体脂肪量增加;对能量、营养素的需求发生改变。此外,老年患者常多病共存,长期服用多种药物,很容易造成食欲不振,影响营养素吸收。因此,针对这些问题对老年人进行出院前的营养指导很有必要。

### 42. 老年患者出院后的体重控制目标是什么?

老年人体重应维持在正常稳定水平,不应过度苛求减重,体重过高或过低都会影响健康。从降低营养不良风险和死亡风险的角度考虑,70 岁以上的老年人的 BMI 应不低于 20 kg/m$^2$ 为好。血脂等指标正常的情况下,BMI 的上线值可略放宽到 26 kg/m²。

### 43. 老年患者出院后的饮食要求是什么？

食物多样，制作细软，少量多餐、预防营养缺乏。对于高龄老年人和身体虚弱以及体重出现明显下降的老人，应特别要注意增加餐次。对于有吞咽障碍和 80 岁以上老人，可选择软食、进食中要细嚼慢咽、预防呛咳和误吸；对于贫血，钙和维生素 D、维生素 A 等营养缺乏的老年人，建议在营养师和医生的指导下，选择适合自己的营养强化食品。

### 44. 老年人应该怎样"健康饮水"？

老年人身体对缺水的耐受性下降，要主动饮水，在排除饮水禁忌的情况下，每天的饮水量应达到 1 500～1 700 mL，首选温热的白开水。

### 45. 老年人应该怎样"健康运动"？

户外活动能够更好地接受紫外光照射，有利于体内维生素 D 合成和延缓骨质疏松的发展。一般认为老年人每天户外锻炼 1～2 次，每次 1 小时左右，以轻微出汗为宜；或每天至少 6 000 步。注意每次运动要量力而行，强度不要过大，运动持续时间不要过长，可以分多次运动。

### 46. 老年人应该怎样"健康膳食"？

老年人每天应至少摄入 12 种及其以上的食物。采用多种方法增加食欲和进食量，吃好三餐。早餐宜有 1～2 种以上主食，1 个鸡蛋、1 杯奶，另有蔬菜或水果。中餐、晚餐宜有 2 种以上主食，1～2 个荤菜、1～2 种蔬菜、1 种豆制品。

### 47. 老年人能饮酒吗？

老年人应该采取限酒的方式。每日饮酒的酒精含量，男性不超过 25 g，相当于啤酒 750 mL，或葡萄酒 250 mL，或 38 度白酒 75 g，或高度白酒（38 度以上）50 g；女性不超过 15 g，相当于啤酒 450 mL，或葡萄酒 150 mL，或 38 度白酒 50 g。患肝病、肿瘤、心血管疾病等老年人不宜饮酒，疾病治疗期间不宜饮酒。

### 48. 老年人的每日能量摄入参考值范围是什么？

60～70 岁：每日 7.53～9.20 MJ（1 800～2 200 kcal）；70 岁以后：每日

7.10～8.80 MJ（1 700～2 100 kcal）。

### 49. 如何延缓老年肌肉衰减？

（1）常吃富含优质蛋白质的动物性食物，尤其是红肉、乳类及大豆制品。

（2）多吃富含 n-3 多不饱和脂肪酸的海产品，如海鱼和海藻等。

（3）增加户外活动时间、多晒太阳并适当增加摄入维生素 D 含量较高的食物，如动物肝脏、蛋黄等。

（4）如条件许可，还可以进行拉弹力绳、举沙袋等抗阻运动 20～30 分钟，每周不少于 3 次。

### 50. 营养门诊是什么？

老年手术患者出院后如果需要专业的营养学方面的指导，可就诊于营养科门诊。营养门诊由专业的营养医师来坐诊，能够深入浅出的为患者讲授科学的营养知识，从而针对性、个体化地为患者制定适合的营养治疗方案，解决其最需要或者是最关注的问题，并提供专业的营养指导。

（李茜）

## 参考文献

[1] 彭南海，黄迎春. 肠外与肠内营养护理学[M]. 南京：东南大学出版社，2016.
[2] 曾果. 营养与疾病[M]. 成都：四川大学出版社，2017.
[3] 景秀琛. 外科老年患者术前营养支持的有关问题[J]. 上海护理，2002(01)：44-45.
[4] 刘进. 麻醉学[M]. 北京：人民卫生出版社，2014.
[5] Leandro. Aquino. Anthropometric parameters of nutritional assessment as predictive factors of the Mini Nutritional Assessment (MNA) of hospitalized elderly patients[J]. J Nutr Health Aging, 2011, 15(3)：181-186.
[6] 中华医学会肠外肠内营养学分会老年营养支持学组，韦军民，陈伟，朱明炜，曹伟新，王新颖，石汉平，唐云，董碧蓉，孙建琴，陈怀红，周业平，张小田，周苏明. 老年患者肠外肠内营养支持中国专家共识[J]. 中华老年医学杂志，2013，32(09)：913-929.
[7] 陈博，熊茂明，孟翔凌. 临床营养支持在围手术期患者中的应用[J]. 华西医学，2017，32(08)：1303-1307.
[8] 陈灏珠，林果为. 实用内科学[M]. 北京：人民卫生出版社，2009：1428.
[9] Nutritional anaemias. Report of a WHO scientific group [J]. World Health Organ Tech

Rep Ser, 1968, 405: 5-37.
- [10] 王俊庭, 陈施晓, 张晓平等. 老年性贫血的病因学研究进展 [J]. 医学综述, 2020, 26(15): 3017-3022.
- [11] Stauder R, Valent P, Theurl I. Anemia at older age: Etiologies, clinical implications, and management [J]. Blood, 2018, 131(5): 505-514.
- [12] 郭永建. 英国《术前贫血识别和管理指南》主要内容及其启示 [J]. 中国输血杂志, 2015, 28(12): 1531-1539.
- [13] 代丽丽. 血常规检测鉴别缺铁性贫血和地中海贫血的价值分析 [J]. 医药前沿, 2019, 9(27): 62-63.
- [14] KotzeA, HarrisA, BakerC, et al. British Committee for Standards in Haematology guidelines on the identification and management of pre-operative anaemia. Br J Haematol, 2015, 171(3): 322-331.
- [15] National Blood Authority, Australia. National patient blood management guidelines implementation strategy (2013-2016).
- [16] 王庆华, 方秀新, 袁文霞, 等. 老年患者围手术期营养评估方法的研究 [J]. 中国老年保健医学, 2007, 5(1): 56-59.
- [17] 沈敏, 毛洁敏, 周烨, 等. 两种不同置管方式对老年胃肠术后患者肠内营养相关性腹泻的比较 [J]. 中国保健营养(中旬刊), 2013(5): 68-68.
- [18] 孟庚, 凌宝存. 老年外科患者的营养支持 [J]. 临床合理用药杂志, 2012, 5(26): 164-165.
- [19] 朱凌云, 杭凌, 王卫理. 老年胃癌患者术后肠内肠外营养支持的研究 [J]. 当代医学, 2009, 15(34): 7-8.
- [20] 刘进, 李文志. 麻醉学临床病案分析 [M]. 北京: 人民卫生出版社, 2014.
- [21] 康鹏德, 黄强, 沈慧勇, 等. 中国骨科手术围手术期贫血诊疗指南 [J]. 中华骨与关节外科杂志, 2019, 12(11): 833-840.
- [22] 陈佳, 余泽波. 临床输血策略进展 [J]. 临床输血与检验, 2018, 20(01): 100-106.
- [23] 田玉科, 岳云, 姚尚龙, 等. 围术期输血的专家共识 [J]. 临床麻醉学杂志, 2009, 25(03): 189-191.
- [24] 孙建琴. 老年人膳食要点 [J]. 中国食品, 2016(12): 137.
- [25] 中国营养学会. 中国居民膳食指南 (2016)[M]. 北京: 人民卫生出版社, 2016.

# 第八章

# 老年患者围术期药学管理

## 第一节 老年患者围术期慢性病用药评估

### 一、降压药物围术期管理

#### 1. 围术期β受体阻滞剂如何进行管理？

围术期继续使用β受体阻滞剂可降低术后房颤发生率及非心脏手术心血管并发症的发生率和病死率，因此，围术期要维持此类药物使用的种类以及剂量，术前要避免突然停用β受体阻滞剂，防止术中心率反跳，用药过程中应注意监测血压和心率，无法口服药物的患者可经肠道外给药。

#### 2. 围术期钙通道阻滞剂如何进行管理？

钙通道阻滞剂可改善心肌氧供需平衡，治疗剂量对血流动力学无明显影响，同时能增加静脉麻醉药、吸入麻醉药、肌肉松弛药和镇痛药的作用，建议围术期应继续服用钙通道阻滞剂（硝苯地平常释剂型除外），因硝苯地平常释剂型能使血压快速下降，有诱发心肌缺血的风险，建议术前换用其他钙通道阻滞剂。

#### 3. 围术期ACEI/ARB类药物如何进行管理？

对于进行心脏手术的患者，使用ACEI或ARB会增加围术期低血压和血管舒张性休克的风险，根据药物的不同，建议术前一天或手术当天停药。进行非心脏手术的患者，围术期可谨慎使用ACEI或ARB，注意监测血压、电解质水平等。同时，ACEI/ARB类药物增加了老年患者肾功能损害的风险，术中要慎用加重肾损害的药物。

### 4. 围术期 α₁ 受体阻滞剂如何进行管理？

老年患者对降压药物较年轻人敏感，使用外周 α₁ 受体阻滞剂哌唑嗪、多沙唑嗪、特拉唑嗪更易发生直立性低血压，应慎用，且不建议作为高血压的常规治疗药物。如进行全麻手术，术中要严密监测血压。如进行白内障手术，继续使用会增加术中出现虹膜松弛综合征(IFIS)的风险，建议术前停用。

### 5. 使用利血平的高血压患者如何进行管理？

利血平通过耗竭交感神经末梢儿茶酚胺类（特别是去甲肾上腺素）来实现降低血压的目的。继续服用利血平会增加术中低血压/顽固性低血压和心率减慢的风险，建议术前停用利血平 1~2 周，而以利血平为主的复方降压药可手术当天停用，如术中出现低血压及心率减慢，考虑使用直接的血管收缩药物，如去氧肾上腺素或者提升心率药物如阿托品等。

## 二、降糖药物围术期管理

### 6. 胰岛素在围术期如何管理？

入院前长期使用胰岛素控制血糖患者，方案多为控制基础血糖的中长效胰岛素联合控制餐后血糖的短效胰岛素皮下注射。对于长时间大手术、术后无法恢复进食的患者，建议术后换用短效胰岛素持续静脉泵注控制血糖；对于血糖控制良好($HbA1c<7.0\%$)、行小手术且术后能正常进食的患者，建议术后维持原治疗方案。手术当天停用早餐前速/短效胰岛素，保留中长效胰岛素，剂量不变或减少 1/3~1/2，待患者恢复正常饮食后，如无禁忌，恢复原有降糖方案。

### 7. 二甲双胍在围术期如何管理？

术前服用二甲双胍的患者，由于术中血流动力学不稳定或肾灌注减少等可能出现肾脏并发症，增加乳酸酸中毒风险。对于肾功能正常患者，建议造影或检查当天停药，检查完至少 48~72 小时复查肾功能正常后可继续用药。对于肾功能正常、预期术后可进食或饮水的患者，建议手术当天停药；预期术后 24 小时内不能进食或饮水，建议术前 48 小时停药。对于肾功能异常的患者，建议造影或全身麻醉前48小时停药,之后还需停药48~72小时,复查肾功能无恶化后可继续用药。

### 8. 胰岛素促泌剂在围术期如何管理?

对于术前规律使用磺脲类及非磺脲类胰岛素促泌剂的老年患者,如拟进行需禁食水的手术,建议术前一天正常用药,手术当天停用,恢复进食后再重新启用,以减少发生低血糖的可能性。

### 9. 噻唑烷二酮类降糖药在围术期的管理?

对于术前规律服用噻唑烷二酮类降糖药的老年患者,建议手术当天停用该类药物,以减少低血糖及术后液体潴留的风险。

## 三、抗栓药物围术期管理

### 10. 华法林在择期手术患者围术期的管理?

对于长期服用华法林的患者,应当根据手术出血风险和围术期血栓栓塞风险,决定是否停药和桥接。如需要桥接,通常应用低分子肝素(LMWH)和普通肝素(UFH)。术前需要停药患者,建议术前5天停药,手术当日复查INR,若INR<1.5则可进行手术,术后12~24小时在止血彻底的前提下恢复用药。如进行简单牙科操作,可继续用药同时局部使用止血药,或在操作前停用2~3天。如进行简单皮肤操作,推荐继续用药并优化局部止血。眼科白内障手术患者不用停药。

### 11. 华法林在紧急手术患者围术期的管理?

对于长期服用华法林的患者,如需进行高出血风险的急诊手术,可使用低剂量口服或静脉维生素K使INR在24~36小时内降低至目标范围,紧急情况下可输注凝血酶原复合物、新鲜冰冻血浆以降低手术出血风险。药物的推荐剂量:维生素K为1~10 mg,输注时间为30 min以上;凝血酶原复合物为25~50 U/kg;新鲜冰冻血浆为10~15 mL/kg。

### 12. 达比加群酯在围术期的管理?

需要依据手术出血风险和患者肾功能情况进行达比加群药物调整方案的个体化决策。对于肾功能正常的患者,建议拟行低出血风险手术术前至少停药1~2天,拟行高出血风险手术术前至少停药2~3天;对于肾功能不全的患者,建议拟行低出血风险手术术前至少停药 2~3 天,拟行高出血风险手术术前至少停药 4 天。

术后恢复用药时间推荐:低出血风险手术为术后 24 小时以后,高危出血风险手术为术后 48~72 小时。

### 13. Xa 抑制剂利伐沙班在围术期的管理?

需要依据手术出血风险和患者肾功能情况进行利伐沙班药物调整方案的个体化决策。对于肾功能正常的患者,建议拟行低出血风险手术术前至少停药 1 天,拟行高出血风险手术术前至少停药 2 天;而对于肾功能受损患者,拟行低出血风险手术术前至少停药 2 天,拟行高出血风险手术术前至少停药 3 天。

术后恢复用药时间推荐:低出血风险手术为术后 24 小时以后,高危出血风险手术为术后 48~72 小时。

### 14. 肝素类药物(肝素、低分子肝素)在围术期的管理?

术前使用普通肝素进行华法林桥接治疗的患者,如果给予治疗剂量,建议在高出血风险的手术或操作前 4~6 小时停药。术前使用低分子肝素治疗的患者,建议术前 24 小时停药。

建议低出血风险手术术后 24 小时后恢复普通肝素或低分子肝素的使用,出血高风险手术则在术后 48~72 小时根据出血情况决定开始恢复普通肝素或低分子肝素的时机。

### 15. 阿司匹林在围术期的管理?

使用阿司匹林作为心血管疾病二级预防的患者,若进行简单牙科、皮肤或白内障手术,不用停药。使用阿司匹林治疗的患者,若心血管事件风险分级为中高危,建议在非心脏手术期间继续用药;若为低危,则术前停药。

无论术前长期口服阿司匹林剂量大小,建议未行 PCI 患者术前停药时间均为 7~10 天;PCI 术后患者,则大部分手术操作的围术期均可继续服药;但对于极高出血风险手术,如神经外科手术,建议术前至少停药 4 天,术后出血风险最小化后恢复。

### 16. 其他抗血小板药物在围术期的管理?

对于长期使用抗血小板药物治疗的患者,围术期应充分考虑停药后的心脑血管事件风险与继续用药的出血风险,药物的半衰期决定术前停药时机。综合评估后如需停用抗血小板药物,无论拟行手术出血风险高低,建议氯吡格雷、替格瑞洛停药时间为术前 5 天,普拉格雷为术前 7 天,西洛他唑为术前 3～5 天。术后出血风险最小化后恢复。

## 四、镇痛药物围术期管理

### 17. 非选择性 NSAID 类药物在围术期的管理?

非选择性非甾体抗炎药(NSAIDs)引起消化道溃疡/出血、抑制血小板功能的不良反应较为明显,且增加老年患者肾功能损害风险,建议围术期应综合评估用药的利与弊,谨慎使用这类药物,术中应慎用加重肾损害的药物。如需停用,建议根据药物半衰期判断停药时间,短效非甾体抗炎药如布洛芬、吲哚美辛、双氯芬酸等术前 1 天停药,长效非甾体抗炎药如萘普生术前 4 天停药。

### 18. 选择性 COX‑2 抑制剂在围术期的管理?

COX‑2 抑制剂具备抗炎镇痛、运动镇痛、靶向镇痛的优点,是老年患者术后多模式镇痛的基础用药,但需密切关注其消化道、心脑血管、肾脏等不良反应。心脏手术后使用此药增加心力衰竭风险,对肾功能的损害与年龄相关,故不适合并肾功能不全的患者。建议老年患者围术期应谨慎使用这类药物,注意密切监测肾功能。

## 五、其他药物围术期管理

### 19. 降脂药物在围术期如何管理?

对于术前规律使用他汀类降脂药治疗的患者,建议围术期继续使用。胆汁酸螯合剂考来烯胺等可干扰其他药物吸收,烟酸可引起血管舒张和瘙痒,贝特类降脂药增加横纹肌溶解风险,建议术前 1 天或手术当天停用上述非他汀类降脂药。

### 20. 低蛋白血症的患者围术期用药应注意什么?

多数药物与血浆蛋白的结合是非特异性的,对于高蛋白质结合率的药物(如华法林、帕罗西汀),低蛋白血症会引起具有药理活性的游离型药物浓度大幅度上升,导致不良反应风险增加。帕罗西汀蛋白结合率高,可能与术中用药(如甲泼尼龙 77%、丙泊酚 98%、丁哌卡因 95%、咪达唑仑 96%～98%、帕瑞昔布钠 98%、舒芬太尼 92.5%)竞争结合白蛋白,建议术中使用蛋白结合率高的药物,应注意调整剂量,监测不良反应。

### 21. 抗酸抑酸药物在围术期如何管理？

由于抗酸药物碳酸钙与氢氧化铝中和胃酸后容易造成胃内残留，建议手术当天停止使用，而埃索美拉唑、兰索拉唑、奥美拉唑、泮托拉唑等质子泵抑制剂围术期可继续使用。法莫替丁、雷尼替丁等 $H_2$ 受体阻滞剂可能增加老年患者术后谵妄的风险，建议围术期谨慎使用或换用质子泵抑制剂。西咪替丁由于存在与多种药物的相互作用，建议围术期避免使用。

### 22. 抗风湿药物在围术期如何管理？

围术期继续使用抗风湿药（如来氟米特）增加骨髓、免疫抑制的风险，建议来氟米特术前 2 周停用，伤口完全愈合后恢复。甲氨蝶呤可增加老年患者肾功能损伤的风险，对于肾功能正常的患者，建议甲氨蝶呤围术期继续谨慎使用，监测肾功能；如需停用，建议术前停药 1 周。硫唑嘌呤围术期增加骨髓细胞毒性及大的伤口并发症的风险，建议综合评估患者的病情，围术期避免使用。

### 23. 噻嗪类及袢利尿剂在围术期如何管理？

噻嗪类及袢利尿剂可影响老年患者电解质和血容量水平，增加电解质紊乱及低血压的风险。建议根据患者具体疾病情况来确定袢利尿剂的具体停药时间，一般来说可以手术当天停用。围术期可继续使用噻嗪类利尿剂，监护血压和电解质水平。

### 24. 激素药物在围术期如何管理？

手术对生理应激可激活下丘脑—垂体—肾上腺轴，增加促肾上腺皮质激素（ACTH）和皮质醇的分泌。长期外源性糖皮质激素可以抑制下丘脑—垂体—肾上腺轴，停用可导致 ACTH 和皮质醇分泌不足，建议围术期继续使用直到手术当天，术后重新恢复。

## 第二节 老年患者潜在不适当用药围术期管理

### 一、神经系统用药围术期管理

#### 25. 失眠患者围术期如何选择镇静催眠药？

围手术期继续使用苯二氮䓬类镇静催眠药（如艾司唑仑、劳拉西泮、地西泮、氯硝西泮等）增加跌倒、谵妄、认知功能受损风险，建议围术期慎用，可优先选择新型镇静催眠药（如褪黑素受体激动药雷美替胺、食欲素受体拮抗药苏沃雷生等）和非苯二氮䓬类镇静催眠药，以降低谵妄的风险。

### 26. 治疗老年痴呆药物的围术期管理？

多奈哌齐、卡巴拉汀、加兰他敏等改善认知功能、治疗阿尔茨海默病的药物可增强神经肌肉阻滞作用，增加术后谵妄风险。建议围术期避免新开处方，长期用药者密切监护。经评估如需停用，建议多奈哌齐术前 2~3 周停用，卡巴拉汀和加兰他敏术前 24 小时停用。

## 二、精神药物围术期管理

### 27. 哪些抗精神病药物可增加围术期癫痫发作的风险？

吩噻嗪类（如奋乃静、氟奋乃静、氯丙嗪）、丁酰苯类（如氟哌啶醇）、利培酮和奥氮平等抗精神病药物均可降低癫痫发作阈值，尤其合并慢性癫痫时，可增加癫痫发作风险。建议围术期慎用上述药物，对于慢性癫痫病史或有癫痫发作的老年患者应避免使用或根据专科情况酌情处理。

### 28. 哪些抗抑郁药可增加围术期心血管系统并发症风险？

三环类抗抑郁药（如阿米替林、多塞平、丙米嗪）与某些挥发性麻醉剂或拟交感神经药结合可能会增加心律失常的风险，建议术前逐渐停用。阿米替林可增加全身麻醉手术患者体位性低血压的风险，建议术中严密监测血压，术后慎用此药。

围术期使用单胺氧化酶抑制剂（如司来吉兰）可增加高血压、高热、惊厥、昏迷的风险，建议术前停用 2 周或根据专科情况酌情处理。当与拟交感神经药物合用可增加高血压危象的风险，应当避免合用。

### 29. 哪些抗抑郁药能够增加围术期的出血风险？

5-羟色胺再摄取抑制剂（如氟西汀、帕罗西汀、舍曲林、西酞普兰）和 5-羟色胺和去甲肾上腺素再摄取抑制剂（如度洛西汀、文拉法辛）由于抑制血小板释放的 5-羟色胺再摄取进而抑制了血小板的聚集，增加围术期的出血风险。建议高出血风险手术术前停药≥5 个半衰期，低出血风险手术的围术期谨慎使用上述药物。

## 三、心血管系统用药围术期管理

#### 30. 地高辛及胺碘酮围术期使用的监护?

胺碘酮可能导致的严重心律失常如 QT 间期延长和尖端扭转性心律失常,但停药将不能控制患者心律失常的症状,建议围术期继续用药并密切进行心电监护。老年患者服用地高辛>0.125 mg/d 可增加心律失常的风险,建议谨慎使用,并监测地高辛血药浓度及血钾水平。

## 四、其他用药围术期管理

#### 31. 茶碱类平喘药在围术期的管理?

茶碱类药物治疗窗窄,浓度超过治疗范围增加心律失常和神经毒性的风险,且茶碱类药物可拮抗麻醉药丙泊酚的作用,推荐术前 24 小时停用。

#### 32. 保钾利尿药的围术期管理?

手术本身可造成组织损伤和肾脏灌注减少,麻醉药可引起的全身血管舒张作用,从而导致高钾血症,这可能与同时使用的保钾利尿剂作用相加,增加出现高钾血症的风险。建议手术当天停用保钾利尿药或根据专科情况酌情处理,监测血钾水平。

#### 33. 抗过敏药物在围术期的管理?

氯苯那敏、赛庚啶、苯海拉明(口服)、异丙嗪等抗过敏药物可增加老年患者围术期谵妄风险,也可能增强全身麻醉药镇静作用,建议老年患者术前 1 天停用此类药物。

# 第三节  围术期影响术后并发症的用药管理

## 一、增加术后跌倒风险的用药管理

#### 34. 哪些药物增加术后跌倒的风险?

老年患者长期使用苯二氮䓬类药物(如艾司唑仑、劳拉西泮、地西泮、氯硝西泮)以及非苯二氮䓬类镇静催眠药(如唑吡坦、佐匹克隆、扎来普隆)可增加术后跌倒风险。此外,一些神经系统用药(如苯妥英钠)、精神药物(如阿米替林、奋乃静、氟哌啶醇等)和麻醉药(如哌替啶)也可增加术后跌倒风险。

### 35. 如何进行术后跌倒的用药风险防范?

对于拟行手术的老年患者,医生或药师应对其正在使用的药品(尤其是上个问题涉及的药品)进行严格的审查,评估其围术期使用的必要性,对于跌倒高风险患者尽量减少上述药品的使用。服用α受体阻断剂、钙通道阻断剂、长效硝酸酯类、ACEI、ARB 嘱咐患者术后避免大幅度快速起立活动,预防晕厥跌倒。

## 二、影响术后出血的用药管理

### 36. 哪些药物增加术后出血的风险?

5-羟色胺再摄取抑制剂(氟西汀、舍曲林、西酞普兰、氟伏沙明等)、肝素、低分子肝素、维生素 K 抑制剂、直接凝血酶抑制剂或 Xa 因子抑制剂、抗血小板药、非甾体抗炎药(阿司匹林 > 325 mg/d、布洛芬、吲哚美辛、双氯芬酸、萘普生等)等均可增加老年患者术后出血的风险。

### 37. 如何进行增加术后出血风险的风险防范?

对于拟行手术的老年患者,医生或药师应综合评估患者的用药情况,根据需要做出个体化的用药决策,以降低患者的用药风险。对于长期接受 5-羟色胺再摄取抑制剂、非甾体抗炎药治疗的患者,应当根据手术患者出血风险和疾病需要,权衡利弊后决定药物是否停用,停用时间依据药物半衰期决定。长期接受抗血栓药物治疗的患者,应权衡患者手术的出血风险和围术期血栓栓塞风险,综合评估后决定药物是否停用。

## 三、影响术后认知与谵妄的用药管理

### 38. 哪些药物增加术后谵妄的风险?

苯二氮䓬类、非苯二氮䓬类镇静催眠药、抗胆碱能药物(如格隆溴铵、阿托品、东莨菪碱、戊乙奎醚等)、三环类抗抑郁药(阿米替林、多塞平、丙米嗪)、抗组胺药(赛庚啶、苯海拉明)、$H_2$ 受体拮抗剂(西咪替丁、雷尼替丁)、阿片类镇痛药(哌替啶)、抗惊厥药等均可增加术后谵妄的风险。

### 39. 哪些药物增加手术患者认知损伤的风险？

长期使用苯二氮䓬类镇静催眠药、第一代(氟哌啶醇)和第二代(利培酮、奥氮平等)抗精神病药均可增加老年人认知功能受损的风险。

### 40. 如何进行术后谵妄的药物治疗？

发生术后谵妄，一般不用苯二氮䓬类药物，但对酒精戒断或苯二氮䓬类药物戒断患者出现的谵妄则可选用。如果患者既往未服用胆碱酯酶抑制剂，不建议用该类药治疗。对抑制型谵妄，应避免使用抗精神病药物或苯二氮䓬类药物治疗。如患者出现激越行为，且非药物治疗无效时，可使用抗精神病药物。第一代抗精神病药物氟哌啶醇口服、肌内或静脉注射常用于术后或ICU控制谵妄。第二代抗精神病药物利培酮、奥氮平、齐拉西酮等也可使用。

(闫素英)

## 参考文献

[1] 围手术期血压管理医-药专家共识[J]. 今日药学, 2019, 29(5): 289-303.

[2] Kristensen, S. D., J. Knuuti, A. Saraste, et al, 2014 ESC/ESA Guidelines on non-cardiac surgery: cardiovascular assessment and management: The Joint Task Force on non-cardiac surgery: cardiovascular assessment and management of the European Society of Cardiology (ESC) and the European Society of Anaesthesiology (ESA)[J]. Eur Heart J, 2014, 35(35): 2383-2431.

[3] Sousa-Uva, M., S. J. Head, M. Milojevic, et al., 2017 EACTS Guidelines on perioperative medication in adult cardiac surgery[J]. Eur J Cardiothorac Surg, 2018, 53(1): 5-33.

[4] 中国老年保健医学研究会老年合理用药分会, 中华医学会老年医学分会, 中国老年人潜在不适当用药判断标准(2017年版)[J]. 药物不良反应杂志, 2018, 20(1): 2-8.

[5] Wang, K., J. Shen, D. Jiang, et al., Development of a list of high-risk perioperative medications for the elderly: a Delphi method[J]. Expert Opin Drug Saf, 2019, 18(9): 853-859.

[6] 中国老年保健医学研究会老龄健康服务与标准化分会,《中国老年保健医学》杂志编辑委员会, 国家老年医学中心, 老年人慎用药物指南[J]. 中国老年保健医学, 2018, 16(3):

19-23.

[7] Physicians, A. C. o. Perioperative Medication Management. 2017 [L/OL]; http://pier.acponline.org/physicians/diseases/d835/d835.html.

[8] 中国心胸血管麻醉学会非心脏手术麻醉分会, 心脏病患者非心脏手术围麻醉期中国专家临床管理共识(2020)[J]. 麻醉安全与质控, 2021, 5(2): 63-77.

[9] Membership of the Working, P., P. Barker, P. E. Creasey, et al, Peri-operative management of the surgical patient with diabetes 2015: Association of Anaesthetists of Great Britain and Ireland [J]. Anaesthesia, 2015, 70(12): 1427-1440.

[10] 中华医学会麻醉学分会, 围术期血糖管理专家共识(快捷版)[J]. 临床麻醉学杂志, 2016, 1: 93-95.

[11] 广东省药学会, 围手术期血糖管理医-药专家共识[J]. 今日药学, 2018, 28(2): 73-83.

[12] 母义明, 纪立农. 二甲双胍临床应用专家共识(2018年版)[J]. 中国糖尿病杂志, 2019, 27(3): 161-173.

[13] Group, J. B. D. S. f. I. C. Guideline for Perioperative Care for People with Diabetes Mellitus Undergoing Elective and Emergency Surgery. 2021 [J/OL]. https://www.cpoc.org.uk/sites/cpoc/files/documents/2021-05/CPOC-Diabetes-Guideline2021.pdf.

[14] Sudhakaran, S. and S. R. Surani, Guidelines for Perioperative Management of the Diabetic Patient [J]. Surg Res Pract, 2015, 2015: 284063.

[15] 中国心胸血管麻醉学会非心脏麻醉分会, 中国医师协会心血管内科医师分会, 中国心血管健康联盟, 抗血栓药物围手术期管理多学科专家共识[J]. 中华医学杂志, 2020, 100(39): 3058-3074.

[16] 中华医学会麻醉学分会老年人麻醉学组, 中国老年患者围术期麻醉管理指导意见. 国际麻醉学与复苏杂志[J], 2014, 35(10): 870-881, 901.

[17] PERIOPERATIVE MEDICATION GUIDELINES-ADULT [J/OL]. https://perioperative.files.wordpress.com/2013/11/longer-version-perioperative-medication-guideline-pdf1.pdf.

[18] Trust, E. C. N. Peri-operative Drug Management Guidelines [J/OL]. http://www.eastcheshire.nhs.uk/A-L download folders/FOI/FOI disclosure/Clinical information/FOI Log 920 Dec 2011-Clinical Info-Diabetes Guidelines-Att 9.pdf.

[19] Duceppe, E., J. Parlow, P. MacDonald, et al., Canadian Cardiovascular Society Guidelines on Perioperative Cardiac Risk Assessment and Management for Patients Who Undergo Noncardiac Surgery [J]. Can J Cardiol, 2017, 33(1): 17-32.

[20] 中华医学会老年医学分会, 老年患者术后谵妄防治中国专家共识[J]. 中华老年医学杂志, 2016, 35(12): 1257-1262.

[21] OSUWMC. Preoperative Testing and Medication Management [J/OL]. https://evidencebasedpractice.osumc.edu/pages/searchresults.aspx?k=Preoperative%20Testing%20and%20Medication%20Management.

[22] Salisbury, I. Pre-operative Medication Guidelines [J/OL]. http://www.icid.salisbury.nhs.uk/MedicinesManagement/Guidance/Generalguidance/Documents/5e091c0d111447919fd97d9ef7675594PreoperativeMedicationGuidelinesMarch09.pdf.

[23] Ashraf, W., D. T. Wong, M. Ronayne, et al., Guidelines for preoperative administration of patients' home medications [J]. J Perianesth Nurs, 2004, 19(4): 228-233.

[24] Castanheira, L., P. Fresco, and A. F. Macedo, Guidelines for the management of chronic medication in the perioperative period: systematic review and formal consensus [J]. Journal of Clinical Pharmacy and Therapeutics, 2011, 36(4): 446-467.

[25] 中华医学会神经病学分会,中华医学会神经病学分会睡眠障碍学组,中华医学会神经病学分会神经心理与行为神经病学学组,中国成人失眠伴抑郁焦虑诊治专家共识[J].中华神经科杂志,2020,53(8):564-574.

[26] Radcliff, S., J. R. Yue, G. Rocco, et al., American Geriatrics Society 2015 Updated Beers Criteria for Potentially Inappropriate Medication Use in Older Adults [J]. Journal of the American Geriatrics Society, 2015, 63(11): 2227-2246.

[27] Fick, D. M., T. P. Semla, M. Steinman, et al., American Geriatrics Society 2019 Updated AGS Beers Criteria (R) for Potentially Inappropriate Medication Use in Older Adults [J]. Journal of the American Geriatrics Society, 2019, 67(4): 674-694.

[28] 温璐平,吴海燕,元刚.第2版老年人不适当处方筛查工具(STOPP):2014年版[J].中华老年医学杂志,2016,35(4):452-455.

[29] 万小健,王东信,方向明.成人术后谵妄防治的专家共识(2014)[J].北京:人民卫生出版社,2014.

# 第九章

# 老年患者加速术后康复

**1. 老年患者加速术后康复包括哪些方面？**

老年患者加速术后恢复包括术前准备、麻醉管理优化、术后疼痛管理、减少手术应激、呼吸系统管理及并发症防治、术后相关问题处理和营养支持。

**2. 哪些人员参与到老年患者加速术后康复工作？**

参与人员包括老年病学家、麻醉医师、外科医生和其他专家，以及麻醉准备室护士、手术室护士以及外科病房和/或重症监护室的工作人员组成的团队，共同对老年患者进行个性化评估，制定并实施个体化管理方案。

**3. 老年患者加速术后康复的术前准备包括哪些方面？**

老年患者加速术后康复的术前准备包括：术前宣传教育，个体化的宣传教育是 ERAS 是成功与否的独立预后因素、营养筛查、预防性应用抗菌药物及抗血栓治疗、个体化的血压和血糖控制及相应的管理方案等。此外，应对老年患者并发症、器官功能、心理和社会学特点进行多方位的评估，关注老年人的认知功能、营养及衰弱状态等情况，这些都与围术期不良事件发生率相关。

**4. 有些老年患者长期吸烟，长期吸烟对手术预后是否有影响？**

吸烟对手术结果有负面影响，吸入的一氧化碳和尼古丁会增加心率和血压以及身体对氧气的需求。吸烟会导致血管收缩，肺部小气道变窄，更容易塌陷，并导致吸烟者感染、咳嗽、肺部并发症和机械通气时间延长的易感性增加，术后恢复延迟。吸烟还会抑制参与伤口愈合的免疫反应，伤口感染、伤口愈合延迟风险增加并增加血栓形成的风险。

**5. 如何在术前评估或访视对长期吸烟的老年患者进行宣教？**

应告知患者吸烟对手术预后的不良影响。最理想的是在术前评估门诊对患者进行宣教，术前戒烟 4～8 周。有证据表明虽然尼古丁的半衰期因人而异，即使短期戒烟也可能有益，烟碱通常在 120 分钟后降低，CO 水平降低显著少 12 小时，也可能改善氧输送。

**6. 运动习惯对老年人整体健康有哪些影响？**

随年龄增长老年人活动量减少，而定期锻炼可减少许多常见疾病，包括冠心病、高血压、2 型糖尿病、卒中、骨质疏松症、骨关节炎、肥胖病，定期锻炼还可以减少焦虑和抑郁。

**7. 是否有运动习惯对老年人大手术后的预后有哪些影响？**

长期缺乏身体活动的结果可能会使个体在接受大型或复杂手术时出现并发症的风险增加。心肺功能低下与围手术期不良结果之间存在关联。有良好运动习惯的老年人身体有足够的生理储备，能够应对大手术造成的神经内分泌压力。而无法满足这一需求的老年人，大手术后围术期并发症风险增高。

**8. 老年人开始术前运动训练之前要做哪些准备？**

在开始术前运动训练之前，患者应进行彻底的筛查和基线评估。确定是否存在运动禁忌证，例如，不稳定型心绞痛、不受控制的高血压、明显的主动脉瓣狭窄、未经控制的心律失常及急性疾病。可采用心肺运动测试、6 分钟步行测试等客观测评对老年人的身体素质、活动水平和健康相关生活质量进行基线评估，以制定运动处方。

**9. 老年患者术前锻炼计划包括哪些方式？老年患者术前进行 4～8 周锻炼会有何收益？**

老年患者术前锻炼计划可以包括呼吸肌训练、力量训练和有氧训练以及一些伸展运动。术前锻炼计划应由具有相关专业知识的人员监督和实施。提高肺功能和心功能的训练有利于减少术后肺部并发症和心脏并发症。有氧和肌肉力量训练可提高耐力、控制体重、提高肌肉力量、降低跌倒风险并增加关节的运动范围。

**10. 为什么要重视对老年人进行术前认知功能的评估？**

老年人发生术后谵妄和术后认知功能障碍的风险大。对老年人进行常规术前认知筛查主要是为了风险分层。在手术前识别患有轻度认知功能障碍的个体可能会帮助医师更好地预测老年患者发生术后短期及长期认知问题的风险，制定相应围术期管理计划。

**11. 如何评估老年患者术前认知功能？**

可以使用简易精神状态检查量表（MMSE）、简易智力状态评估量表（Mini-Cog）及蒙特利尔认知评估量表（MoCA）。对于轻度认知功能障碍及痴呆患者，应进一步检测日常生活能力（Barthel 指数量表）及特定领域的认知功能。

**12. 为什么需要评估老年患者术前功能状态？**

身体功能受损的老年患者术后并发症的风险增加，住院时间延长、术后康复时间延长。日常活动功能缺陷患者出现生活或行动困难，就应接受进一步评估以及适当的术前治疗。

**13. 如何评估老年患者术前功能状态？**

老年患者的功能状态评估可以使用日常生活活动量表（Activities of Daily Living, ADLs），评估患者能否独立穿衣、如厕、移动身体、排便排尿和进食；或使用独立生活能力量表（Instrumental Activities of Daily Living, IADLs），评估患者维持自主生活的能力，如做饭、外出购物、洗衣服、打电话、服药、处理财务、外出交通工具的使用等。

**14. 老年患者加速术后康复术前禁食水要求是什么？**

老年人长时间禁食更容易出现脱水、低血糖，口渴感、饥饿感能导致患者烦躁不安，此外可致胰岛素抵抗。建议无胃肠道动力障碍患者术前 6 小时禁食固体食物，术前 2 小时禁食清流质食物。若患者无糖尿病史，推荐手术 2~3 小时前饮用 300 mL 含 12.5% 糖类的饮料，减缓饥饿、口渴、焦虑情绪，降低术后胰岛素抵抗和应激的发生。

**15. 老年患者心功能及心脏疾病评估方法有哪些？**

老年患者的心血管系统除受衰老进程影响外，还常受相关疾病的损害，如高血压、冠心病和糖尿病等,对老年患者进行全面的心血管风险评估非常必要。纽约心脏病协会(NYHA)的心功能分级是最常用的心功能评估方法。围术期体能状态通常用代谢当量(MET)来评价,代谢当量<4MET 是老年患者围术期心血管事件发生率增加的重要危险因素。Goldman 心脏风险指数是第一个专门用于围术期心脏并发症的多因素模型,被广泛使用。改良心脏风险指数(RCRI)简单明了,也是被广泛使用的非心脏手术患者的心血管风险分层方法。

### 16. 综合评估老年患者心血管事件风险可做哪些实验室检查?

应根据病史、症状和体征及拟行手术种类酌情行心电图、超声心动图、冠状动脉 CT 或冠状动脉造影、心导管或核素检查及血清学检查。例如,有狭窄性心脏瓣膜病病史患者,术前可行经胸或经食管超声心动图检查;怀疑心功能不全患者行胸部 X 线检查、心电图、超声心动图检查、血清 BNP 或 NT - proBNP 水平检测。

### 17. 呼吸系统评估是老年患者 ERAS 的重要环节,术前肺功能评估方法有哪些?

完整的病史采集和体格检查是术前风险评估的最重要内容。存在运动耐量下降、不明原因呼吸困难、吸烟超过 20 年、间质性肺疾病或慢性阻塞性肺病的老年患者应行动脉血气分析及肺功能检查。心肺运动试验可提供运动过程中心肺系统的综合评估。

### 18. 老年患者肺康复计划的措施有哪些?

吸烟患者术前在指导下戒烟(至少 2 周),如戒烟 4 周可明显降低围术期呼吸系统并发症发生率。老年患者肺康复计划应包括制订呼吸锻炼计划,通过指导让患者学会有效咳嗽、体位引流、胸背部拍击等方法。术后应鼓励并协助患者尽早进行深呼吸及有效咳嗽,保持呼吸道通畅,及时清除呼吸道分泌物。

### 19. 存在呼吸系统并发症的老年患者,围术期常用的气道管理药物有哪些?

主要包括糖皮质激素、支气管扩张剂和黏液溶解剂等,给药方式包括静脉、口服和雾化吸入等。吸入性支气管扩张剂可有效降低迷走神经张力,缓解反应性气道高阻力状态,预防支气管痉挛及其他围术期气道并发症。合并基础肺部疾病如哮喘、慢性阻塞性肺病的患者,在围术期应继续使用吸入性 $\beta_2$ 受体激动剂和抗胆碱能药物以及吸入性糖皮质激素,包括手术当天早晨给予常规剂量,术后应尽快恢复使用。

### 20. 老年患者术前用药及停药需注意什么？

老年患者术前用药慎用影响术后认知功能的药物，尤其是东莨菪碱和长托宁。对治疗慢性疾病的药物，多数应在术前继续应用，如β-受体阻滞剂及多数抗高血压药物。血管紧张素转换酶抑制剂（ACEI）和血管紧张素受体阻断剂（ARB）数日早晨是否停药仍有争议，有人认为停药可能减少术中低血压的发生。部分药物术前应调整剂量或种类。可停用非必需的植物提取物或中药制剂。抗凝药物与抗血小板药物停用与否，应根据疾病状态权衡处理，停药应注意桥接。

### 21. 加速老年患者术后康复，麻醉方式应如何选择？

全身麻醉、区域麻醉（包括椎管内麻醉、神经阻滞）及两者的联合使用均为 ERAS 理念下可选的麻醉方式。应根据手术种类、是否存在区域麻醉禁忌证，选择既能满足镇静、镇痛、提供良好的手术条件等基本要求，亦能有效减少手术应激，有利于促进患者术后康复的麻醉方式。

### 22. 对老年患者应用全身麻醉药物，有哪些注意事项？

老年患者的麻醉药物选择以不损害脏器功能为原则，针对脆弱脑功能老年患者，应该避免使用影响神经递质作用的受体、传递和代谢的药物，如苯二氮䓬类药物。老年患者对药物的敏感性增加，应减少麻醉药的剂量、延长追加药物剂量的间隔时间、使用短效药物。吸入麻醉剂可根据年龄校正的呼气末麻醉药浓度及患者反应调整吸入的浓度。术中维持的静脉镇静、镇痛药物最好使用短效药物，如丙泊酚和瑞芬太尼，以避免中长效镇静镇痛药物的残余效应。肝肾功能受损的老年患者，肌松药物最好选择不经过肝肾代谢的药物，如顺式阿曲库铵。

### 23. 老年患者加速术后康复的麻醉深度应如何控制？

老年患者全身麻醉应避免麻醉过深；麻醉过深既可能造成苏醒延迟，也可能对认知功能产生不良影响。建议行麻醉深度监测，维持脑电双频指数 40～60。应用吸入麻醉还可根据年龄调整的吸入麻醉剂呼气末浓度及患者反应调节吸入麻醉剂浓度。

### 24. 老年患者术中呼吸系统管理应注意什么？

老年患者更容易发生术后肺部并发症。全身麻醉应格外注意，较少和避免发生机械通气造成的肺不张。控制吸入氧浓度至动脉氧分压与脉搏氧饱和度正常即可,尽可能避免长时间高浓度氧,吸入氧浓度一般低于 60%。采用肺保护性机械通气策略,即低潮气量(6~8 mL/kg 理想体重)、使用个体化 PEEP,有选择地应用手法肺复张。

### 25. 老年患者术中体温管理应注意什么?

老年患者肌肉质量、代谢率下降,此外核心温度降低时依靠血管收缩、寒战而产热的机制障碍,因此更容易出现术中出现低体温。低温与手术患者的不良事件有关,包括感染、心脏事件、凝血障碍。对接受持续超过 30 分钟手术的老年患者,术中应监测核心温度,积极采用主动措施和被动措施预防低体温,包括预加温、提高手术室室温、使用液体加温装置、加温毯、暖风机等措施维持患者术中中心体温>36℃。

### 26. 老年患者肌松监测和预防术后残余肌松应注意什么?

老年患者对不同肌松剂的药代动力学和药效学改变的程度不同,个体差异增大,肌松监测有助于避免肌松药过量和肌松残余。如果没有拮抗的禁忌证,建议进行拮抗。抗胆碱药物通过血脑屏障的难易程度,从难到易顺序为:格隆溴铵>阿托品>东莨菪碱>长托宁。因此,首选格隆溴铵,次选新斯的明+阿托品,避免使用长托宁。因肌松拮抗剂有引发心律失常的风险,给药后应密切监测患者生命体征的变化。

### 27. 老年患者术中液体管理需注意什么?

老年患者因全身血容量降低,心、肺、肾功能减退以及静脉血管张力在麻醉状态下易受损,围术期容易因维持循环稳定而导致液体输注过量,故建议实施目标导向液体管理策略联合预防性缩血管药物。老年患者围术期首选液体类型为晶体液,如乳酸林格液或醋酸林格液。

### 28. 老年患者术中施目标导向液体管理策略可监测哪些项目?

液体治疗策略应遵循个体化原则,除常规血流动力学监测指标外,目标导向液体管理指标包括脉压变异度(pulse pressure variability,PPV)、每搏量变异度(stroke volume variability,SVV)、脉搏变异指数(pleth variability index,PVI)等。SVV、PPV、PVI 主要用于机械通气下目标导向液体管理,PPV 或 SVV>13% 时认为心脏前负荷不足,需要加快输液直至 PPV 或 SVV<13%,但需注意不同体位、

腹内压、胸膜腔内压增加等因素会影响诊断心脏前负荷不足的阈值,自主呼吸、心律失常、窦性心动过速、气腹和小潮气量通气均可能影响 PPV 和 SVV 的准确性。

## 29. 老年患者术中输血与凝血管理应注意什么?

目前老年患者与普通成人患者在输血策略方面并没有不同。建议对老年患者个体化地制定血液保护和输血策略,血红蛋白＞100 g/L 无须输入红细胞悬液,Hb＜70 g/L 应考虑输注红细胞悬液,血红蛋白为 70～100 g/L 应根据术前并发症、预期出血量制定输血策略。通过术前干预、凝血功能优化、术中动态血红蛋白监测、凝血功能监测、稀释性凝血病防范等方法,尽量减少异体血输注风险,降低老年患者输血相关并发症。

## 30. 如何预防老年患者术后恶心呕吐?

术后恶心呕吐的高危因素包括:年龄＜50 岁、女性、不吸烟、有术后恶心呕吐病史。老年患者术后恶心呕吐的发生率低于年轻人。另一方面老年患者吞咽困难的比例增加,术后吞咽困难的老年患者一旦发生术后恶心呕吐,可增加吸入性肺炎的风险。对高危患者所采用的预防措施包括:应用区域麻醉,避免全身麻醉;避免使用氧化亚氮;静脉麻醉药首选丙泊酚;适当水化;减少阿片类药物用量等;应用预防性药物如地塞米松。

## 31. 老年患者术中血糖控制的目标是什么?

在老年患者中,术后高血糖与伤口愈合不良、急性并发症(液体和电解质紊乱、急性肾功能衰竭)、住院时间延长和死亡有关。另外,术中低血糖也会导致严重的神经系统并发症。故老年患者术中血糖管理原则上应避免高血糖或低血糖,术中使用胰岛素控制血糖接近正常,7.8～10 mmol/L 水平即可。

## 32. 老年患者术中心率、血压控制的目标是什么?

老年患者(无瓣膜狭窄或关闭不全的患者)一般来说术中心率可维持在 50～80 次/分,术中血压可维持在平静血压±20% 范围内。对于术后心脑血管风险明显增加的老年患者,可以采取严格的术中血压控制目标(控制在术前平静血压±10% 内)或根据术前基线血压采用个体化的血压控制目标以减少术后重要脏器功能的损害。对老年危重患者,应根据需求进行容量、心脏功能、氧供需平衡等指标监测,早期预警及干预。

### 33. 老年患者术后苏醒延迟常见原因包括什么？

老年患者对全身麻醉剂、阿片类药物和苯二氮䓬类药物的敏感性增加，并且由于中枢神经系统功能的进行性下降，意识恢复缓慢，因而老年患者苏醒延迟最常见的原因为药物剂量相对过大。此外，低体温、血糖和电解质紊乱、循环不稳定、$CO_2$ 潴留、脑缺血等也是常见原因，应根据患者基础疾病、手术麻醉情况、临床表现、实验室检查等进行综合判断。

### 34. 老年患者 ERSA 术后总体策略包括哪些？

ERAS 在减少并发症和支持老年虚弱患者康复方面非常有效。在术后期间，建议采取最佳的术后疼痛控制方案、尽早活动和步行、早日恢复进食、保护睡眠-觉醒节律。如果放置了鼻胃管和膀胱导管应尽早拔除、应用预防抗血栓措施或药物。

### 35. 老年患者术后镇痛原则是什么？

对老年患者有效的术后疼痛控制应早在手术日之前就开始，并实现个体化，包括术前评估、对患者及其照料者进行宣教、多模式/多学科疼痛管理、按需调整疼痛管理方案、镇痛问题棘手时请疼痛专家会诊。老年患者术后应采取多模式镇痛方案，以减少阿片类镇痛药和抗焦虑药的不良反应。优先考虑椎管内麻醉及区域阻滞技术，例如四肢手术可行对应的神经丛阻滞、躯干手术可进行相对应的椎旁阻滞、腹横肌平面阻滞等。切口周围注射局部麻醉药即局部浸润麻醉也可以减轻术后躯体痛。除药物治疗，非药物治疗包括冰敷、针灸、经皮神经电刺激、按摩、音乐疗法等，都是重要的辅助镇痛方式。

### 36. 老年患者术后镇痛常用非阿片类药物有哪些？

对乙酰氨基酚对老年人总体是安全的，静脉或口服给药都可使术后阿片类药物用量减少，应被视为一线镇痛药。与一般人群相比，老年患者每日剂量应<3 g，严重肝功能不全或严重进展期肝病患者禁用对乙酰氨基酚。NSAIDs 能够缓解轻中度疼痛，可作为多模式镇痛的基础药物。NSAIDs 可轻微增加心血管不良事件和肾损害的风险，老年患者应使用尽可能低的剂量和尽可能短的持续时间。应用非选择性 NSAIDs 可同时使用质子泵抑制剂治疗并监测消化系统损害。地塞米松可有效预防术后恶心呕吐，也可减轻术后疼痛。

## 37. 老年患者术后疼痛评估方法包括哪些？

老年患者可能伴随的记忆、认知、表达、交流障碍，增加了术后疼痛评估的难度。临床上常用的术后疼痛评估方法包括视觉模拟评分法、数字等级评定量表、Wong-Baker 面部表情量表、行为疼痛评分。使用面部表情来表达疼痛等级的视觉评分法可能对晚期阿尔茨海默病患者和那些不能言语的患者更为实用。

## 38. 老年患者术后谵妄的评估、预防和处理怎么做？

术后谵妄是老年患者最常见的术后并发症。非精神科医生最常用的谵妄评估量表包括意识错乱评估方法（CAM）和监护室患者的意识错乱评估方法（CAM-ICU）。有部分研究发现采用椎管内麻醉或区域阻滞麻醉、BIS 指导下全身麻醉、输注右美托咪定等能够减少术后谵妄，但以上干预也有阴性结果研究。比较明确的有效的预防方法包括术后充分镇痛，鼓励患者早期活动，病房保持白天光线充足，晚上昏暗安静，给患者提供时钟、日历以及鼓励患者戴眼镜和助听器，促进保持生理性睡眠-觉醒节律，改善定向和减少感觉剥夺。维持足够的营养和水分，以及家人和护理人员对患者的支持也很重要。所有谵妄患者都应接受个体化的治疗计划，包括识别可能导致谵妄的潜在急性疾病和其他临床状况。如果谵妄严重，达到影响患者安全的程度，可以给予氟哌啶醇或奥氮平。

## 39. 老年患者加速术后康复减少手术应激的具体方法有什么？

围术期抗炎和抗应激应追求个体化和准确性，保证脏器氧供需平衡是基础；防止肠道微循环紊乱，避免术前长时间禁饮与不必要的灌肠处理；可能的情况下实用区域麻醉技术；循环管理策略包括联合实施目标导向液体治疗和预防性缩血管药物干预；实施低阿片麻醉维持方案、控制急性疼痛。

## 40. 老年患者放置尿管是否影响术后康复？

老年人发生尿路感染的风险高，尤其是在术后制动以及紧急或非无菌条件下放置尿管时。糖尿病及女性患者风险更高。此外，发生尿路感染的风险随尿管留置时间延长而增加。故仅在必要时使用放置尿管，保持无菌操作插入尿管，保持封闭的引流系统，并尽早拔除导尿管。

## 41. 老年患者如何减少术后心血管并发症？

老年患者急性心肌梗死后的围手术期死亡率高于年轻患者。降低老年患者心脏风险的策略包括使用β受体阻滞剂和他汀类药物、围术期血压控制、充分镇痛、降低应激反应。血栓预防通常需要给予低分子量肝素。分级压力袜或间歇性充气压力袜在特定情况下是有价值的选择，在其他情况下（包括一些骨科手术）是有用的补充。

### 42. 老年患者加速术后康复中微创的内容有什么？

手术中的精细操作、采用微创技术、爱护组织、减少术中创伤与出血及缩短手术时间等，均可减轻术后炎性应激反应的程度，加速老年患者术后康复。

### 43. 如何减少老年患者术后肺部并发症？

高龄是术后肺部并发症的独立预测因素，术后肺部并发症会增加术后死亡率。对老年患者监测生命体征对于识别有术后呼吸衰竭潜在风险的患者至关重要。术后早期应持续监测脉搏氧饱和度和呼吸频率，必要时行动脉血气分析。除了在术前和术中优化肺部状态外，还可以使用多种术后策略来预防老年患者的术后肺部并发症，包括应采用肺扩张技术进行治疗，如深呼吸练习、胸部物理治疗、激励肺活量测定法或在有指征时进行无创通气。

### 44. 老年患者各类导管管理应注意什么？

选择性应用各类导管，尽量减少使用或尽早拔除，有助于减少感染等并发症，减少对术后活动的影响及患者术后康复的心理障碍。术后不推荐常规使用鼻胃管，仅在发生胃排空延迟时选择性使用。应避免使用导尿管或尽早拔除，因其可影响患者的术后活动、增加感染风险。不推荐常规留置引流管，在手术创面存在感染，吻合口存在血运不佳、张力过大及可能导致愈合不良的其他因素等情形下，建议留置引流管。

### 45. 老年患者加速术后康复切口管理应注意什么？

注意术后切口的清洁及检查，及时发现并处理切口并发症如血肿、伤口裂开及伤口感染等。根据患者年龄、营养状况、切口部位、局部血供等决定缝线拆除时间。手术部位感染与伤口愈合延迟、住院时间延长、抗生素使用增加、不必要的疼痛有关。对老年患者应预防性使用符合指南的抗生素，同时考虑抗生素药效学和药代动力学，以避免过量和药物相关的不良事件。

## 46. 促进老年患者肠功能恢复,预防术后肠麻痹的措施包括什么?

老年患者术后肠功能恢复减慢,有必要采用如下措施防止术后肠麻痹,包括实施微创手术、采取多模式镇痛、减少阿片类药物用量。尽快恢复饮食,并可为患者补充高热量饮品,以尽量减轻术后蛋白质负平衡。不留置鼻胃管、咀嚼口香糖和尽早下床活动等。

## 47. 老年患者加速术后康复早期下床活动的含义是什么?

老年患者长时间卧床不仅增加下肢静脉血栓形成的风险,还会产生其他不良影响,如胰岛素抵抗、肌蛋白丢失、肺功能损害及组织氧合不全等。应积极鼓励患者从术后第 1 天开始下床活动并完成每日制订的活动目标。术后充分镇痛是促进患者早期下床活动的重要保障。

## 48. 老年患者加速术后康复术后营养支持的定义是什么?

营养支持治疗是指在饮食摄入不足或不能摄入的情况下,通过肠内或肠外途径进行补充,为患者提供全面、充足的机体所需各种营养素,以达到预防和纠正患者营养不良,增强患者对手术创伤的耐受力,促进患者早日康复的目的。

## 49. 老年患者术后营养支持包括什么内容?

老年患者术后应尽快恢复经口进食,正确使用假牙,注意适当体位,帮助进食,不同疾病早期进食有所差异:直肠或盆腔手术患者,术后 4 小时即可开始进食;结肠及胃切除术后 1 天开始进食、进水,并根据自身耐受情况逐步增加摄入量;胰腺手术则可根据患者耐受情况在术后 3~4 天逐渐恢复经口进食,另外还可根据患者意愿恢复进食。此外还应适当补充口服营养制剂,在合并感染、吻合口瘘、胰瘘等情况下应予考虑实施管饲营养及肠外营养。

## 50. 老年患者加速术后康复中的出院标准是什么?

基本标准为:无须液体治疗;恢复固体饮食;经口服镇痛药物可良好止痛;伤口愈合佳,无感染迹象;器官功能状态良好;自由活动。

(李民)

## 参考文献

[1] 中国加速康复外科专家组. 中国加速康复外科围术期管理专家共识(2016版)[J]. 中华消化外科杂志, 2016, 15(6): 527-533.

[2] Pierre S, Rivera C, Le Maître B, et al. Guidelines on smoking management during the perioperative period[J]. Anaesth Crit Care Pain Med, 2017, 36(3): 195-200.

[3] Hulzebos EH, van Meeteren NL. Making the elderly fit for surgery[J]. Br J Surg, 2016, 103(2): e12-15.

[4] 中华医学会麻醉学分会老年人麻醉与围术期管理学组, 国家老年疾病临床医学研究中心, 国家老年麻醉联盟中国老年患者围手术期麻醉管理指导意见(2020版)(一)[J]. 中华医学杂志, 2020, 100(31): 2404-2415.

[5] 中华医学会麻醉学分会老年人麻醉与围术期管理学组, 国家老年疾病临床医学研究中心, 国家老年麻醉联盟. 中国老年患者围手术期麻醉管理指导意见(2020版)(二)[J]. 中华医学杂志, 2020, 100(33): 2565-2578.

[6] Jankowski CJ. Preparing the patient for enhanced recovery after surgery[J]. Int Anesthesiol Clin, 2017, 55(4): 12-20.

[7] Lee KC, Lee IO. Preoperative laboratory testing in elderly patients[J]. Curr Opin Anaesthesiol, 2021, 34(4): 409-414.

[8] West M, Jack S, Grocott MP. Perioperative cardiopulmonary exercise testing in the elderly[J]. Best Pract Res Clin Anaesthesiol, 2011, 25(3): 427-437.

[9] Entriken C, Pritts TA. Perioperative pulmonary support of the elderly[J]. Curr Geriatr Rep, 2021, 11(9): 1-8.

[10] Latorre M, Novelli F, Vagaggini B, et al. Differences in the efficacy and safety among inhaled corticosteroids (ICS)/long-acting beta2-agonists (LABA) combinations in the treatment of chronic obstructive pulmonary disease (COPD): Role of ICS[J]. Pulm Pharmacol Ther, 2015, 30: 44-50.

[11] 中华医学会麻醉学分会老年人麻醉学组, 中华医学会麻醉学分会骨科麻醉学组, 国家老年疾病临床医学研究中心, 等. 中国老年患者膝关节手术围手术期麻醉管理指导意见(2020版)[J]. 中华医学杂志, 2020, 100(45): 3566-3577.

[12] 中国加速康复外科专家组. 中国加速康复外科围术期管理专家共识(2016版)[J]. 中华消化外科杂志, 2016, 15(6): 527-533.

[13] Güldner A, Kiss T, Serpa Neto A, et al. Intraoperative protective mechanical ventilation for prevention of postoperative pulmonary complications: a comprehensive review of the role of tidal volume, positive end-expiratory pressure, and lung recruitment maneuvers[J]. Anesthesiology, 2015, 123(3): 692-713.

[14] Riley C, Andrzejowski J. Inadvertent perioperative hypothermia[J]. BJA Educ, 2018, 18(8): 227-233.

[15] Studer P, Räber G, Ott D, et al. Risk factors for fatal outcome in surgical patients with postoperative aspiration pneumonia[J]. Int J Surg, 2016, 27: 21-25.

[16] Misal US, Joshi SA, Shaikh MM. Delayed recovery from anesthesia: A postgraduate educational review[J]. Anesth Essays Res, 2016, 10(2): 164-172.

[17] Aubrun F. Management of postoperative analgesia in elderly patients[J]. Reg Anesth Pain Med, 2005, 30(4): 363-379.

[18] 中华医学会麻醉学分会老年人麻醉与围术期管理学组, 中华医学会麻醉学分会疼痛学组国家老年疾病临床医学研究中心, 国家老年麻醉联盟. 老年患者围手术期多模式镇痛低阿片方案中国专家共识(2021版)[J]. 中华医学杂志, 2021, 101(3): 170-184.

[19] 中华医学会老年医学分会. 老年患者术后谵妄防治中国专家共识[J]. 中华老年医学杂志, 2016, 35(12): 1257-1262.

[20] Su X, Meng ZT, Wu XH, et al: Dexmedetomidine for prevention of delirium in elderly patients after non-cardiac surgery: a randomised, double-blind, placebo-controlled trial[J]. Lancet, 2016, 388(10054): 1893-1902.

[21] Tan JKH, Ang JJ, Chan DKH. Enhanced recovery program versus conventional care after colorectal surgery in the geriatric population: a systematic review and meta-analysis[J]. Surg Endosc, 2021, 35(6): 3166-3174.